Langenbecks Archiv für Chirurgie, Supplement 1977
vereinigt mit Bruns' Beiträge für Klinische Chirurgie

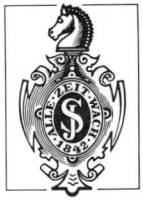

Chirurgisches Forum '77

für experimentelle und klinische Forschung

94. Kongreß der Deutschen Gesellschaft für Chirurgie,
München, 27.–30. April 1977

Wissenschaftlicher Beirat
F. Linder (Vorsitzender)
H. G. Borst, Hannover
W. Isselhard, Köln
W. Lorenz, Marburg
K. Messmer, München
R. Pichlmayr, Hannover
L. Schweiberer, Homburg/Saar
M. Turina, Zürich

Schriftleitung
F. Linder, H.-D. Röher, U. Mittmann

Herausgeber
H. Junghanns, Generalsekretär der
Deutschen Gesellschaft für Chirurgie

Springer-Verlag Berlin Heidelberg New York 1977

Schriftleitung:

Professor Dr. Fritz Linder, Chirurgische Universitätsklinik,
Im Neuenheimer Feld 110, 6900 Heidelberg

Professor Dr. Hans-Dietrich Röher, Chirurgische Universitätsklinik,
Im Neuenheimer Feld 110, 6900 Heidelberg

Professor Dr. Ulrich Mittmann, Chirurgische Universitätsklinik,
Abt. Experimentelle Chirurgie, Im Neuenheimer Feld 347,
6900 Heidelberg

Herausgeber:

Professor Dr. Herbert Junghanns, Auerfeldstraße 29,
6000 Frankfurt/Main

Mit 94 Abbildungen

ISBN 3-540-08176-3 Springer-Verlag Berlin · Heidelberg · New York
ISBN 0-387-08176-3 Springer-Verlag New York · Heidelberg · Berlin

Library of Congress Catalog Card Number: 74-2788

Das Werk ist urheberrechtlich geschützt. Die dadurch begründeten Rechte, insbesondere die der Übersetzung, des Nachdruckes, der Entnahme von Abbildungen, der Funksendung, der Wiedergabe auf photomechanischem oder ähnlichem Wege und der Speicherung in Datenverarbeitungsanlagen bleiben, auch bei nur auszugsweiser Verwertung, vorbehalten. Bei Vervielfältigungen für gewerbliche Zwecke ist gemäß § 54 UrhG eine Vergütung an den Verlag zu zahlen, deren Höhe mit dem Verlag zu vereinbaren ist.

© by Springer-Verlag Berlin · Heidelberg 1977

Printed in Germany.

Die Wiedergabe von Gebrauchsnamen, Warenbezeichnungen usw. in diesem Werk berechtigt auch ohne besondere Kennzeichnung nicht zu der Annahme, daß solche Namen im Sinne der Warenzeichen- und Markenschutzgesetzgebung als frei zu betrachten wären und daher von jedermann benutzt werden dürften.

Druck und Bindearbeiten: Beltz Offsetdruck, Hemsbach/Bergstr.
2123/3140-543210

Vorwort

In sechs Jahren seines Bestehens hat das "Forum für experimentelle und klinische Forschung" nahezu unverändert seinen anerkannten Platz innerhalb der jährlichen Kongreßprogramme und sein Erscheinungsbild mit Drucklegung der Vortragskurzfassungen in einem Supplementband zu Langenbecks Archiv bewahrt. Wenn auch sechs Jahre noch keine historisch zu wertende Zeitspanne sind, darf trotz wiederholt konstruktiv geführter Diskussion um Möglichkeiten der Wandlung und Neuorientierung doch wohl eine Phase der Bewährung notiert werden. - So erscheint es gewiß auch statthaft und geboten, zu diesem Augenblick sich des Mannes zu erinnern, dessen richtungsweisenden Impulsen wir diese Bereicherung der deutschsprachigen wissenschaftlichen Chirurgie verdanken. Noch in der Nähe seines soeben begangenen 65. Geburtstages sei FRITZ LINDER an dieser Stelle Anerkennung sowie Dank gesagt für seine Bemühungen um Schaffung und Förderung eines vornehmlich dem strebsamen chirurgischen Nachwuchs geöffneten Forums.

Der wissenschaftliche Beirat sah sich erneut mit der verantwortungsvollen Aufgabe konfrontiert, aus den 175 inhaltlich überwiegend attraktiven Vortragsanmeldungen die nach Maßgabe der zur Verfügung stehenden Zeit nur möglichen 60 Beiträge auszuwählen. Dabei mußte notgedrungen auch eine gewisse thematische Einheitlichkeit der Sitzungsgestaltung mit als Entscheidungsgrundlage herangezogen werden. Die Nichtberücksichtigung sollte also keinem zum Anlaß der Entmutigung werden.

Schließlich gilt der Dank für die unverzichtbare Mithilfe bei der redaktionellen Arbeit den Sekretärinnen des Heidelberger Institutes für experimentelle Chirurgie und erstmalig Fräulein Braiger für die publikationsfertige Reinschrift der Manuskripte.

im März 1977

Für die Schriftleitung

H.D. RÖHER
U. MITTMANN

Inhaltsverzeichnis

A. Kardiovasculäre Chirurgie
(Sitzungsleiter: H.G. BORST, Hannover) 1

1. Allgemeine Problematik bei langüberlebenden Versuchstieren nach Totalersatz des Herzens (W. KRAUTZBERGER, H.D. CLEVERT, H. KEILBACH, H.O. KLEINE, H. WEIDEMANN, Ch. GROSSE-SIESTRUP, H.-J. JASTER, A. SCHIESSLER, K. AFFELD, E. HENNIG und E.S. BÜCHERL) 1

2. Myokardiale Durchblutungsverteilung unmittelbar nach experimentellem aorto-coronarem Bypass und 1 Jahr postoperativ (J.R. ALLENBERG, L. IGNACZAK, U. MITTMANN und R.H. WIRTH) 6

3. Unterschiedliche Blutfremdkörperreaktion in der Herzlungenmaschine bei Herzklappenersatz- und aortocoronaren Bypass-Operationen (E. SCHÖLZEL, M. TURINA, I. BABOTAI und A. SENNING) 12

4. Erhöhung myokardialer Adeninnucleotide durch Adenosin (Adn) (W. ISSELHARD, H. REINEKE, J. EITENMÜLLER und H.G. HERB) 17

5. Experimentelle Untersuchung über hämodynamische Auswirkungen verschiedener Vena-Cava-Sperroperationen (F. HERDTER, J. WANINGER, G. SPILLNER und V. SCHLOSSER) 21

B. Prä- und postoperative Chirurgie
(Sitzungsleiter: K. MESSMER, München) 27

6. Sodium Nitroprusside Induced Hypotension and Isovolemic Hemodilution in Dogs (J.C. BOON, F. JESCH, W.J. STELTER and K. MESSMER) 27

7. Häufigkeit anaphylaktoider Reaktionen nach Infusion kolloidaler Volumenersatzmittel (J. RING, J. SEIFERT, E. STRUIF, K. MESSMER und W. BRENDEL) 31

8. Inhibition of Granulocyte Chemotaxis by Hemoglobin in Experimental Peritonitis (T. HAU and R.L. SIMMONS) ... 36

9. Die Bedeutung der Natriumzufuhr für den postoperativen Aldosteronismus (F.W. SCHILDBERG, J. WITTE, F. BACHHUBER und M. SCHREIBER) 41

10. Hormonelle und pharmakologische Beeinflussung des Ileocöcalsphincters (ICS) (W. STREMMEL, K. KURPREUGSCH und W. LANGEWITZ) 45
11. Hormonkonzentrationen im Schilddrüsengewebe und im Plasma bei autonomen Schilddrüsenadenomen mit und ohne thyreostatische Vorbehandlung (R. WAHL, M. GRUSSENDORF, M. HÜFNER, M. NTOKALOU, J.R. ALLENBERG und H.D. RÖHER) 49

C. Onkologie
   (Sitzungsleiter: G. ZIMMERMANN, Salzburg)............ 55

12. Über die Histotopographie von Magenschleimhautveränderungen bei benignen und malignen Erkrankungen des Magens (H. MEISTER, Ch. HOLUBARSCH, P. SCHLAG, O. HAFERKAMP und Ch. HERFARTH) 55
13. Die chemische Erzeugung von Magencarcinomen bei der Ratte nach Vagotomie und Magenresektion nach Billroth II (P. RUMPF, U. SCHACHT, P. PALOMBA, K. KREMER und F. BORCHARD) 58
14. Verbesserung der Spezifität und Nachweisempfindlichkeit des Leukocytenmigrationstests für die Diagnostik und Nachsorge des Magencarcinoms (U. SCHULZ, M. ZOELLER und S. MATZKU) 63
15. Serologische Mammacarcinomverlaufskontrolle mit Hilfe des schwangerschaftsassoziierten α_2-Glykoproteins (H.W. BAUER, I. HASSELBLATT, K.J. HUSFELDT und H. BOHN) 69

D. Trauma und Schock
   (Sitzungsleiter: S.M. PERREN, Davos; U. MITTMANN, Heidelberg) 73

16. Einbau autologer Spongiosa im Knochenlager in Abhängigkeit von der Revascularisation (M. RUDZKI, C. BURRI, P. HUTZSCHENREUTER und G. NEUMANN) 73
17. Biomechanische Untersuchungen zur Stabilitätswirkung cortico-spongiöser Späne bei Defektosteosynthesen (P. LINTNER, C. BURRI, L. CLAES und P. HUTZSCHENREUTER) 79
18. Veränderungen der Knochenstruktur durch Plattenosteosynthese am Röhrenknochen bei Versuchstieren im Wachstumsalter (C.D. WILDE, K.M. STÜRMER und H. WEISS) 85
19. Beurteilung der Sensibilität nach Digitalnervenwiederherstellung (M. GREULICH, K. RIECKER, U. LANZ und I. WOLLSCHLÄGER) 90
20. Tierexperimentelle Untersuchungen über die Beeinflussung der Neurombildung (K. OCKER, H.D. SEITZ, H.E. KÖHNLEIN und K.H. SCHWANDT) 95

21. Eine neue Methode der Anastomosierung durchtrennter
    peripherer Nerven (W. DUSPIVA, G. BLÜMEL, Silvia HAAS-
    DENK und Ingrid WRIEDT-LÜBBE) 100

22. Die Wirkung sogenannter elektrodynamischer Potentiale
    an experimentellen reaktionsarmen Pseudarthrosen
    (H. BLÜMLEIN, U. SCHNEIDER, B.A. RAHN und S.M. PERREN) 105

23. Elektromagnetische Stimulation infizierter Defekt-
    pseudarthrosen im Rechts-Links-Versuch am Beagle
    (K.M. STÜRMER, H. KEHR, K. MILITZER, K.P. SCHMIT-
    NEUERBURG und H.G. SCHMITT) 109

24. Untersuchungen zu Verletzungsmuster und -ursache gurt-
    geschützter PKW-Insassen (E.G. SUREN, G. STÜRTZ,
    H. TSCHERNE, S. BEHRENS und L. GOTZEN) 114

25. Frühveränderungen des Gerinnungssystems beim Polytrau-
    ma und seine Beeinflussung durch Heparin oder Trasylol
    (H. KOLBOW, M. BARTHELS, H.-J. OESTERN, J. STURM,
    M. WANNSKE und D. SCHAPS) 119

26. Klinische und biometrische Untersuchungen über das Re-
    gelungsverhalten von Schockparametern bei Mehrfachver-
    letzten und ihre prognostische Bedeutung (J. STURM,
    B. SCHNEIDER, H. KOLBOW, M. WANNSKE, O.A. TRENTZ und
    K. WEBER) 124

27. Herz-Kreislauf-Parameter nach schwerem Polytrauma
    (O.A. TRENTZ, G. HEMPELMANN, H.J. OESTERN, S. PIEPEN-
    BROCK, O. TRENTZ und M. WANNSKE) 129

28. Vergleichende Untersuchungen des Energiestoffwechsels
    der Skeletmuskulatur von Mensch, Hund und Ratte wäh-
    rend langfristiger Ischämie (H. MOLZBERGER, W. STOCK,
    W. HEUGEL, H. WELTER und W. ISSELHARD) 135

29. Leberstoffwechselveränderungen nach standardisierter
    Hautverbrennung und intraperitonealer Injektion eines
    aus verbrannter Mäusehaut isolierten Verbrennungsto-
    xins. Versuche an der isoliert perfundierten Ratten-
    leber (J. SCHÖLMERICH, K. SCHMIDT, B. KREMER, V. HAG-
    MEIER, H. MASTARI und S. HERMAWAN) 140

30. Vergleichende transmissions- und rasterelektronenmi-
    kroskopische Untersuchungen über Leberveränderungen
    bei Mäusen nach subletaler Hautverbrennung und intra-
    peritonealer Injektion eines spezifischen cutanen Ver-
    brennungstoxins (B. KREMER, H. FRENZEL, J. SCHOELME-
    RICH, M. ALLGÖWER, A. SCHWEITZER und G.A. SCHOENEN-
    BERGER) 145

31. Angiographische Untersuchungen zum Nierenversagen bei
    Endotoxinämie (J. WOLTER, G. VIEHWEGER, M. GRÜN und
    H. LIEHR) 151

32. Histamingehalt und Diaminoxidaseaktivität im Dünndarm
    bei Verschluß der Arteria mesenterica superior
    (J. KUSCHE, H. RICHTER, M. THERMANN, H.J. REIMANN,
    R. HESTERBERG und W. LORENZ) 157

E. Gastroenterologie
(Sitzungsleiter: W. ISSELHARD, Köln; H.D. RÖHER, Heidelberg) 161

33. Einfluß von portocavaler Anastomose und Leberarterialisation auf die Sauerstoffversorgung der normalen und cirrhotischen Leber (Ch. BRÖLSCH, R. STREHLAU, B. BÖLLING und N. KESSLER) 161

34. Leberdurchblutungsmessungen mit Hilfe der Kineangiodensitometrie (H.-D. SCHMIDT, H.-D. PIEROTH, P. WENDLING, H. BRÜNNER und R. LOTH) 167

35. Die Änderung des cerebralen Stoffwechsels im Coma hepaticum (J.M. FUNOVICS, D.F. DEDRICK, J.E. FISCHER und J.E. BIEBUYCK) 171

36. Funktionelle Untersuchungen an der Kardiamuskulatur bei Achalasie (B. GAY, H.-P. BRUCH, E. SCHMIDT, R. LAVEN und P. KUJATH) 176

37. Untersuchungen der arteriellen Durchblutung des Magens bei Verwendung zur langstreckigen Oesophagusersatzplastik (H.J. BUHR, W. HOREYSECK, H.D. RÖHER, J. SCHRÖDER und H. BECKER) 181

38. Eine weitere Anwendung des Dünndarm-Invaginationsventils (A.P. WEBER, P. BUCHMANN und H. SÄUBERLI) 185

39. Ein pneumatischer Anus-Praeter-Verschluß (W. RUF, Ch. HOTTENROTT und J. DOERTENBACH) 189

40. Tierexperimentelle Untersuchungen zur Konstruktion kontinenter Ileo- und Colostomien unter Verwendung von BioCarbon-Implantaten (I. BUSTAMANTE, G. KIENINGER, W. NEUGEBAUER, G. MÜLLER und G. BREUCHA) 194

41. Messung der Magenwanddurchblutung beim Hund mit radioaktiven Microspheres nach truncularer Vagotomie (J. LENZ, J. SEIFERT, W. BRENDEL und F. HOLLE) 199

42. Grundlagenuntersuchung zur Anwendung einer neuen Intensitätsverteilung zur Laserstrahlbehandlung im oberen Verdauungstrakt (H.J. MEYER, B. GROTELÜSCHEN, K. HAVERKAMP und J. BUCHHOLZ) 203

43. Elektromyographische Untersuchungen des Magens nach selektiv proximaler Vagotomie am wachen Hund (E.-G. LACK, J.F. BUSSMANN, A. LEIST und M.M. LINDER). 207

44. Bewertung der H_2-Receptorenblockade mit Metiamid beim Streßulcus der Ratte (G. LANG, P.O. SCHWILLE, R. THUN und W. SCHELLERER) 212

45. Akute Magenläsionen und Veränderungen des Histamingehaltes verschiedener Organe beim Immobilisationsstress (H.J. REIMANN, M. FISCHER, M. REICH und W. LORENZ) ... 217

46. Sympathektomie des Magens: Eine effektive Prophylaxe streßbedingter Magenschleimhautläsionen beim Ferkel (C. HOTTENROTT, R. SEUFERT, F. KÜHNE und L. v. GERSTENBERGK) 221

47. Die Freisetzung gastrointestinaler Hormone beim Dumping-Syndrom vor und nach Wiederherstellung der Duodenalpassage (H.W. BÖRGER, A. SCHAFMAYER und H.D. BECKER) 224

48. Der Einfluß der Vagotomie auf den Gastringehalt im Serum und der Antrumschleimhaut sowie der Gastrinzellen (A. SCHAFMAYER, R. ARNOLD, H.W. BÖRGER, C. CREUTZFELDT, H.D. BECKER und W. CREUTZFELDT) 228

49. Die Rolle des Duodenums in der Regulation des unteren Oesophagussphincters (UOS) (G. LEPSIEN, H.F. WEISER, R. SIEWERT, H.R. KOELZ, H. SÄUBERLI, F. LARGIADER und A.L. BLUM) 231

F. Transplantation
(Sitzungsleiter: F. LARGIADER, Zürich) 235

50. Nierenkonservierung durch maschinelle Perfusion und hypotherme Lagerung: Eine Vergleichsuntersuchung (R. GRUNDMANN, J. EICHMANN, R. STRÜMPER und H. PICHLMAIER) 235

51. Die Gluconeogeneseleistung der perfundierten Rattenleber nach Konservierungen in verschiedenen Temperaturbereichen (F.A. ZIMMERMANN, O. KÖHLER, H. FELDMEIER und R. SCHOLZ) 240

52. Stoffwechselaktivitäten isolierter Hepatocyten als Vitalitätsparameter in der hypotherm konservierten Leber (P. NEUHAUS, Ch.E. BROELSCH, A.J. COBURG und H. BOJAR) 246

53. Der Einfluß des Splenektomie-Zeitpunktes auf die Verlängerung der Überlebenszeit nach Nierentransplantation bei der Ratte (G. DOSTAL) 250

54. Die Veränderung der allogenen Immunantwort des Schweines durch ein allogenes Lebertransplantat (H. BOCKHORN, A. ARNOUX, M. VAIMAN und R. PICHLMAYR) 254

55. Ursachen und Risiko einer Unterbrechung der systemischen immunsuppressiven Therapie nach Nierentransplantation (E. WAGNER, G. OFFNER, K. WONIGEIT, Ch. BRÖLSCH, A.J. COBURG und R. PICHLMAYR) 259

56. Ist permanentes Überleben der Nierenallotransplantatempfänger bei schwach histoincompatiblen Kombinationen durch Enhancement bedingt? (M. KANDA, P. OEHR, S.K. CHOI, W.I. KIM und T.S. LIE) 264

57. Nachweis eines spezifischen Defektes in der Effectorzellbildung nach Nieren- und Leberallotransplantation beim Menschen (K. WONIGEIT und R. PICHLMAYR) 269

58. Organtoleranz und inkompletter Knochenmarkchimärismus beim Hund (J. von SCHEEL, H.-J. KOLB, C. CHAUSSY, I. RIEDER, K.H. DUSWALD und K. PIELSTICKER) 274

59. Fibrinolytische Aktivität in hyperakut abgestoßenen Lungenallotransplantaten (P. MÖSCHL, G. LUBEC, A. KEILER, G. SALEM, W. KREUZER und J. NAVRATIL) 279
60. Fortschritte in der Isoliertechnik Langerhansscher Inseln zur Transplantation (K.D. RUMPF) 284

Bedingungen für Vortragsanmeldungen zum Chirurgischen Forum 1978 291

A. Kardiovasculäre Chirurgie

1. Allgemeine Problematik bei langüberlebenden Versuchstieren nach Totalersatz des Herzens

W. Krautzberger, H. D. Clevert, H. Keilbach, H. O. Kleine,
H. Weidemann, Ch. Große-Siestrup, H.-J. Jaster, A. Schießler, K. Affeld,
E. Hennig und E. S. Bücherl

Chirurgische Klinik und Poliklinik im Klinikum Charlottenburg
(Gesch. Direktor: Prof. Dr. E.S. Bücherl) der Freien Universität
Berlin

Im Ablauf der Forschungsarbeit zum Totalersatz des Herzens lassen sich 3 Perioden erkennen. Die erste bestand in der Entwicklung von funktionsfähigen Systemen und der Erarbeitung geeigneter Implantationstechniken. Die Versuchstiere konnten bei meist eingeschränkter Vitalität etwa 2-3 Tage lang am Leben gehalten werden (1).

In der zweiten Phase gelang es mehrfach, Überlebenszeiten von 1 Woche bis maximal 13 Tagen zu erreichen (4). Es wurden dadurch eingehende Studien zur Funktion der Organe und zum Verhalten des Materials der Pumpen bei längerem Kontakt mit Blut möglich.

Die dritte Periode schließlich war gekennzeichnet durch die wesentlich verlängerten Überlebenszeiten der Tiere bis zu mehreren Wochen. Es ergaben sich dadurch eine Reihe neuer Erkenntnisse, aber auch neue Probleme auf medizinischem und technischem Gebiet. Darüber soll anhand von 7 längerüberlebenden Versuchstieren (Überlebenszeiten über 3 Wochen) berichtet werden.

Methodik

Das Durchschnittsgewicht der 7 Kälber, beiderlei Geschlechts, betrug zum Op-Zeitpunkt 82 kg (66-98 kg). Nach rechtsseitiger Thoracotomie erfolgte die Implantation der pneumatisch angetriebenen künstlichen Blutpumpen aus Silastic wie bereits früher beschrieben (1). Die Antriebsschläuche wurden durch eine spezielle Hautdurchleitung aus dem Thorax der Tiere geführt und mit der externen Antriebseinheit verbunden. Die Kälber konnten 5-10 Stunden nach der Operation extubiert werden und zeigten im weiteren Verlauf wieder die volle präoperative Vitalität. Ab erstem postoperativen Tag erfolgte wieder die orale Ernährung mit Tee, Milch und Raufutter. 12-20 Stunden nach der Operation wurde eine Anticoagulantientherapie mit Heparin begonnen und nach 3-5 Tagen mittels Marcumar^R-Tabletten fortgeführt. Über 1 Woche erhielten die Tiere Cefalotin (4 x 2 g/die). Bei Bedarf wurde Furosemid gegeben.

Außer bei einem Tier (Nr. 17/76) wurde auf die Implantation von Druckmeßkathetern in das Gefäßsystem verzichtet. Die Beurteilung der Hämodynamik und die Antriebseinstellung stützte sich ausschließlich auf antriebsseitig gewinnbare Daten (3).

Über die weitere Analytik wurde bereits früher berichtet (1).

Ergebnisse

Die allgemeinen Ergebnisse sowie die wichtigsten Sektionsbefunde sind in den Tabellen 1 und 2 zusammengefaßt.

Tabelle 1. Ursachen für das Versuchsende

Vers. Nr.	Körpergewicht (kg) Versuchsbeginn	Versuchsende	Überlebenszeit (Tage)	Ursachen für das Versuchsende
4/76	96	113	69	Pumpenleckage
6/76	66	100	121	Membranleckage, Ausfall der re. Pumpe am 71. Tag
7/76	80 (max. 85)	74	69	Antriebsschlauch links disconnectiert
11/76	76	95	39	Antriebsschlauch links disconnectiert
13/76	75	85	56	Membranleckage rechts, Antriebsschlauch disconnectiert
15/76	83	135	96	Membranleckage rechts
17/76	98 (max. 104)	94	24	Membranleckage rechts

Von den 7 Kälbern überlebten 4 mehr als 2 Monate. Die längste Überlebenszeit war 121 Tage.

Bei allen Experimenten waren Defekte an den Pumpen bzw. Antriebsschläuchen die unmittelbaren Gründe für die Terminierung des Versuches. Unabhängig davon fanden sich jedoch bei der Sektion der Tiere recht gleichartige, allerdings unterschiedlich stark ausgeprägte Organveränderungen. Regelmäßig zeigte sich eine vergrößerte Leber. Dies kommt besonders im Verhältnis von Leberge-

Tabelle 2. Wesentliche Sektionsbefunde nach längeren Überlebenszeiten

Vers. Nr.	Vorhofsvergrößerung re.	Leber Gewicht (g)	% KG	Thromboembolien	Sonstiges
4/76	+	3200	2,8	Nieren	Mediastinalempyem
6/76	++	3500	3,5	Lunge	Mediastinalempyem
7/76	+	2900	3,9	Nieren	Lungenödem
11/76	+	3100	3,2	Nieren	
13/76	++	3200	3,7	Nieren	Ascites - 6 l
15/76	++	5300	3,9	Nieren, Mesenterium, Lunge	
17/76	+	4200	4,4	fragl. Mesenterium	Mediastinalempyem
Kontrolltiere			1,8		

wicht zum Körpergewicht zum Ausdruck. Die Werte erreichen zum Teil das Doppelte der Norm.

Bei allen Tieren fand sich ferner eine deutliche Volumenvergrößerung des verbliebenen natürlichen rechten Vorhofs. Die Drucke im rechten Vorhof stiegen bei allen Tieren deutlich an bis zu 15 und 20 mm Hg im Mittel.

Messungen der Blutvolumina, welche bei 3 Tieren vorgenommen wurden, zeigten stets eine deutliche Zunahme bis über 25%.

Zeichen frischer oder älterer Thromboembolien konnten, unterschiedlich stark ausgeprägt, ebenfalls bei allen Tieren gefunden werden. In erster Linie betroffen waren dabei die Nieren. Bei einem Tier (Nr. 15/76) war es zudem zum Mesenterialinfarkt und zu massiven Lungenembolien gekommen.

Diskussion

Bereits früher konnte gezeigt werden, daß es möglich ist, mit einem künstlichen Herzen Tiere bei voller Vitalität am Leben zu erhalten (4). Es kam jedoch regelmäßig, trotz funktionsfähiger Blutpumpen, nach 1 bis 2 Wochen zum Tode der Versuchstiere offensichtlich als Folge eines Organversagens.

Fortschritte und Erfahrung in der postoperativen Überwachung und Versorgung der Tiere, die Entwicklung und der Einsatz nichtinvasiver Meßmethoden, die Verbesserung der Pumpenform und Erkenntnisse bei der Antriebssteuerung haben dazu beigetragen, die Überlebenszeiten entscheidend zu verlängern (2,5). Terminiert werden die Langzeit-Experimente praktisch stets durch Materialdefekte, während die Organfunktionen der Kälber offensichtlich ausreichend sind.

Allerdings finden sich auch bei diesen Tieren noch Veränderungen vor allem der Leber, welche als Staungsfolgen angesehen werden müssen. Damit einher geht der Anstieg des rechten Vorhofdruckes und die Zunahme des Blutvolumens, wie dies auch von KASAI (2) gefunden wurde. Die möglichen Ursachen für diese Entwicklung wurden mehrfach diskutiert, sie bleiben letztlich noch unklar (2,4). Die deutliche Vergrößerung des natürlichen rechten Vorhofes spricht möglicherweise für eine Adaptation an die Arbeitsweise der künstlichen Blutpumpen im Hinblick auf Druckabläufe und Antriebssteuerung. Es könnte dadurch zu einer Erleichterung des venösen Rückflusses und damit letztlich zur Verbesserung der Perfusion insgesamt kommen.

Die regelmäßig gefundenen Thromboembolien weisen nochmals auf die Bedeutung der weiteren Materialentwicklung hin. Dies bezieht sich sowohl auf die Probleme des Kontaktes Kunststoff-Blut, als auch auf die Formgebung und Haltbarkeit der Pumpen (5).

Zusammenfassung

7 Kälber überlebten den Totalersatz des Herzens mehr als 3 Wochen, davon 4 Tiere über 2 Monate bis maximal 121 Tage. Unmittelbarer Grund zur Terminierung der Versuche waren stets Materialdefekte. Bei der Sektion fanden sich Vergrößerung von Leber und rechtem Vorhof sowie Thromboembolien.

Summary

Total heart replacement was performed in 7 calves. All animals were alive at 3 weeks, and four survived more than 2 months up to 121 days. Failure of the pumping equipment was responsible for death in each case. At autopsy increase both in size of the right atrium and of liver weight and evidence of thromboembolism were regular findings.

Literatur

1. BÜCHERL, E.S., u. Mitarb.: Der Totalersatz des Herzens mit künstlichen Blutpumpen. Langenbecks Arch. Chir. 335, 1-3 (1974)
2. KASAI, S., KOSHINO, J., WASHIZU, T., MORINAGA, N., MITAMURA, Y., KIRALY, R., JACOBS, G., KAMBIC, H., NOSE, Y.: Is progressive anemia inherent to total artificial heart (TAH) recipients? Trans. Amer. Soc. artif. intern. Organs 22, 489 (1976)

3. KLESS, H., u. Mitarb.: Extracorporeal measurement of hemodynamic parameters of the artificial heart. ESAO Proc. $\underline{1}$, 166 (1974)
4. KRAUTZBERGER, W., u. Mitarb.: Beobachtungen an 10 Kälbern, die den Totalersatz des Herzens mehr als 100 Stunden überlebten. Thoraxchirurgie $\underline{24}$, 232 (1976)

Dr. W. Krautzberger, Chirurgische Klinik und Poliklinik im Klinikum Charlottenburg der Freien Universität Berlin, Spandauer Damm 130, D-1000 Berlin 19

2. Myokardiale Durchblutungsverteilung unmittelbar nach experimentellem aorto-coronarem Bypass und 1 Jahr postoperativ *

J. R. Allenberg, L. Ignaczak, U. Mittmann und R. H. Wirth

Abteilung für Experimentelle Chirurgie (Komm. Leiter: Prof Dr. U. Mittmann) der Chirurgischen Universitätsklinik Heidelberg (Direktor: Prof. Dr. F. Linder)

Frühere Untersuchungen haben gezeigt, daß die Bypass-Durchströmung nach Revascularisation des Myokards kleiner ist als der ursprüngliche Coronarfluß (1). Da die mittlere Myokarddurchblutung im bypassabhängigen Bereich normal ist, stellt sich die Frage, ob die Myokarddurchblutung collateralabhängig und ihre Verteilung homogen ist.

Methodik

Bei 11 Bastardhunden wird die Durchströmung des R. circumflexus der linken Coronararterie (CCA) in Ruhe und nach i.v.-Injektion von 0,4 mg/kg Dipyridamol (Coronarreserve) gemessen (elektromagnetisch). Die linksventriculäre Funktion wird nach der "maximalen gemessenen Verkürzungsgeschwindigkeit der kontraktilen Elemente" (V_{PM}) aus der Kammerdruckkurve (MILLAR-Tipmanometer) beurteilt. Um die CCA wird ein Ameroidring gelegt, der das Gefäß im Verlauf von im Mittel 40 Tagen einengt. Bei einer Coronarstenose von 75-90% (Coronarangiographie) werden die Tiere rethoracotomiert.

Gruppe I (n = 8)

Die Coronarstenose wird durch einen Mammaria-coronaren Polyäthylenbypass überbrückt. Coronardurchblutung, Coronarreserve und Ventrikelfunktion werden vor und nach Bypass gemessen. Die Myokarddurchblutung wird getrennt nach Schichten und Versorgungsbereichen mit der Tracer-Microsphere-Methode (2) bestimmt. Signifikanzberechnung nach dem gepaarten t-Test, $p<0,05$.

---

* Mit Unterstützung der Deutschen Forschungsgemeinschaft, SFB 90 Heidelberg.

Gruppe II

Bei 3 Hunden werden Coronardurchblutung und -Reserve ermittelt und es wird ein aorto-coronarer Bypass angelegt. Die Operation erfolgt am normotherm schlagenden Herzen unter Perfusion der distalen Coronararterie. Ein Jahr später werden die gleichen Parameter wie bei Gruppe I gemessen.

Ergebnisse

Gruppe I (Abb. 1 und Tabelle 1)

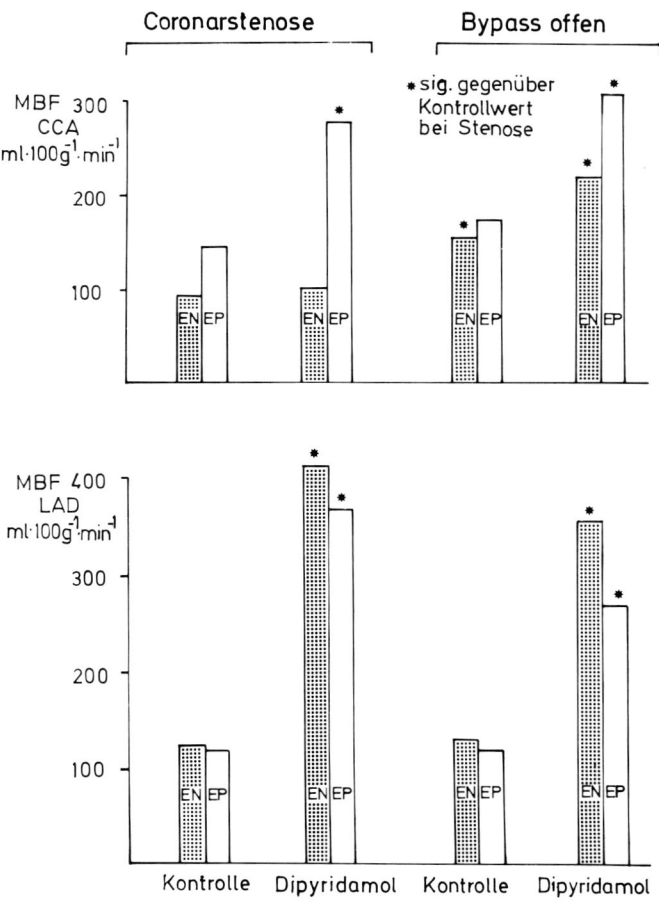

Abb. 1. Gruppe I. Mittelwerte der Myokarddurchblutung (n = 6) im Bereich des R. circumflexus bzw. des Bypasses (MBF_{CCA}, obere Bildhälfte) und im Bereich des R. descendens ant. (MBF_{LAD}, untere Bildhälfte) in Ruhe und nach maximaler Coronardilatation mit Dipyridamol (0,4 mg/kg)
EN = subendokardiale Myokarddurchblutung
EP = subepikardiale Myokarddurchblutung

Tabelle 1. Mittelwerte von Gruppe I (n = 6), allgemeine Hämodynamik und Ventrikelfunktion, Durchströmung des R. circumflexus bzw. Bypass bei "Bypass offen" (CF), mittlerer Aortendruck (AoP_m), enddiastolischer Druck der linken Kammer (LVEDP), maximale gemessene Verkürzungsgeschwindigkeit der kontraktilen Elemente (V_{PM}), Herzfrequenz (HF)

		CF $ml \cdot min^{-1}$	AoP_m mm Hg	LVEDP mm Hg	V_{PM} $ML \cdot sec^{-1}$	HF $S \cdot min^{-1}$
Ausgangswerte	$\bar{x}$	43	117	6	1,46	119
	± SD	12,2	13,8	2,4	0,27	26,7
Ausgangswerte + DIPYRIDAMOL 0,4 mg·kg^{-1}	$\bar{x}$	176	93	5	1,65	162
	± SD	54,5	16,2	1,4	0,29	40,2
Coronarstenose	$\bar{x}$	15,3[1]	118	6	1,56	177[1]
	± SD	19	15,9	1,5	0,27	27,6
Coronarstenose + DIPYRIDAMOL 0,4 mg·kg^{-1}	$\bar{x}$	22,5[2]	100	7	1,88	161
	± SD	36,8	18	1,51	0,31	43
Bypass offen	$\bar{x}$	48,1	113	5	1,55	162[1]
	± SD	28	20,5	2,2	0,33	31,8
Bypass offen + DIPYRIDAMOL 0,4 mg·kg^{-1}	$\bar{x}$	73,8[2/3]	106	5	1,67	152[2]
	± SD	46,7	21,5	2,49	0,34	23,3

[1] p<0,01 / Ausgangswert.
[2] p<0,05 / Ausgangswert + DIPYRIDAMOL.
[3] p<0,02 / Coronarstenose + DIPYRIDAMOL.

Zum Zeitpunkt der Bypass-Op. ist die Coronardurchblutung von 43 + 12 auf 15 + 19 ml/min vermindert (p<0,01), die Coronarreserve ist fast vollständig aufgehoben. Die Kammerfunktion ist nicht meßbar verändert, lediglich die Herzfrequenz liegt im Mittel um 49% höher (p<0,01) als vor der Coronarstenose. Im Versorgungsbereich des stenosierten R. circumflexus ist die Myokarddurchblutung der Innenschichten (MBF_C^{EN}) in Ruhe etwas niedriger als im Descendensbereich (MBF_D^{EN}). Bei maximaler Coronardilatation wird der Effekt der Coronarstenose deutlicher: Nur in den Außenschichten beider Versorgungsbereiche kommt es zu einem Anstieg der Durchblutung. In der Innenschicht dagegen steigt nur MBF_D^{EN} an, während MBF_C^{EN} unverändert bleibt (p<0,001).

Nach Bypass-Öffnung steigt MBF_C^{EN} an ($p<0,05$). Wie zu erwarten, nimmt die Innenschichtdurchblutung jetzt auch bei Coronardilatation zu, das Verhältnis von Innenschicht- zu Außenschichtdurchblutung ist mit 0,74 jedoch nach wie vor pathologisch. MBF_C^{EN} ist unter Coronardilatation noch immer signifikant kleiner als MBF_D^{EN}.

Gruppe II

Der Ausgangswert der Circumflexadurchströmung beträgt in Ruhe 47 ml/min und nach Coronardilatation 216 ml/min. Zum Zeitpunkt der Bypass-Op. ist die Coronarreserve wie bei Gruppe I hochgradig eingeschränkt (74 ml/min). Ebenso wie bei Gruppe I ist in der ersten Stunde nach Bypass nur die Ruhedurchströmung des Bypass normal. Die Coronarreserve ist mit 111 ml/min gegenüber dem Ausgangswert vor Coronarstenose vermindert.

Ein Jahr später beträgt der Bypass-Ruhefluß 41 ml/min, die Coronarreserve 92 ml/min.

Anders als bei Gruppe I ist jedoch ein Gleichgewicht zwischen Collateralentwicklung und Blutzufuhr über den Bypass entstanden. Sowohl in Ruhe als auch unter Coronardilatation ist die MBF in allen Bereichen homogen verteilt (Abb. 2).

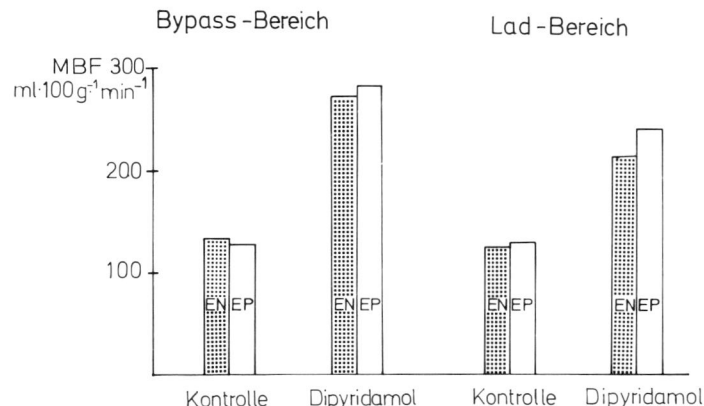

Abb. 2. *Gruppe II. 1 Jahr nach Bypass-Op. (n = 3), Mittelwerte der Myokarddurchblutung (MBF) im Versorgungsbereich des Bypass und des R. descendens ant.)LAD) ein Jahr nach aorto-coronarer Bypass-Op. Werte in Ruhe und nach maximaler Coronardilatation mit Dipyridamol (0,4 mg/kg).*
EN = subendocardiale Myokarddurchblutung
EP = subepicardiale Myokarddurchblutung

Im Gegensatz zu Gruppe I liegt auch MBF^{EN}_C bei Coronardilatation etwas höher als MBF^{EN}_D. Als Ausdruck eines auch 1 Jahr nach Bypass-Op. erhöhten Anteils der Collateraldurchblutung an der Versorgung des Circumflexabereiches beträgt der Collateralindex (retrograder diastolischer Druck im Bypass/diastolischer Aortendruck) 0,43 (Normwerte: 0,1-0,22). Myokardinfarkte wurden bei keinem der 3 Tiere nachgewiesen.

Zusammenfassung

Bei 11 Bastardhunden wird im Verlauf von 40 Tagen eine 75-90 %ige Stenose des R. circumflexus der linken Coronararterie erzeugt. Bei 8 Tieren werden Coronardurchblutung und myokardiale Durchblutungsverteilung (Tracer-Microsphere-Methode) in Ruhe und unter maximaler Coronardilatation vor und innerhalb von einer Stunde nach coronarer Bypass-Op. ermittelt. Die Coronarstenose führt im Versorgungsbereich des R. circumflexus zu einer inhomogenen Durchblutungsverteilung des Myokards in Form einer relativen Mangeldurchblutung der Innenschichten. Innerhalb von einer Stunde nach Bypass-Öffnung wird die inhomogene Durchblutungsverteilung zwar signifikant gebessert, aber nicht beseitigt. Im Gegensatz dazu sind Durchblutungsgröße und -verteilung ein Jahr nach Bypass-Op. normal, obwohl das revascularisierte Myokard noch immer zum Teil durch Coronarcollateralen versorgt wird.

Summary

A 75-90% stenosis of the left circumflex coronary artery (CCA) was induced over a period of 40 days in 11 mongrel dogs. Coronary blood flow and the distribution of myocardial blood flow (MBF, tracer-microspheres) was measured at rest and after maximal coronary dilatation in 8 dogs before and within 1 hour after coronary bypass. In 3 dogs these measurements are performed 1 year after bypass op.

During coronary stenosis distribution of myocardial blood flow in the area supplied by the CCA was unhomogeneous, the subendocardium receiving less. Within 1 hour after opening the graft, MBF to the subendocardium was improved but the unequal distribution not completely abolished. One year after bypass op, however, the quantity and distribution of MBF appear to be normal although revascularized myocardium was perfused in part via coronary collaterals.

Literatur

1. ALLENBERG, J.R., BRAUN, R., DIETZE, W., FINKE, R., MITT-MANN, U., SCHMIER, J., WIRTH, R.H.: Experimental coronary artery bypass operation. Myocardial blood flow, ventricular performance and regional myocardial function. Europ. Surg. Res. 8, 89-104 (1976)
2. RUDOLPH, A.M., HEYMANN, M.A.: The circulation of the fetus in utero. Circulat. Res. 21, 163-184 (1967)

Dr. J.R. Allenberg, Abteilung für Experimentelle Chirurgie, Chirurgische Universitätsklinik Heidelberg, Im Neuenheimer Feld 347, D-6900 Heidelberg

3. Unterschiedliche Blutfremdkörperreaktion in der Herzlungenmaschine bei Herzklappenersatz- und aortocoronaren Bypass-Operationen

E. Schölzel, M. Turina, I. Babotai und Å. Senning

Chir. Universitätsklinik A des Kantonsspitals Zürich (Direktor: Professor Dr. Å. Senning)

Eine große Gefahr für den mit der Herzlungenmaschine (HLM) operierten Patienten stellt die kontinuierliche intraoperative Mikroembolisierung dar. Emboliequelle kann das Operationsgebiet oder die HLM sein. Durch umsichtiges Operieren und Einsatz von Filter-Entschäumern sind Luft-, Kalkbröckel- und Fettzellembolien weitgehend ausgeschaltet worden. Die Bildung von Mikrothromben (Mcthr) und Mikroemboli in der HLM konnte bisher nur ungenügend beeinflußt werden. Weitgehend ungeklärt ist, ob das Ausmaß der Thrombenbildung in der HLM von der Operationsart abhängig ist und welche Rolle dem Blut-Luftkontakt bei der Thrombogenese zukommt. In der vorliegenden Arbeit wird die Mikrothrombenbildung in der HLM nach Herzklappenersatz (KE)- und aortocoronaren Bypassoperationen (ACB) untersucht.

Material und Methode

Von 3 KE und 3 ACB wurde das Perfusionssystem mit dem Rasterelektronenmikroskop untersucht. Die bei den Operationen verwendete HLM besteht aus einem venoarteriellen PVC-Schlauchsystem mit Latex-Verbindungen bei System- und Coronarsaugerpumpen, 2 Coronarsaugern mit einem Filter-Entschäumer-Reservoir, einem Polystan-Oxygenator RK 5000, einem Wärmeaustauscher und einem arteriellen Blutfilter (Pall^R). Das Fördervolumen der HLM betrug durchschnittlich 4,2 l pro min bei Hypothermie von 28-30°C und einer Perfusionszeit von 90 $\pm$ 19 min für ACB und 89 $\pm$ 17 min für KE. Über die Coronarsauger wurden bei KE maximal 300 ml Blut pro min aus Perikard und Herzhöhlen abgesaugt, während bei ACB insgesamt nur einige 100 ml Blut aus dem Perikard befördert wurden. Nach Beendigung des extracorporalen Kreislaufes wurden bis 1,25 cm große Proben von den PVC-Schläuchen vor und nach der Pumpe, nach dem Filter und aus dem Filter entnommen, in Ringerlactat gewaschen, je 6 Stunden in 2% Glutaraldehydpuffer und 1% Osmiumtetroxyd fixiert und in 2% Na-Cacodylat konserviert. Die weitere Aufarbeitung der Präparate erfolgte nach der Critical-Point-Methode (Anderson) in aufsteigender Alkohol- und Amylacetatreihe (30-100% für je 8 min). Anschließend wurden die

Proben im Critical-Point drying Apparat (Balzer) unter Austausch des Amylacetats gegen CO_2 bei einem Druck von über 100 Atmosphären und 40°C getrocknet und mit Gold beschichtet. Die rasterelektronenmikroskopischen Untersuchungen wurden mit einem Stereoscan S4 Cambridge vorgenommen.

Ergebnisse

In den PVC-Schläuchen vor der arteriellen Pumpe ist die Gesamtzahl der Mikrothromben (Mcthr) nach KE und ACB mit 1100 Mcthr bzw. 1064 Mcthr/mm^2 etwa gleich groß (Tabelle 1).

Tabelle 1. Thrombocytenagglomerate in der HLM nach 3 Herzklappenersatz- und 3 AC-Bypassoperationen

Operation	Thrombenzahl pro mm^2 / Thrombengröße in µm		
	PVC vor Pumpe	PVC nach Pumpe	PVC nach Filter
HKO	375 / 25-50	192 / 50-250	316 / 30-60 (90)
ACB	60 / 20-40	400 / 50-80	200 / 20-35 (60)

Die Mcthr bestehen aus regelmäßig geformten intakten Thrombo-Leukocytenaggregaten, welche aktiv mit ihren Fortsätzen an der Schlauchinnenfläche haften. Die Zahl der 25 bis 50 µm messenden, zur Capillarverlegung ausreichend großen Mcthr ist nach HKE mit 375 Mcthr/mm^2 mehr als 6 mal so groß wie nach ACB mit 60 Mcthr/mm^2 (Abb. 1a und 2a). Letztere fallen mit 20-40 µm Größe auch etwas kleiner aus. Mit 1150 Zellen pro mm^2 haften nach KE erheblich mehr monocytäre Zellelemente an der Schlauchinnenfläche als nach ACB mit 260 Zellen/mm^2. Distal der Pumpe sinkt die Thrombenzahl nach KE zwar auf 192 Mcthr/mm^2 ab, die Einzelthromben werden aber 3-5 mal größer. Eine Größe von 100-250 µm erreichen 10% der Blutkörperchenaggregate (Abb. 1b). Nach ACB werden durchschnittlich 400 Mcthr/mm^2 gezählt, wovon etwa 15% 50-80 µm groß werden (Abb. 2b). Als Folge des Pumptraumas nehmen die über 50 µm großen Mcthr bizarre Formen an und bestehen abschnittsweise aus schwerst geschädigten Blutkörperchenkonglomeraten und Latex-Partikeln, welchen sich frische Leuko- und Thrombocytenaggregate anlagern. Im arteriellen Schlauchsystem nach dem Filter werden bei KE mit 316 Mcthr/mm^2 bei einem Durchmesser von 30-60 µm signifikant mehr größere Thromben abgelagert als bei ACB mit 200 durchschnittlich 20-35 µm großen Mcthr/mm^2 (Abb. 1c und 2c). Einzelne Mcthr erreichen nach KE die beträchtliche Größe von 90 µm und werden auch nach ACB bis 60 µm groß. Hervorstechend sind die unterschiedlichen Blutfilter. Auf der Bluteinflußseite werden nach KE 35% der Poren, nach ACB 25% der Poren verlegt; bis 1 mm große, zusammengesetzte Thromben werden bei KE, bis 300 µm Thromben bei ACB abgefangen. An der Blutausflußseite des Filters werden nach KE erheblich größere Thrombenmassen durch die Poren gepreßt als nach ACB. Im Bereich des Maschenwerkes finden sich dichte Thrombocytenaggregate, welche mit den die

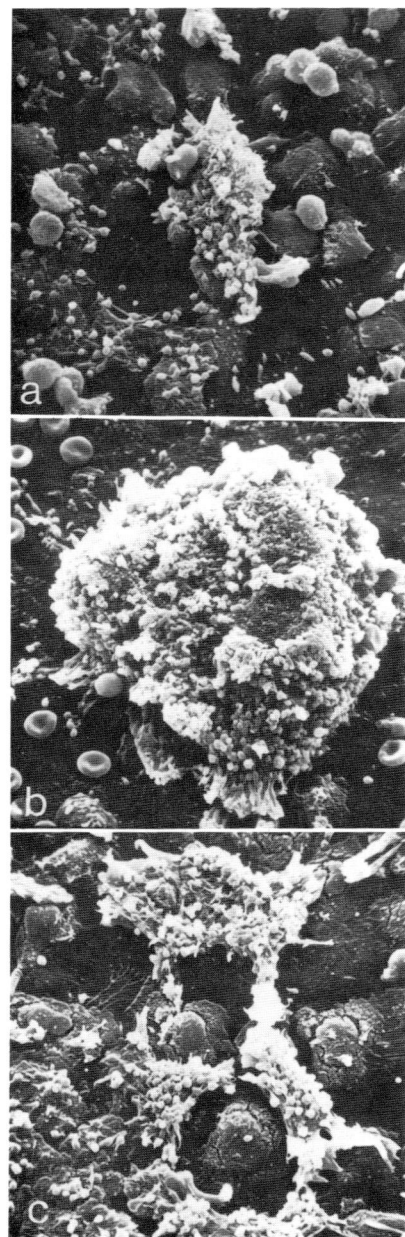

Abb. 1a-c. Herzklappen-ersatzoperation. Vergr. 600 x. a) PVC-Schlauch vor Pumpe mit 45 μm großem Mcthr und multiplen Monocyten. b) PVC distal der Pumpe mit 95 μm großem, traumatisiertem Thrombus. c) PVC nach Filter mit zusammenhängenden ca 45 μm großen Mcthr

Poren passierenden Thromben größere Agglomerate bilden, sich zusammen mit letzteren von der Filterausflußseite ablösen und ins arterielle Kreislaufsystem embolisieren können. Dieser Vorgang erklärt die Tatsache, daß distal des Filters Thromben gefunden werden, welche 3 mal so groß sind wie die Filterporen (35 μm) selbst.

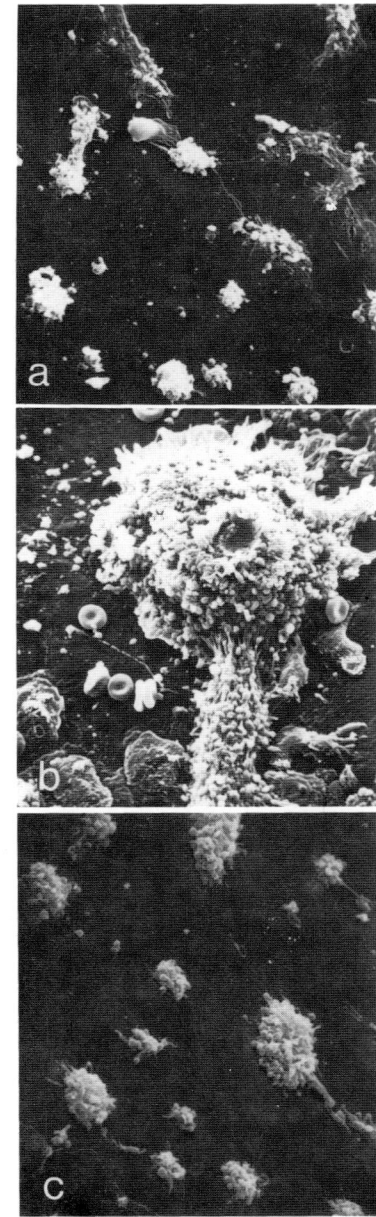

Abb. 2a-c. Coronare Bypassoperation. Vergr. 600 x; a) PVC vor der Pumpe mit 20 µm großen Mcthr und wenig Monocyten, b) PVC distal der Pumpe mit 60 µm großen Mcthr und Appositionsthrombus; c) PVC nach Filter mit bis 25 µm großen Mcthr

Zusammenfassung

Bei 3 KE und 3 ACB wurden Bestandteile der HLM rasterelektronenmikroskopisch untersucht. Während in den PVC-Schläuchen vor der Pumpe bei ACB 60 Mcthr/mm^2 von 20-40 µm Größe gezählt werden, nehmen bei KE infolge des Blut-Luft-Kontaktes über die Coronarsauger die Thrombenaggregate erheblich zu (365 Mcthr/mm^2, 25-50 μm Dm). Durch die Pumptätigkeit erfahren die Thromben eine Größenzunahme bis 250 μm nach KE und bis 80 μm nach ACB. Im Filter werden bis 1 mm große Thromben nach KE und bis 300 μm große Thromben nach ACB zurückgehalten. Entsprechend der massiven Überflutung passieren bei KE mehr und wahrscheinlich auch größere Thromben den Filter als bei ACB. Beim Filterdurchtritt nehmen die Thromben nochmals an Größe zu. Bei KE sind die Thromboemboli im Schlauchsystem nach dem Filter mit 30 bis 60 μm (extrem 90 μm) erheblich größer als bei ACB mit 20-35 μm (extrem 60 μm). Für Patienten mit KE ist daher die Gefahr einer den Organismus beeinträchtigenden Mikroembolisierung größer als für Patienten mit ACB.

Summary

Blood-foreign material interaction in the pump oxygenator was studied by means of scanning electron microscopy in 3 patients undergoing heart valve replacement (HVR) and 3 patients undergoing coronary bypass operation (CBO). While polyvinyl tubes show an average deposit of 60 thrombi/mm^2 with 20-40 microns in size in CBO, bloodgas interface during HVR causes increasing thrombotic deposits (375 Mcthr/mm^2, 25-50 microns in size). Distal to the pump the volume of particles may rise up 250 μm in HVR and up to 80 μm in CBO. In a 35 μm pore arterial-line-filter (Pall-Corporation) platelet clumps up to 1 mm in size are removed from circulating blood in HVR, and up to 300 μm thrombi in CBO. According to different platelet deposit proximal to the filter, more and larger thrombi can pass through the filter in HVR. Distal to the pump thromboemboli of 30-60 (maximum 90) μm in size can be observed in HVR. Particles of 20-35 (maximum 60) μm in size may pass through the filter and enter into the patient's circulation in CBO. As the results suggest, extracorporal circulation is more harmful for patients undergoing HVR than for those undergoing CBO.

Literatur

1. LYMAN, D.J., u. Mitarb.: Trans. Amer. Soc. artif. intern. Organs 14, 250 (1968)
2. SCHÖLZEL, E., TURINA, M., BABOTAI, J., SENNING, A.: Rasterelektronenmikroskop. Evaluation des Blut-Fremdkörperkontaktes in der Säuglings-Herzlungenmaschine. Thoraxchirurgie 23, 499 (1975)
3. SOLIS, Th.R.: Blood Filtration during Cardiopulmonary Bypass. J. extracorp. Technol. 7 (2), 64-72 (1974)

Dr. E. Schölzel, Kantonspital Zürich, Chirurgische Universitätsklinik A, Rämistraße 100, CH-8091 Zürich

4. Erhöhung myokardialer Adeninnucleotide durch Adenosin (Adn)

W. Isselhard, H. Reineke, J. Eitenmüller und H. G. Herb

Institut für Experimentelle Medizin der Universität zu Köln

Eine unzureichende Energiebereitstellung im anaeroben Myokard ist u.a. durch eine Verminderung des Gehaltes an energiereichen Phosphaten charakterisiert. Abhängig vom Grad der Anaerobiose-bedingten Alteration und den Bedingungen der Anaerobiose dauert die post-anaerobe Restitution viele Stunden, Tage oder Wochen (2, 3). Sie wird durch ein kontinuierliches Angebot von Adn stark beschleunigt (1). Die energetische Situation des ischämischen und asphyktischen Herzens wird durch eine prä-anaerobe Erhöhung des myokardialen Gehaltes an Glykogen, dem mengenmäßig bedeutungsvollsten energieliefernden Substrat während Anaerobiose, nicht verbessert (4). Die Auswirkungen einer Erhöhung energiereicher Phosphate, insbesondere des ATP als letztlich "energieverteilender Substanz", ist nicht bekannt, da bislang eine deutliche Erhöhung der Adeninnucleotide im Myokard nicht möglich war. In der vorliegenden Studie wird nun über die Möglichkeit einer solchen Erhöhung im Myokard von Kaninchen, Ratten und Hunden durch Adn-Infusion berichtet.

Methodik

Die Versuche wurden in Nembutal-Narkose unter Kontrolle der Herzfrequenz, des Blutdruckes, der Blutgase und z. T. des HZV durchgeführt. Adn wurde in unterschiedlicher Konzentration und für unterschiedliche Dauer in den linken Ventrikel (Gruppe A-LV), in den rechten Vorhof (Gruppe A-RA) oder in den linken Vorhof nach linksseitiger Thoracotomie bei maschineller Ventilation (Gruppe A-LA) infundiert. Das Infusionsvolumen betrug bei Kaninchen (2,5-3 kg) und Ratten (250-300 g) 4 ml/kg·Std und bei Hunden (8-10 kg) 6 ml/kg·Std. Iso-Osmolarität wurde durch Zumischung von NaCl erreicht. Tiere ohne Infusion (Gruppe O) und mit Infusion entsprechender Volumina 0,9% NaCl-Lösung (Gruppe K) dienten als Bezugspunkte. Das Infusat wurde in der Infusionsspritze auf 40°C gewärmt. Herzmuskelproben wurden unter künstlicher Ventilation und Thoracotomie mit der Gefrierstop-Methode gewonnen, ihr Stoffwechselstatus wurde enzym-optisch bestimmt. Alle Angaben erfolgen in µMol/g Feuchtgewebe linksventriculären Myokards und sind korrigiert auf einen myokardialen Trockengewichtsanteil von 20% bei Kaninchen, von 22,5% bei Ratten und von 22% bei Hunden.

Ergebnisse

Unter einer Adn-Infusion wurde der myokardiale Gewebsgehalt an Adeninnucleotiden in Abhängigkeit von der applizierten Dosis, der Applikationsdauer und des Applikationsweges erhöht (Tabelle 1).

Tabelle 1. Mittlerer Gewebsgehalt (µMol/g FG) an ATP, ADP, AMP, der Summe der Adeninnucleotide (SAN) und "energy charge potential" (ATP + 0,5 ADP)/(SAN) im linksventriculären Myokard verschiedener Tierspecies nach Adenosin-Infusion (s. Methodik) in den linken Ventrikel (A-LV), den linken Vorhof (A-LA) und den rechten Vorhof (A-RA) sowie nach Infusion von NaCl (K-Werte) und ohne Volumenbelastung (O-Werte)

	Adenosininfusion Konzentr. (%)	Dauer (Std)	n	ATP	ADP	AMP	SAN	ECP
Kaninchen								
O	0	0	12	4,94	0,68	0,08	5,65	0,931
K-LV	0	3	4	4,56	0,77	0,09	5,42	0,913
K-LA	0	3	3	4,78	0,51	0,05	5,34	0,944
K-RA	0	3	5	5,03	0,75	0,06	5,84	0,926
A-LV	0,125	3	6	5,71	0,80	0,13	6,64	0,920
	0,25	3	5	6,31	0,57	0,09	6,97	0,947
	0,5	3	6	6,79	0,52	0,08	7,39	0,954
	1,0	3	8	6,37	0,88	0,20	7,45	0,914
	1,0	5	2	6,40	0,77	0,11	7,28	0,933
	1,5	3	6	6,03	0,69	0,08	6,80	0,938
	1,5	5	1	5,67	0,56	0,08	6,31	0,943
A-LA	0,5	3	6	5,83	0,83	0,09	6,75	0,926
	0,5	5	5	6,57	0,78	0,11	7,46	0,933
	1,0	1	8	5,89	0,68	0,10	6,67	0,934
	1,0	3	5	6,33	0,69	0,11	7,13	0,937
	1,0	5	5	6,39	0,70	0,06	7,15	0,943
A-RA	1,0	3	5	6,86	0,87	0,13	7,86	0,929
	1,0+Ot	3	7	6,81	0,74	0,10	7,65	0,939
	1,0+Ar	3	5	6,19	0,81	0,15	7,15	0,923
Ratte								
O	0	0	10	4,83	0,90	0,24	5,97	0,884
K-RA	0	3	7	4,47	0,90	0,22	5,59	0,880
A-RA	0,5	3	3	6,18	0,98	0,31	7,47	0,893
	1,0	3	8	6,59	1,08	0,26	7,93	0,899
Hund								
K-RA	0	3	5	5,78	0,90	0,21	6,89	0,905
A-LV	1,0	3	3	7,02	1,11	0,21	8,34	0,909
A-LA	1,0	3	6	6,77	1,00	0,23	8,00	0,909
	1,0	5	5	6,70	0,94	0,19	7,83	0,916
A-RA	1,0	3	6	6,21	0,89	0,19	7,29	0,914
	1,0	5	6	6,95	1,07	0,23	8,25	0,908

Diese Erhöhung betraf besonders augenfällig die Summe der Adeninnucleotide (SAN) und das ATP, deren Gewebsgehalt unter den geprüften Bedingungen immer signifikant ($p<0,05$) über den Werten der O- bzw. K-Gruppe lag. Die nach Adn-Infusion im wesentlichen gegenüber den O- und K-Werten unveränderten Daten über das "energy charge potential" (ECP) weisen eine gleichsinnige Änderung auch der Gewebsgehalte von ADP und AMP aus. Eine den Adn-Infusionen entsprechende Volumenzufuhr von NaCl-Lösung hatte keinen Effekt im Sinne einer Steigerung der Gewebsgehalte an SAN und ATP (vgl. O- und K-Werte).

Bei Kaninchen führte eine dreistündige Infusion von 1% Adn in den rechten Vorhof (Gruppe A-RA) zum stärksten Anstieg, der unter Bezug auf O-Werte knapp 40% für ATP und SAN ausmachte. Ebenso hohe Werte wurden nach dreistündiger Infusion von 0,5% Adn in den linken Ventrikel (Gruppe A-LV) erreicht. Mit Ausdehnung der Infusionsdauer auf 5 Std und Verwendung höher oder niedriger konzentrierter Adn-Lösungen war die Erhöhung der Gewebsgehalte an Adn und SAN weniger ausgeprägt. Ein insgesamt geringerer Erfolg der Adn-Infusion resultierte auch aus der Applikation in den linken Vorhof (Gruppe A-LA).

Um einen Species-spezifischen Effekt beim Kaninchenmyokard auszuschließen, wurden Ratte und Hund in die Untersuchung mit einbezogen. Bei Ratten führte eine dreistündige Infusion von 1% Adn-Lösung in den rechten Vorhof zu einer Erhöhung von ATP und SAN gegenüber den O-Werten um ca. 35%; unter Bezug auf die K-Werte war der Anstieg noch ausgeprägter. Beim Hund betrug die Erhöhung des Gewebsgehaltes von ATP und der SAN in den bisherigen Versuchen 20%. Die Ergebnisse wurden hier nicht so stark wie beim Kaninchen durch die Wahl des Applikationsweges beeinflußt.

Der Anstieg der myokardialen Adeninnucleotide ist nicht die Folge der unter der Adn-Infusion in Dosisabhängigkeit verminderten Herzleistung: Im Gegensatz zum Gewebsgehalt an Phosphokreatin (PKr) ändert sich der Gewebsgehalt an ATP und SAN selbst bei starken Veränderungen der Herzleistung nur um wenige Prozent. Eine nach Dauer und Ausmaß der Adn-bedingten Hypotonie vergleichbare Blutdrucksenkung durch Regitin®️ änderte den Status der myokardialen Adeninnucleotide nicht. Ein um 30% erhöhter ATP-Gehalt war erst 24 Std nach Absetzen der Adn-Infusion auf den O-Wert zurückgefallen, während arterieller Mitteldruck und die Herzleistung innerhalb weniger Minuten auf die Kontrollwerte zurückkehrten. Eine Erhöhung an ATP und SAN war auch dann nachweisbar, wenn unter der Adn-Infusion der arterielle Mitteldruck durch das gleichzeitige Angebot von Otriven®️ oder Arterenol in hoher Dosierung in praktisch normaler Höhe gehalten wurde (Kaninchen: Gruppe A-RA, 1% Adn + Ot bzw. 1% Adn + Ar). Entsprechend der größeren Aktivierung des Herzens durch Arterenol in hoher Dosierung war hier der Anstieg nicht so ausgeprägt wie bei Adn allein bzw. bei Adn in Verbindung mit Otriven®️.

Der myokardiale Gewebsgehalt an Glykogen und Gesamtkreatin wurde nicht verändert. Der Lactatgehalt erhöhte sich geringfügig bei Tieren der Gruppen A-LA bzw. K-LA. Adn in niedriger Dosierung resultierte entsprechend der Herzentlastung in erhöhten Gewebsgehalten an PKr. Adn in höchster Dosierung führte zu einer geringfügigen Senkung der PKr-Werte unter den O-Wert, die mit Absetzen der Adn-Infusion sofort reversibel war.

Die Bedeutung einer myokardialen Anreicherung von ATP und SAN beispielsweise für das anaerobe Herz muß in weiteren Versuchen geklärt werden.

Zusammenfassung

Der Gewebsgehalt an Adeninnucleotiden im Myokard von Kaninchen, Ratten und Hunden kann durch eine Adenosininfusion bis zu 40% über die Norm erhöht werden. Die Erhöhung erfolgt in Abhängigkeit von der applizierten Dosis, der Applikationsdauer und des Applikationsweges und ist nicht Folge der adenosinbedingten Entlastung des Herzens.

Summary

The tissue of adenine nucleotides in the myocardium of rabbits, rats and dogs can be raised up to 40% by the infusion of adenosin. This increase is a function of the applied dose, the duration and the mode of application of adenosin; it does not result from the adenosin-induced reduction in cardiac work.

Literatur

1. ISSELHARD, E., HINZEN, D.H., GEPPERT, E., MÄURER, W.: Pflügers Archiv ges. Physiol. 320, 195-209 (1970)
2. ISSELHARD, W., LAUTERJUNG, K.L., WITTE, J., BAN, T., HÜBNER, G., GIERSBERG, O., HEUGEL, E., HIRT, H.J.: Europ. Surg. Res. 7, 136-155 (1975)
3. ISSELHARD, W., MÄURER, W., STREMMEL, W., KREBS, J., SCHMITZ, H., NEUHOF, H., ESSER, A.: Pflügers Archiv ges. Physiol. 316, 164-193 (1970)
4. ISSELHARD, W., POHL, W., BERGHOFF, W.J.W., SCHMERBAUCH, D., SCHÜLER, H.W.: Verh. dtsch. Ges. Kreislaufforsch. 30, 216-221 (1964)

Prof. Dr. W. Isselhard, Institut für Experimentelle Medizin der Universität zu Köln, Robert-Koch-Straße 10, D-5000 Köln 41

5. Experimentelle Untersuchung über hämodynamische Auswirkungen verschiedener Vena-Cava-Sperroperationen

F. Herdter, J. Waninger, G. Spillner und V. Schlosser

Aus der Abteilung für Herz- und Gefäßchirurgie (Ärztl. Direktor: Prof. Dr. V. Schlosser) im Zentrum Chirurgie des Universitätsklinikums Freiburg

Einleitung

Lungenembolien sind auch heute noch eine sehr bedrohliche Komplikation der operativen Medizin. Quelle dieser Embolien sind in über 90% Thrombosen der Bein- und Beckenvenen. Die medikamentöse Thromboseprophylaxe (Heparin, Dextran) bietet ebensowenig eine absolute Sicherheit vor Lungenembolien wie die operative Thrombektomie zur Beseitigung der Emboliequelle. Die Behandlung der rezidivierenden Lungenembolie verfolgt mit den Cava-Sperroperationen die operative Blockade des Emboliewegs durch die untere Hohlvene.

Die von GASTON 1945 (3) eingeführte Cava-Ligatur bietet den sichersten Schutz vor rezidivierenden Lungenembolien, erfordert jedoch die extraperitoneale Freilegung der V. cava inferior in Allgemeinnarkose, ebenso die später entwickelten Clip-Techniken (1).

Die abrupte Ligatur der V. cava führt zur akuten Verminderung des venösen Rückflusses zum rechten Herzen (4). Diese akute Kreislaufinsuffizienz kann beim alten, oft herzkranken Patienten ein bedrohliches Schockbild hervorrufen.
Lästige Spätfolgen sind Schwellungen an den unteren Extremitäten sowie das Auftreten von sekundären Varicen und der chronischen Stauungsdermatose. Zur Verminderung von akut auftretenden Kreislaufreaktionen wurden die partiellen Cava-Sperroperationen mit Fächer-Clip (1) und Schirmfilter (5) entwickelt.

Material und Methode

Zur Klärung hämodynamischer Veränderungen wurden im Tierversuch das Herz-Zeit-Volumen (HZV) mit der Thermodilutionsmethode vor und nach verschiedenen Cava-Sperroperationen gemessen. 10 Hunde mit einem Körpergewicht zwischen 19 und 39 kg wurden nach Prämedikation mit Ketanest^R in Nembutal-Anaesthesie intubiert. Nach Freilegen der Vena jugularis rechts wurde ein Thermodilutions-

katheter unter laufender Druckkontrolle in die A. pulmonalis
vorgeschoben. Die typische Druckänderung beim Übertritt vom
rechten Ventrikel in die A. pulmonalis zeigte die jeweils
korrekte Lage des Katheters an (Abb. 1)

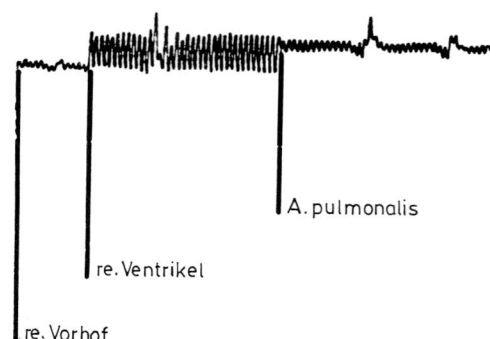

*Abb. 1. Lagekontrolle des Thermodilutionskatheters durch typische
Druckänderung*

Es erfolgten Messungen (Cardiac output computer modell 9500, Fa.
EDWARDS) unter normalen Kreislaufverhältnissen vor und nach
transperitonealer Freilegung des infrarenalen V. cava-Abschnittes.
Weitere Messungen wurden jeweils nach Cavaligatur, Setzen eines
Cava-Clips (Modell Adams-DeWeese) und Implantation eines Cava-
Schirmfilters Mobin-Uddin in 2minütigen Abständen durchgeführt.
Zwischen den einzelnen Eingriffen an der V. cava wurde die Rückkehr des HZV zum präoperativen Wert abgewartet. Der Cava-Schirm
wurde mit dem Applikator durch die V. jugularis eingebracht und
in der infrarenalen V. cava an typischer Lokalisation ausge-
klinkt.

Ergebnisse

Das durchschnittliche Herzzeitvolumen unter normalen Kreislaufverhältnissen betrug bei unseren 10 Hunden 143 ml/kg. Der in
der Literatur angegebene Standardwert liegt bei 133 ml/kg.

Nach der Cava-Ligatur sank das HZV akut um 26% ab. Aus dem
Durchschnitt der einzelnen Messungen geht weiterhin hervor, daß
sich das HZV nach Cava-Fächerclip momentan lediglich um 3% und
beim Cava-Schirmfilter um 5% verminderte. (Tabelle 1 und Abb. 2).

Diskussion

Die Ergebnisse zeigen, daß die Kreislaufverhältnisse bei Anwendung partieller Cava-Sperroperationen mittels Cava-Fächerclip
oder Schirmfilter nicht signifikant beeinträchtigt werden. Diese
Feststellung bestätigt die Erfahrung anderer Autoren (6), wonach

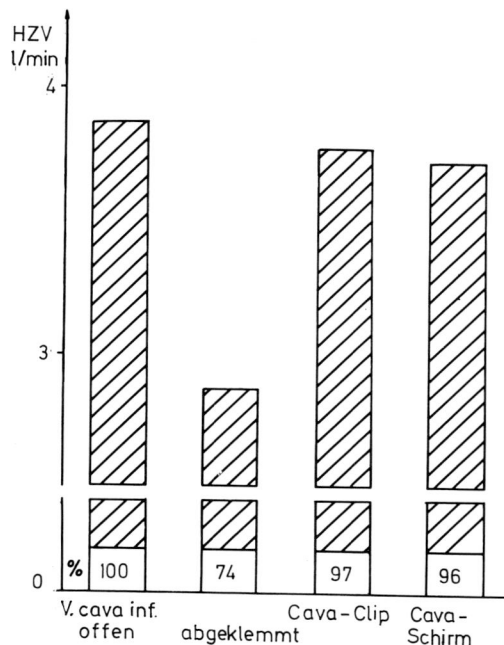

Abb. 2. *Durchschnittliches Herz-Zeit-Volumen unter verschiedenen Versuchsbedingungen*

Tabelle 1. Herzzeitvolumen (L/Min) bei verschiedenen Cava-Sperroperationen

	Gewicht	Cava offen	Cava-Ligatur	Cava-Clip	Cava-Schirm
Versuch Nr. 1	19	3,40	2,75	3,87	
Versuch Nr. 2	24	3,35	3,04	3,28	3,21
Versuch Nr. 3	39	4,71	3,45	4,35	4,33
Versuch Nr. 4	24	2,95	2,41	3,02	3,22
Versuch Nr. 5	26	4,00	3,54	3,87	3,36
Versuch Nr. 6	27	3,32	2,63	3,36	3,32
Versuch Nr. 7	37	4,70	3,01	4,07	4,45
Versuch Nr. 8	34	4,62	3,19	4,47	4,80
Versuch Nr. 9	23	3,16	2,01	2,84	2,71
Versuch Nr. 10	21	4,44	2,70	4,38	4,04

eine Lumeneinengung der V. cava bis zu 50% hämodynamisch praktisch nicht zur Verminderung des HZV führt.

Hingegen wird das Risiko der Cava-Ligatur durch die abrupte Verminderung des HZV um 25% aus unseren experimentellen Untersuchungen deutlich. Andere Untersucher (4) ermittelten eine noch drastischere Reduktion des HZV um 47%.

Für die klinische Anwendung folgt aus diesen Untersuchungen, daß die Schirmfilterimplantation ein den Kreislauf nicht belastendes Verfahren darstellt, dem zugleich noch der Vorteil des kleinen operativen Eingriffes bei der Implantation im Vergleich zur Applikation des Fächer-Clips zukommt.

Zusammenfassung

1. Bei den verschiedenen Cava-Sperroperationen, die derzeit zur Verhinderung rezidivierender Lungenembolien aus Becken- und Beinvenen zur Anwendung kommen, wurden im Hundeversuch das Herz-Zeit-Volumen mit der Thermodilutionsmethode bestimmt.
2. Die Cava-Ligatur führt zu einer Verminderung des HZV um 26%.
3. Bei den partiellen Sperroperationen mit dem Cava-Clip findet sich eine Reduktion um 3% und
4. beim Cava-Schirm erfährt das HZV eine Verminderung um 5%.
5. Der Vorzug der Schirmfilterimplantation gegenüber der Cava-Ligatur besteht in der geringen HZV-Veränderung und gegenüber der Clip-Anwendung im geringeren Operationsrisiko.

Summary

Different technics are used to occlude the inferior vena in the prevention of recurrent pulmonary embolism. In order to determine the hemodynamic changes following each method of caval interruption (ligation, cava clip, Mobin-Uddin umbrella filter) cardiac output was measured by the thermodilution method in 10 dogs before and after each of the three procedures.

Ligation of the inferior vena cava was followed immediately by a 26% reduction of cardiac output while during placement of the cava clip and umbrella filter cardiac output dropped 3% and 5% respectively.
The data do not show any statistically significant changes in cardiac output after insertion of cava clip or umbrella filter.

Our experiments show that the umbrella filter causes less hemodynamic disturbances than ligation and is technically simpler to insert than the cava clip.

Literatur

1. ADAMS, J.I., DeWEESE, J.A.: Partial interruption of the inferior V. cava with a new plastic clip. Surg. Gyn. Obstet. 123, 1087 (1966)
2. DALE, W.A.: Ligation of the inferior vena cava for thromboembolism. Surgery 43, 24 (1958)
3. GASTON, E.A., FOLSOM, H.: Ligation of the inferior vena cava for the prevention of pulmonary embolism. New Engl. J. Med. 233, 229 (1945)

4. MARAAN, B.M., TABER, R.E.: The effects of inferior vena cava ligation on cardiac output: An experimental study. Surgery 63, 966 (1968)
5. MOBIN-UDDIN, K., McLEAN, R., BOLOOKI, H., JUDE, J.R.: Caval interruption for prevention of pulmonary embolism. Arch. Surg. 99, 711 (1969)
6. WOOD,Mc, D.: Penetrating wounds of the vena cava; recommendations for treatment. Surgery 60, 311 (1966)

Dr. E. Herdter, Abteilung für Herz- und Gefäßchirurgie, Zentrum Chirurgie des Universitätsklinikums Freiburg, Hugstetter Straße 55, D-7800 Freiburg

B. Prä- und postoperative Therapie

6. Sodium Nitroprusside Induced Hypotension and Isovolemic Hemodilution in Dogs

J. C. Boon[1], F. Jesch, W. J. Stelter, and K. Messmer

Institute for Surgical Research, Dept. of Surgery, University of Munich

Sodium nitroprusside (SNP), an extremely potent hypotensive agent, is becoming increasingly popular for use during anaesthesia to provide a bloodless field for a variety of surgical procedures. In recent years there is also growing interest in preoperative normovolemic hemodilution, a newly developed method to reduce the need for homologous blood transfusions and their concomitant hazards. So far, one can merely speculate about the consequences of combining these two procedures. In this study the hemodynamic effects of SNP induced by hypotension in hemodiluted and in non-hemodiluted dogs were therefore investigated.

Method

12 healthy dogs (20,7 ± 0,5 kg) randomly divided in two equally large groups, were anaesthetized with 20-25 mg/kg sodium pentobarbital and normoventilated with 30% O_2 in air. After the control period one group was isovolemically hemodiluted with dextran 60[2] to a hematocrit of 20%. Thereafter a SNP[3] infusion was started in both groups and the mean arterial pressure (MAP) was reduced to 70 mm Hg for 20 minutes.

The following parameters were determined after the control period (I), 20 minutes after hemodilution (II), 20 minutes after reaching 70 mm Hg (III) and one hour after stopping the SNP infusion (IV): cardiac output (CO), MAP, right atrial pressure (RAP), left ventricular pressure and dp/dt, heart rate (HR), blood-gases, acid-base status, hematocrit and hemoglobin concentration. Averages are given ± standard error of the mean. The significance of differences within groups was assessed with the t-test for paired maesurements, with a probability p<0,05 that an observed difference might be due to chance.

---

[1] Present address: Dept. of General Surgery, Erasmus University Rotterdam.
[2] Macrodex® 6%, Knoll AG, Ludwigshafen, GFR.
[3] Nipruss®, Pharma Schwarz GmbH, Monheim, GFR.

Results

The SNP dose needed to induce hypotension at 70 ± 1 mm Hg was 25 ± 5 µg/kg·min in the non-hemodiluted group and 20 ± 3 µg/kg·min in the hemodiluted group. MAP, RAP, CO and total peripheral resistance (TPR) in the respective groups are delineated in Fig. 1 and O_2 availability, O_2 extraction, O_2 consumption and base-excess (BE) in Fig. 2.

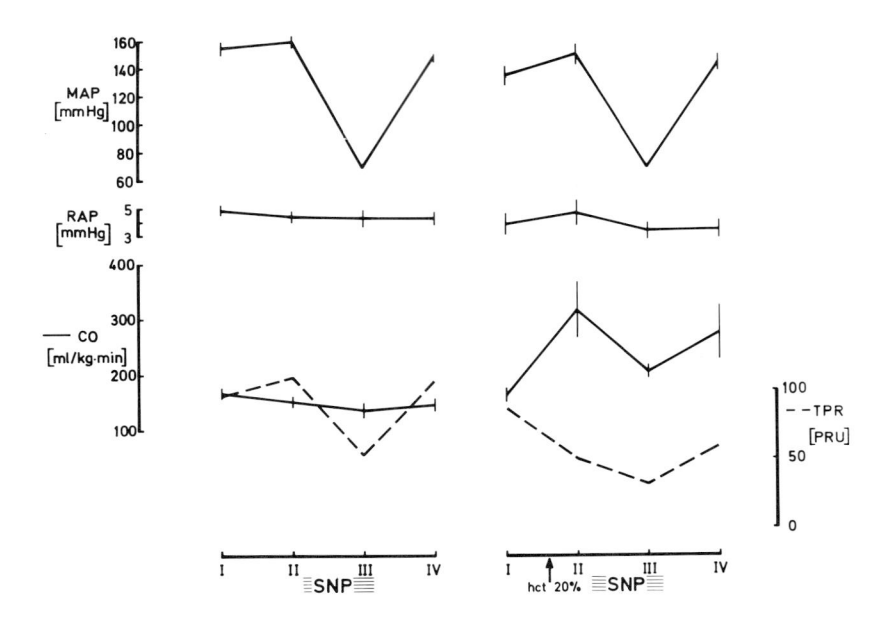

Fig. 1. Alterations in mean arterial pressure, right atrial pressure, cardiac output and total peripheral resistance before (I, I), during (III) and after (IV) SNP induced hypotension in non-hemodiluted (left) and hemodiluted dogs (right). (mean ± SEM)

In the non-hemodiluted group there were no significant changes in CO, RAP and contractility (dp/dt max/IP). O_2 availability and TPR dropped during hypotension. There was nevertheless an increase in O_2 extraction to 36%, O_2 consumption increased slightly and BE dropped by 2,8 meq/l during the 20 minutes hypotension. In the hemodiluted group CO and RAP increased after reducing the hematocrit from 47 ± 1 to 19 ± 1%. dp/dt max/IP did not change significantly, but RAP dropped accompanied by a fall in CO, causing a fall in O_2 availability and a further increase of O_2 extraction to 43%. BE dropped by 3,4 meq/l during the 20 minutes hypotension.

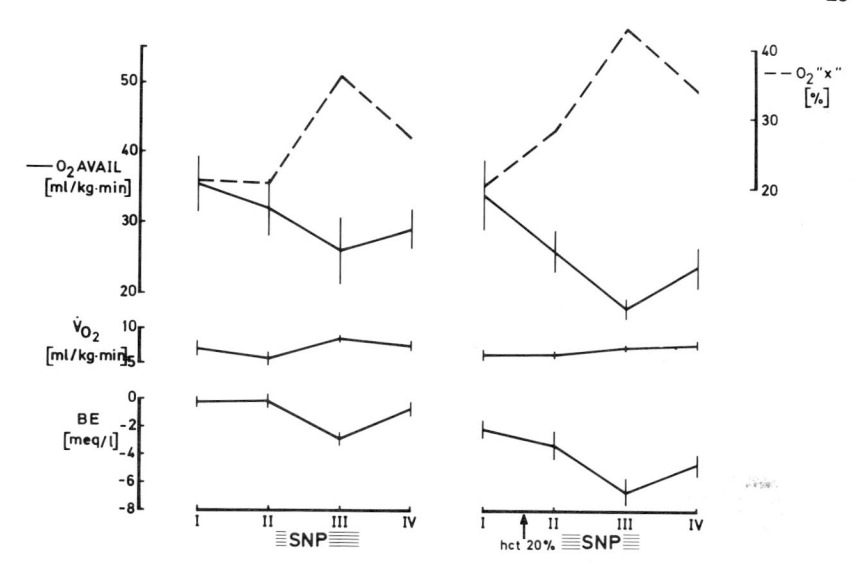

Fig. 2. Alterations in O_2 availability, O_2 extraction, O_2 consumption and base excess before (I,II), during (III) and after (IV) SNP induced hypotension in non-hemodiluted (left) and hemodiluted dogs (right). (mean ± SEM)

Discussion

During SNP infusion in non-hemodiluted dogs, a delicate balance seems to exist between central venous pressure, myocardial contractility, heart rate, stroke volume and the reduced TPR. CO did not change significantly and the MAP fell primarily because of the TPR reduction. A slight metabolic acidosis developed, that might be due to the histotoxic hypoxic effects of the plasma cyanide concentrations generally found even during short lasting SNP infusions (2), but it might also be the result of underperfusion of some organs as indicated by the increased O_2 extraction.

Normovolemic hemodilution causes a drop in whole blood viscosity resulting in a decreased TPR. In the hemodiluted dogs, RAP and myocardial contractility increased and the MAP was kept at normal values by the increased stroke volume. Decreasing the hematocrit to values of about 25% does not compromise O_2 availability and there are no signs whatever of underperfusion (1). At a hematocrit of 19% the increased CO did not entirely compensate for the reduced arterial O_2 content, as indicated by the O_2 availability reduction and the increased O_2 extraction. After induction of hypotension in the hemodiluted dogs, myocardial contractility and HR did not change significantly, but RAP dropped invariably, accompanied by a fall in CO, resulting in a O_2 extraction rise to 43%.

Conclusion

SNP induced hypotension in non-hemodiluted dogs is due to a reduction of the TPR. SNP induced hypotension in hemodiluted dogs, however, is primarily due to a reduction in CO. The hazardous CO drop, on the basis of a reduced venous filling pressure, observed in the extreme model used in this study, might not only be encountered at lesser degrees of hemodilution, but also in slightly hypovolemic patients. We consider it therefore advisable to measure CO before and during SNP induced hypotension to evaluate the delicate balance between TPR and CO.

Summary

Hypotension at 70 mm Hg was induced with sodium nitroprusside in 6 hemodiluted and 6 control dogs. In contrast to the control dogs, the reduction in mean arterial pressure was not primarily due to the peripheral resistance reduction, but the result of a hazardous fall in cardiac output.

Zusammenfassung

Bei 6 hämodiluierten und 6 Kontrollhunden wurde mittels Nitroprussid-Natrium eine Hypotension auf 70 mm Hg induziert. Im Gegensatz zu den Kontrolltieren wurde die Drucksenkung primär nicht durch den Abfall des peripheren Widerstandes verursacht, sondern durch eine Abnahme des Herzzeitvolumens.

References

1. MESSMER, K.: Hemodilution. Surg. Clin. N. Amer. 55, 659-678 (1975)
2. VESEY, C.J., COLE, P.V., SIMPSON, P.J.: Cyanide and Thiocyanate Concentrations following Sodium Nitroprusside Infusion in Man. Brit. J. Anaesth. 48, 651-660 (1976)

J.C. Boon, M.D., Institute for Surgical Research, Dept. of Surgery, University of Munich, D-8000 Munich

7. Häufigkeit anaphylaktoider Reaktionen nach Infusion kolloidaler Volumenersatzmittel

J. Ring, J. Seifert, E. Struif, K. Meßmer und W. Brendel

Institut für Chirurgische Forschung an der Chirurgischen Universitätsklinik München

Veröffentlichungen über schwere Unverträglichkeitsreaktionen nach Infusion kolloidaler Volumenersatzmittel haben die Ärzteschaft beunruhigt. Dabei ist die tatsächliche Inzidenz dieser Komplikationen unbekannt. Erfahrungen, die z.T. von offizieller Seite ausgesprochen wurden (2), gründeten sich auf kasuistische Berichte oder retrospektive Übersichten. Ziel der vorliegenden Arbeit war es deshalb, in einer prospektiven, multizentrischen Studie die Häufigkeit anaphylaktoider Komplikationen nach Kolloidinfusion vergleichend zu ermitteln.

Material und Methodik

Die im Jahre 1975 in 31 Krankenhäusern beobachteten anaphylaktoiden Reaktionen nach Infusion kolloidaler Volumenersatzmittel wurden zentral registriert; damit konnte am Jahresende die kolloidspezifische Häufigkeit dieser Reaktionen errechnet werden. Hinsichtlich der Intensität der klinischen Symptomatik wurden vier Schweregrade unterschieden: I = Hauterscheinungen, leichte Fieberreaktion; II = meßbarer, nicht lebensbedrohlicher Blutdruckabfall und Tachykardie, Dyspnoe, Nausea; III = schwerer Blutdruckabfall, Schock oder massiver Bronchospasmus; IV = Herz-/oder Atemstillstand. Die Studie erstreckt sich auf alle derzeit verfügbaren kolloidalen Volumenersatzmittel: Plasmaproteinlösungen, Dextran, Gelatine und Hydroxyäthylstärke. Insgesamt wurden 200 906 Infusionen erfaßt.

Ergebnisse

Im Beobachtungszeitraum wurden insgesamt 69 anaphylaktoide Zwischenfälle registriert; dies ergab eine Häufigkeit von 0,033%. Die Daten für die einzelnen Kolloidgruppen sind in Tabelle 1 aufgeführt: Bei einer Gesamtzahl von 85 630 Infusionen und 12 anaphylaktoiden Reaktionen ergab sich für Plasmaproteinlösungen eine Häufigkeit von 0,014%.

Tabelle 1. Häufigkeit anaphylaktoider Reaktionen nach Infusion kolloidaler Volumenersatzmittel (31 Krankenhäuser, Südbayern, 200 906 Infusionen, 1975)

	Anaphyl. Reakt.	Infusionen	Häufigkeit
Plasmaprotein	12	85 630	0,014%
Dextran	28	85 882	0,032%
Dextran 60	24	34 621	0,069%
Dextran 40	4	51 261	0,007%
Gelatine	15	12 989	0,115%
Stärke	14	16 405	0,085%

Für Dextran errechnete sich mit 28 Komplikationen bei 85 882 Infusionen eine Häufigkeit von 0,032%. Niedermolekulares Dextran (Dextran 40) führte mit 0,007% signifikant seltener zu Unverträglichkeiten als Dextran 60/75 mit 0,069% ($p<0,01$).

Nach Infusion von insgesamt 12 989 Einheiten Gelatinelösung wurden 15 anaphylaktoide Reaktionen beobachtet; dies ergab eine Häufigkeit von 0,115%. Für Hydroxyäthylstärke fand sich mit 14 Unverträglichkeiten bei 16 405 Infusionen eine Frequenz von 0,085%.

Tabelle 2 gibt einen Überblick über die Schweregrade der beobachteten Reaktionen. Daraus geht hervor, daß lebensbedrohliche anaphylaktoide Reaktionen (III und IV) nach Infusion aller verwendeten Kolloide auftreten können. Abb. 1 zeigt das typische Beispiel einer schweren anaphylaktoiden Reaktion nach Infusion von 250 ml einer Gelatinelösung bei einem 42jährigen Patienten während einer Laminektomie. Der Patient reagierte im Intracutantest stark positiv auf Gelatine; in der indirekten Hämagglutination war ein Anti-Gelatine-Antikörpertiter von 1:300 nachweisbar (Dr. H. SONNEBORN, Biotest-Serum-Institut, Frankfurt).

Eine Übersicht über die Häufigkeit der lebensbedrohlichen anaphylaktoiden Reaktionen (III und IV) ist in Tabelle 3 gegeben: Gelatine-Präparate lösten mit 0,038% deutlich öfter schwere anaphylaktoide Reaktionen aus als Dextran (0,008%), Hydroxyäthylstärke (0,006%) oder Plasmaproteinlösungen (0,003%).

Diskussion

Wichtigstes Ergebnis der vorgelegten Studie ist die Feststellung, daß anaphylaktoide Reaktionen grundsätzlich nach Infusion aller derzeit erhältlichen kolloidalen Volumenersatzmittel auftreten

Tabelle 2. Intensität der klinischen Symptomatik von 69 anaphylaktoiden Reaktionen nach Infusion kolloidaler Volumenersatzmittel (Schweregrade entsprechend der in der Methodik angegebenen Skala. Siehe auch RING und MESSMER (3))

Kolloid	Schweregrade				
	I	II	III	IV	III + IV
Plasmaprotein					
Humanalbumin	2	3	1	1	2
Serumkonserven	1	3	1	1	1
Dextran					
Dextran 60/75	7	11	5	1	6
Dextran 40	2	1	-	1	1
Gelatine					
Harnstoff-Gelatine	4	2	3	-	3
Oxypoly-Gelatine	-	1	1	-	1
Modifizierte Gelatine	1	2	1	-	1
Stärke					
Hydroxyäthylstärke	5	8	1	-	1

Tabelle 3. Häufigkeit lebensbedrohlicher anaphylaktoider Reaktionen nach Infusion kolloidaler Volumenersatzmittel

Plasmaprotein	0,003 %
Dextran	0,008 %
Gelatine	0,038 %
Stärke	0,006 %

können, mit einer Häufigkeit zwischen 0,014 und 0,115% (insgesamt 0,03%). Das Ergebnis dieser prospektiven Studie widerspricht den Befunden einiger anderer Autoren, die wesentlich höhere Zahlen angeben (5,6). Die von SCHÖNING und Mitarb. (5) mitgeteilten hohen Inzidenzen finden ihre Erklärung möglicherweise darin, daß in der äußerst sorgfältigen Arbeit auch geringste Hauterscheinungen erfaßt wurden, die in der vorliegenden Multicenterstudie vielleicht verlorengingen. Darüberhinaus handelte es sich bei der Studie von Schöning und Mitarb. um das ausgewählte Krankengut einer Orthopädischen Klinik, wobei die Möglichkeit einer Kreuzreaktion zwischen Anti-Kollagen-Antikörpern und Anti-Gelatine-

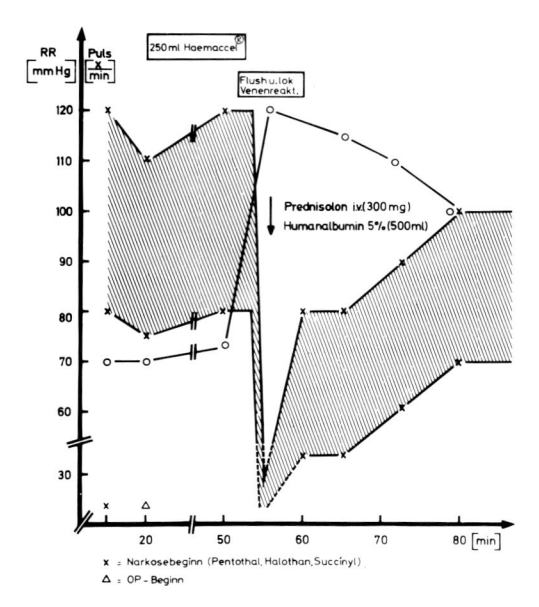

Abb. 1. Beispiel einer schweren (Schweregrad III) anaphylaktoiden Reaktion nach Infusion von Gelatine (Haemaccel®). Pat. F.L. ♂ 42 Jahre, Laminektomie

Antikörpern bei Patienten mit Erkrankungen des Bewegungsapparates zur Erklärung der auffallend großen Häufigkeit der Gelatine-Unverträglichkeit (20%) nicht ausgeschlossen werden kann.

Unsere Daten stehen im Gegensatz zu der von THOMPSON (6) angegebenen Häufigkeit der Dextran-Unverträglichkeit (5,3%), der jedoch keine eigenen Untersuchungen durchgeführt hat, sondern Literaturbefunde zitiert; deren Überprüfung ergibt allerdings völlig andere Ergebnisse.

Aus dieser Studie geht weiter hervor, daß die absolute Frequenz anaphylaktoider Reaktionen nach Dextraninfusion seit 1970 nicht nennenswert zugenommen hat, wenn man zum Vergleich die damals ermittelte Zahl von 0,07% (1) heranzieht. Diese Arbeit befaßte sich nur mit dem Problem der Häufigkeit, nicht mit dem des Pathomechanismus anaphylaktoider Reaktionen nach Kolloidinfusion; hier sei auf frühere Arbeiten verwiesen (3,4).

Zusammenfassung

Anaphylaktoide Reaktionen können nach Infusion aller derzeit im Gebrauch befindlichen kolloiden Volumenersatzmittel auftreten, das Risiko hält sich jedoch mit insgesamt 0,03% im Vergleich zu dem anderer Therapeutica (z.B. homologes Blut, Penicillin etc.) in vertretbaren Grenzen. Die Häufigkeit lebensbedrohlicher Reaktionen bewegt sich zwischen 0,003 und 0,038%.

Summary

All available colloid volume substitutes carry the risk of anaphylactoid reactions with a total incidence of 0,033%. The frequency of life threatening reactions was 0,003% for plasma protein solutions, 0,006% for hydroxyethyl starch, 0,008% for dextran and 0,038% for gelatin solutions.

Die Autoren danken den kooperierenden Kollegen, die aus Platzgründen leider nicht namentlich genannt werden konnten, für die hervorragende Zusammenarbeit . Detaillierte Angaben über die beteiligten Krankenhäuser sind bei RING und MESSMER (3) gegeben.

Literatur

1. BAUER, A., OESTLING, G.: Acta anaesth. scand. Suppl. 37, 182 (1970)
2. FREY, R., FISCHER, F., HUTSCHENREUTER, K.: Dtsch. Ärztebl. 72, 637 (1975)
3. RING, J., MESSMER, K.: Chir. Prax. 21, 1 (1976)
4. RING, J., SEIFERT, J., MESSMER, K., BRENDEL, W.: Europ. Surg. Res. 8, 389 (1976)
5. SCHÖNING, B., KOCH, H.: Anaesthesist 24, 507 (1975)
6. THOMPSON, W.L.: Transfusion 16, 90 (1976)

Dr. J. Ring, Institut für Chirurgische Forschung an der Chirurgischen Universitätsklinik, Nußbaumstraße 20, D-8000 München 2

8. Inhibition of Granulocyte Chemotaxis by Hemoglobin in Experimental Peritonitis

T. Hau and R. L. Simmons

Department of Surgery, University of Minnesota, Minneapolis, Minnesota 55455, USA

Viable bacteria injected intraperitoneally are not lethal to experimental animals unless hemoglobin (Hgb) or other adjuvant substances are simultaneously present (DAVIS, 1962), but Hgbs exact mechanism of action remains unclear. SIMMONS (1968) has shown that the adjuvant action of Hgb in experimental peritonitis is based on the ability of Hgb to delay the clearance of bacteria from the peritoneal cavity.

Methods

In vivo experiments. 312 female Sprague-Dawley rats weighing between 150 g and 200 g were used in these experiments. As inoculum a strain of E. coli isolated from a clinical human infection was used. Bacterial concentration was determined by measuring the light transmission in a Klett densitometer. The experimental animals were injected i.p. with the desired number of bacteria suspended in normal saline or in a solution of crystalized, lyophilized bovine Hgb in different concentrations. Serial bacterial colony counts, white blood cell (WBC) and differential counts from peritoneal irrigation fluid were obtained after inoculation.

In vitro experiments. Polymorphonuclear granulocytes (PMN) were purified from heparinized human blood by the method of BOYUM (1968). Chemotaxis under agarose was then determined according to the method of NELSON (1975). Zymosan activated serum (ZAS) and E. coli culture filtrate (BFE) were used as chemotactic factor. In order to determine the influence of Hgb on the chemotactic response of PMNs lyophilized, crystalized human Hgb was added in different concentrations either to the chemotactic factor or the PMNs themselves.

Results

The i.p. injection of 2×10^8 E. coli without Hgb resulted in a transient drop of the WBC in the peritoneal cavity but then in a steady rise in intraperitoneal WBC mainly due to the influx of

PMNs. This influx reached its peak after 3 hours. Parallel to the influx of PMNs the bacteria cleared from the peritoneal cavity (Fig. 1).

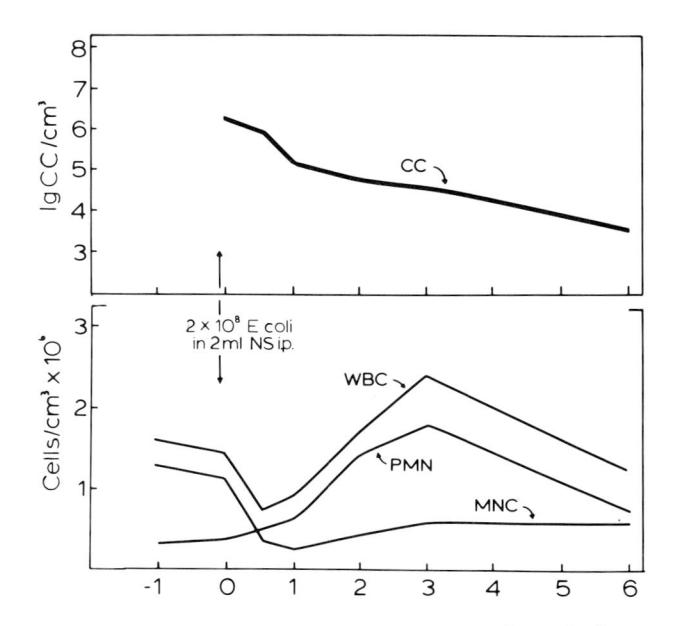

Fig. 1. Peritoneal white cell count and colony count (semi-logarithmic scale) after intraperitoneal injection of 2×10^8 E. coli in 2 ml of normal saline without hemoglobin

When Hgb was injected simultaneously with the bacterial inoculum the influx of PMNs into the peritoneal cavity was significantly suppressed ($p \leq 0,005$) and the WBC did not even achieve its original value. The depression of the influx of PMNs was paralleled by the proliferation of bacteria in the peritoneal cavity (Fig. 2). In additional experiments we showed that these findings were proportional to the i.p. concentration of Hgb and that delayed injection of Hgb, 180 minutes after inoculation with E. coli, reversed the influx of PMNs into the peritoneal cavity and the trend to bacterial clearance. The peritoneal leukocytosis was also depressed by Hgb when endotoxin was injected instead of viable organisms. The in vitro experiments showed that Hgb in a concentration of 4% added to ZAZ as chemotactic factor produced a significant ($p<0,005$) suppression of the chemotactic response of human PMNs (Table 1). When Hgb was added in increasing concentrations to the chemotactic factor the chemotactic response of PMNs was progressively depressed. A low was reached at 8% and beyond that concentration an additional effect could not be demonstrated. When Hgb was added instead to the cell suspension concentrations of only 0,001% suppressed the chemotactic response to ZAS. At a concentration of 0,01% the suppression was 46% and statistically significant ($p<0,05\%$). The ability of cells to migrate spontaneously was not impaired in either experiment.

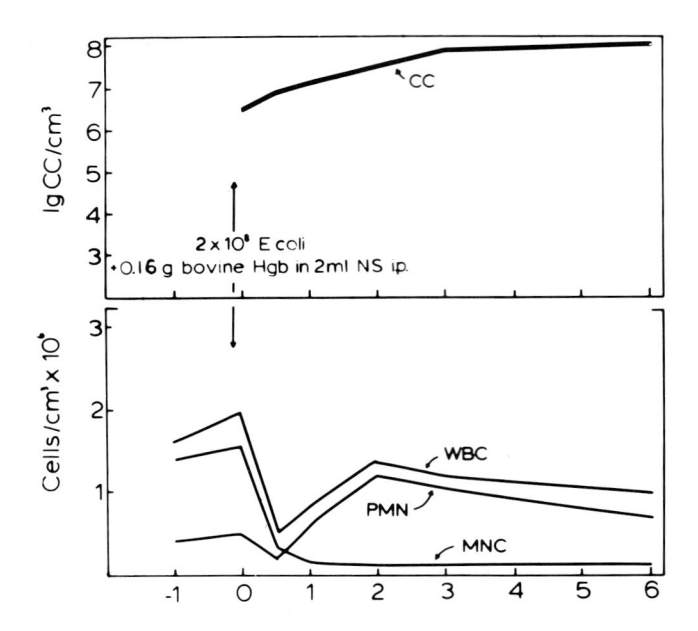

Fig. 2. Peritoneal white cell count and colony count (semi-logarithmic scale) after intraperitoneal injection of 2×10^8 E. coli and 0,16 g of bovine hemoglobin in 2 ml of normal saline

Table 1. Effect of 4% human lyophilized hemoglobin added to the chemotactic factor on the chemotaxis towards zymosan activated serum (ZAS) and spontaneous migration of normal human polymorphonuclear granulocytes (projected distance in cm of cellular migration ± SD)

Chemotactic factor	Chemotaxis (A)	Spontaneous migration (B)	Chemotactic index (A/B)	
ZAS without Hgb	4.91 ± 0.74	3.00 ± 0.82	1.64 ± 0.05	
				$p \leq 0.005$
ZAS with 4% Hgb	3.49 ± 0.88	2.85 ± 0.05	1.23 ± 0.03	

If, however, the concentration of Hgb was above 0,1% both the chemotactic response and spontaneous migration of PMNs were suppressed. The preincubation of PMNs for 30 min in MEM containing 0.1% Hgb resulted also in a decreased chemotactic response compared with cells which were incubated for the same time without Hgb (Table 2). Comparable results were obtained with BFE.

Table 2. Effect of 30 min preincubation of human polymorphonuclear granulocytes in MEM containing 0.1% human lyophilized hemoglobin on the chemotaxis towards zymosan activated serum (ZAS) compared to chemotaxis after 30 min preincubation in MEM without hemoglobin (projected distance in cm of cellular migration $\pm$ SD)

Medium of incubation	Chemotaxis (A)	Spontaneous migration (B)	Chemotaxis index (A/B)	
MEM	2.96 $\pm$ 0.21	1.58 $\pm$ 0.19	1.80 $\pm$ 0.19	$p \leq 0.05$
MEM with 0.1% Hgb	2.45 $\pm$ 0.19	1.50 $\pm$ 0.14	1.64 $\pm$ 0.20	

Summary

We have shown in in vivo experiments that hemoglobin interferes with the attraction of polymorphonuclear granulocytes into the peritoneal cavity of rats in response to a bacterial inoculum and thus permits bacterial growth. These findings are proportional to the intraperitoneal concentration of hemoglobin. In in vitro experiments the chemotactic response of human polymorphonuclear granulocytes to zymosan activated serum as well as E. coli bacterial factor is inhibited by hemoglobin. While hemoglobin added in a concentration of 4% to the chemotactic factor causes a significant depression of granulocyte chemotaxis concentrations of only 0.01% are sufficient to cause inhibition of chemotaxis when hemoglobin is added to the cell suspension. The spontaneous migration of the cells is not influenced in either experiment.

Zusammenfassung

Hämoglobin behindert den Einstrom segmentkerniger Granulocyten in die Bauchhöhle der Ratte nach intraperitonealer E. coli-Injektion und ermöglicht das Wachstum der Bakterien. Die beschriebenen Fakten zeigen eine positive Korrelation zur Hömoglobindosis. Hämoglobin vermindert die Chemotaxis menschlicher Granulocyten in vitro. Eine Konzentration von 4% zusammen mit einer chemotaktisch wirksamen Substanz (z.B. durch Zymosan aktiviertes Serum) reicht aus, die Chemotaxis statistisch signifikant herabzusetzen. Wird Hämoglobin dagegen den Granulocyten selbst zugesetzt, genügt eine Konzentration von 0,01%, um die gleiche Wirkung zu erzielen. Die Spontanmigration der Granulocyten bleibt in beiden Fällen unbeeinträchtigt.

References

1. DAVIS, J.H., YULL, A.G.: A possible toxic factor in abdominal injury. J. Trauma 2, 291 (1962)

2. SIMMONS, R.L., DIGGS, J.W., SLEEMAN, H.K.: Pathogenesis of peritonitis. III. Local adjuvant action of hemoglobin in experimental E. coli peritonitis. Surgery $\underline{63}$, 810 (1968)
3. BOYUM, A.: Isolation of moninuclear cells and granulocytes from human blood. Isolation of mononuclear cells by one centrifugation, and of granulocytes by combining centrifugation and sedimentation of 1 g. Scand. J. clin. Lab. Invest. (Suppl. 97) $\underline{21}$, 77 (1968)
4. NELSON, R.D., QUIE, P.G., SIMMONS, R.L.: Chemotaxis under agarose: A new and simple method for measuring chemotaxis and spontaneous migration of human polymorphonuclear leukocytes and monocytes. J. Immunol. $\underline{115}$, 1650 (1975)

Dr. Toni Hau, Department of Surgery, University of Minnesota, Box 259 - Mayo Memorial Building, Minneapolis, Minnesota 55455, USA.

9. Die Bedeutung der Natriumzufuhr für den postoperativen Aldosteronismus

F. W. Schildberg, J. Witte, F. Bachhuber und M. Schreiber

Chirurgische Klinik der Universität München (Direktor: Prof. Dr. G. Heberer)

Im Rahmen der postoperativen hormonellen Umstellung wurde u.a. eine Zunahme der Aldosteronsekretion beschrieben und diese als unerwünschte Operationsfolge mit Aldosteron-Antagonisten medikamentös behandelt. Unklar blieb, inwieweit diese Veränderungen als unspezifische und unbeeinflußbare Traumareaktionen zu betrachten sind, oder ob es sich um die hormonelle Antwort auf operationsbedingte Störungen des Wasser- und Elektrolythaushaltes handelt. Es sollte daher der Einfluß unterschiedlich hoher Na^+-Zufuhren in der p.op. Phase auf die Aldosteronsekretion geprüft werden.

Methodik

10 leber- und nierengesunde Patienten mit mittelgroßen abdominalchirurgischen Eingriffen wurden prospektiv in alternierender Reihe folgendermaßen intravenös substituiert:

Gruppe I   (n = 5): 1,5 mval Na^+/kg KG/die,
Gruppe II (n = 5): 5,0 mval Na^+/kg KG/die.

Alle anderen Qualitäten wurden beiden Gruppen gleichermaßen zugeführt (pro kg KG/die: 40 ml H_2O, K^+ 1,0 mval, Fructose bis 4 g), außerdem am Op-Tag zusätzlich pro Stunde eröffnetem Peritoneum 300 ml freies Wasser zum Ausgleich transpiratorischer H_2O-Verluste. Gemessen wurden im Serum die Reninaktivität[1], das Aldosteron[1], Cortisol[1], Na^+, K^+, Cl^-, Kreatinin, im Urin die Aldosteronausscheidung[1], Na^+, K^+, Kreatinin. Die Meßwerte wurden täglich um 6 Uhr morgens erhoben, nachdem die Patienten zuvor mindestens 6 Std geruht hatten.

Ergebnisse

Der postoperative Verlauf aller Patienten war bei normalem Kreislaufverhalten ohne chirurgische oder allgemeine Komplikationen. Die Ergebnisse der Hormonbestimmungen sind in Abb. 1 graphisch dargestellt.

---

[1] Dr.rer.nat. H. Schellberger, Wilab, 8523 Baiersdorf.

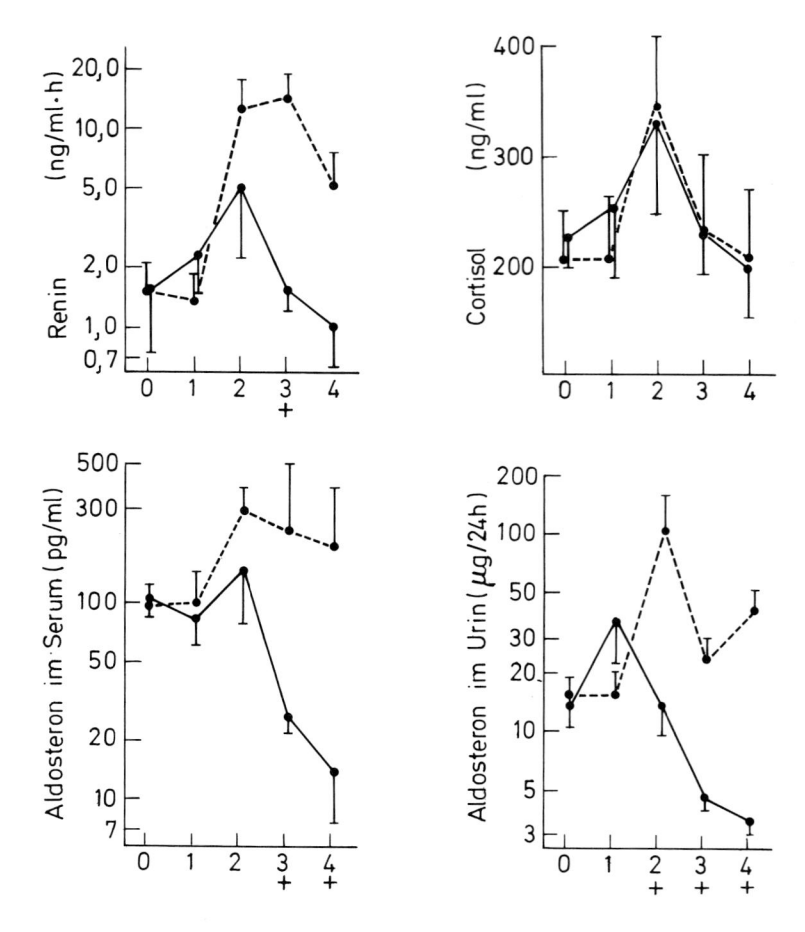

Abb. 1. *Reninaktivität im Serum, Cortisol- und Aldosteronkonzentration im Serum sowie Aldosteronausscheidung im Urin ($\bar{x}$ ± SEM)*
---------- *Gruppe I*
────────── *Gruppe II*
0 = Ausgangswert   2-4 = 1.-3. postop. Tag
1 = Op-Tag präop.   + = Signifikanzniveau (p≤0,05)

1. Die Aldosteronausscheidung im Urin (Normwert 5-20 µg/24 Std) blieb während der Zeit der Operationsvorbereitung konstant (15 ± 3,8 µg/24 Std), stieg jedoch am 1. p.op. Tag auf 107 ± 52 µg/24 Std an und blieb bis zum 3. p.op. Tag oberhalb der Norm. In der Gruppe II wurde in der p.op. Phase eine kontinuierliche Abnahme der täglichen Aldosteronausscheidung bis auf niedrige Werte von 3,6 ± 0,5 µg gemessen. Der Unterschied beider Gruppen ist postoperativ signifikant (p<0,05).

2. Die Aldosteronkonzentration im Serum (Normwert 35-115 pg/ml) zeigt bei der Gruppe I ein paralleles Verhalten mit präoperativer

Konstanz (101 ± 24 pg/ml) und p.op. Zunahme auf einen Höchstwert von 306 ± 87 pg/ml am 1. p.op. Tag. In Gruppe II findet sich eine zunehmende Verringerung der Aldosteronkonzentration bis auf einen Wert von 14 ± 6 pg/ml am 3. p.op. Tag. Die Gruppenunterschiede sind am 2. und 3. p.op. Tag signifikant ($p<0,005$).

3. Die Reninaktivität im Serum (Normwert 0,4-4,5 ng/ml·Std) steigt in Gruppe I von 1,5 ± 0,6 ng/ml·Std auf den Höchstwert 14,7 ± 8 ng/ml·Std am 2. p.op. Tag an. Ein gegenläufiges Verhalten zeigt die Gruppe II mit Abnahmen bis auf 1,0 ± 0,4 ng/ml·Std am 3. p.op. Tag. Die Gruppenunterschiede sind am 2. p.op. Tag signifikant ($p<0,05$), für den 3. Tag p.op. ist eine Signifikanz bei der kleinen Patientenzahl ($n_I = n_{II} = 5$) nicht gegeben.

4. Die Cortisolkonzentrationen im Serum liegen bei Normwerten von 50-200 ng/ml präoperativ an der oberen Grenze (208 ± 44 ng/ml in Gr. I bzw. 229 ± 30 ng/ml in Gr. II) und steigen auf Werte von 349 ± 58 ng/ml (Gr. I) bzw. 331 ± 84 ng/ml (Gr. II) am 2. p.op. Tag an. Ein Gruppenunterschied findet sich hier nicht.

5. Mit Hilfe des Subgruppen-Rang-Korrelationstestes wurde ein linearer Zusammenhang zwischen der Serum-Renin-Aktivität und der Serum-Aldosteronkonzentration durch eine positive Korrelation ($p<0,008$, $u = 2,386$) nachgewiesen.

Diskussion

Die Ergebnisse zeigen, daß die postoperative Steigerung der Aldosteronsekretion durch ausreichende Na^+-Zufuhr verhindert werden kann, so daß als Ursache des Aldosteronismus hauptsächlich Störungen des Extracellulärvolumens mit erhöhtem Na^+-Bedarf zu diskutieren sind. Die Stimulation der Aldosteronsekretion erfolgt dabei durch das Renin-Angiotensinsystem; andere Faktoren wie z.B. Steigerung der extracellulären K^+-Konzentration bzw. hypophysäre Reize (3,4), die als intraoperative Stimulatoren diskutiert werden (1,5), sind von untergeordneter Bedeutung. Die Versuche stützen das Konzept eines erhöhten p.op. Na^+-Bedarfs (2) und geben Hinweise für die Wasser- und Elektrolytsubstitution im Rahmen einer bedarfsadaptierten Infusionstherapie.

Zusammenfassung

Der postoperative Aldosteronismus einer Kontrollgruppe mit täglicher Na^+-Zufuhr von 1,5 mval/kg KG läßt sich durch Erhöhung der Na^+-Zufuhr auf 5 mval/kg KG/die unterdrücken. Als wahrscheinlichste Ursache für den Aldosteronismus wird daher eine postop. Steigerung des Na^+-Bedarfs angenommen.

Summary

The postop. aldosteronism of a control-group with a sodium intake of 1,5 mval/kg bw/d can be suppressed by increasing the sodium intake up to 5 mval/kg bw/d. A postop. increased need for sodium is supposed to be the most possible cause for this aldosteronism.

Literatur

1. HACKL, J.M., SKRABAL, F.: Anaesthesist 24, 477 (1975)
2. RANDALL, R.E., PAPPER, S.: J. clin. Invest. 37, 1628 (1958)
3. RECK, G., BECKERHOFF, R., VETTER, W., ARMBRUSTER, H., SIEGENTHALER, W.: Klin. Wschr. 53, 955 (1975)
4. ROSS, E.J.: Aldosterone and Aldosteronism. London: Lloyd-Luke 1975
5. WERNZE, H., HILFENHAUS, M., RIETBROCK, I., SCHÜTTKE, R., KÜHN, K.: Anaesthesist 24, 471 (1975)

Priv.-Doz. Dr. med. F.W. Schildberg, Chirurgische Klinik der Universität München, Nußbaumstraße 20, D-8000 München 2

10. Hormonelle und pharmakologische Beeinflussung des Ileocöcalsphincters (ICS)

W. Stremmel, K. Kurpreugsch und W. Langewitz

Chirurgische Universitätsklinik Freiburg i. Br.

Die Shincterzonen des Gastrointestinaltraktes haben in den letzten Jahren großes Interesse gefunden, u.a. im Bestreben einer funktionellen Chirurgie. Die zahlreichen Studien am unteren Oesophagusshincter zeigen den differenzierten Funktionsmechanismus solcher Verbindungszonen auf. Die Ileocöcalregion ist wegen ihrer versteckten Lage bisher nur wenig erforscht. BAUHIN hat bereits 1597 die Ileocöcalklappe beschrieben, WAKEFIELD und FRIEDELL (5) haben 1941 die anatomische Struktur dieser Verbindungszone eingehend untersucht und dabei festgestellt, daß eine gewisse Invagination eine wesentliche anatomische Voraussetzung für die Verhütung des Refluxes von Cöcum in das terminale Ileum ist.

Es war das Ziel der vorliegenden Untersuchungen, zunächst den Refluxdruck in der Ileocöcalzone zu bestimmen und dann seine Beeinflussung durch gastrointestinale Hormone und pharmakologische Substanzen zu prüfen. Diese Zielsetzung erfolgte in Analogie zu Refluxuntersuchungen am unteren Oesophagusshincter (2) und dessen Beeinflussung durch gastrointestinale Hormone (4) und pharmakologische Substanzen (3).

Material und Methode

Die Untersuchungen wurden an Kaninchen in Nembutalnarkose durchgeführt. Nach Freilegung der Ileocöcalregion wurde der Refluxdruck vor und hinter der Klappe gemessen. Als Refluxdruck bezeichnen wir den Druck, der aufzubringen ist, bis Flüssigkeit die Shincterregion passiert. Die Druckmessung erfolgte in einem genormten Steigrohr bei vorgegebenem Nullpunkt über einen mit Wasser gefüllten, an der Seite offenen Polyäthylenschlauch, der im das terminale Ileum bzw. das Cöcum über eine kleine Incision eingeführt worden war. Durch eine weiche Darmklemme wurde während der Druckmessung ein 5 cm langes Darmsegment abgegrenzt. Der vom Ileum aus gemessene Druck wurde als isoperistaltischer Druck (IPP) mit P_1 bezeichnet, der vom Cöcum aus gemessene Druck als anisoperistaltischer Druck (APP) mit P_2. Es wurde der Effekt von exogenem Gastrin (Pentagastrin), Glucagon, Metoclopramid (Paspertin) und Neostigmin (Prostigmin) geprüft. Über einen Zeitraum von 65 min erfolgten 5 Messungen und zwar zu den Zeitpunkten 1 = 0 min, 2 = 15 min, 3 = 30 min, 4 = 50 min und 5 = 65 min.

Ergebnisse

In einer ersten Studie zeigt sich, daß bei den Kontrolltieren (KG I und KG II) der IPP (P_1) um 5 cm H_2O und der APP (P_2) um 6,3 cm H_2O liegen. Wird während der Druckmessung das jenseits der Klappe liegende Darmsegment eröffnet (KG II), so zeigt sich wiederum, daß der IPP niedriger liegt als der APP. Unter diesen veränderten Versuchsbedingungen liegen jedoch beide Drucke niedriger als bei intakten anatomischen Verhältnissen. Aus der Abbildung wird ersichtlich, daß sich der Refluxdruck über den gesamten Beobachtungszeitraum annähernd konstant verhält. In einer ergänzenden Untersuchung konnten die Druckwerte über einen Zeitraum von 120 Minuten in gleicher Höhe registriert werden. Exogenes Gastrin hat in einer Dosierung von 10 µg/kg KG einen drucksenkenden Effekt sowohl iso- als auch anisoperistaltisch. Auch Glucagon in einer Dosierung von 15 µg/kg KG und Metoclopramid in einer Dosierung von 2 mg/kg KG senken den Refluxdruck des Ileocöcalshincters (Tabelle 1). Unter den getesteten Substanzen erhöht lediglich Neostigmin den ICS-Druck (Abb. 1, Tabelle 1).

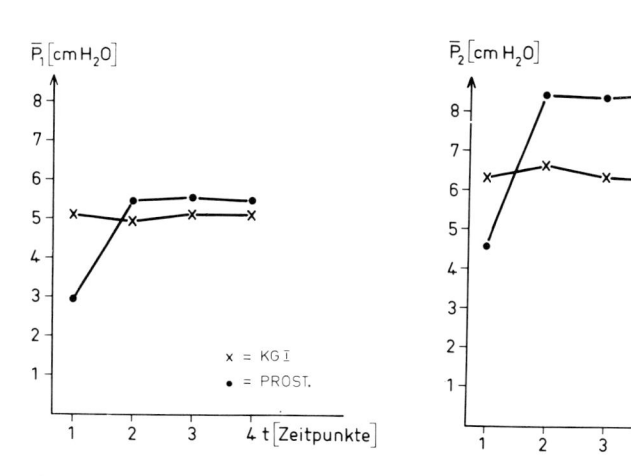

Abb. 1. *Der Einfluß von Neostigmin (Prostigmin) auf den ICS-Druck (vgl. Tabelle 1)*

Diskussion

Es handelt sich in der vorliegenden Studie um erste Ergebnisse über den sog. Refluxdruck an der ileocöcalen Übergangszone am Kaninchen. Sicherlich sind Untersuchungen an anderen Tierspecies notwendig und in geeigneten Fällen am Menschen wünschenswert. Unter anatomischen Gesichtspunkten wäre sicherlich der Hund das geeignetere Versuchstier, im Hinblick auf die gastrointestinalen Hormone haben wir jedoch das Kaninchen gewählt. Trotz dieser Vorbehalte zeigen die Ergebnisse, daß sich an der Ileocöcalklappe ein meßbarer Druck aufbauen läßt, der erwartungsgemäß der physiologischen Funktion anisoperistaltisch höher liegt als isoperistal-

Tabelle I. Der Einfluß von Pentagastrin, Glucagon, Metoclopramid und Neostigmin auf den Refluxdruck des Ileocöcalsphincters

t (min)	P_1/P_2 (cm H_2O)			
0	7,17/11,12	5,73/8,25	3,92/5,92	2,97/4,53
15	Gastrin	Glucagon	Metoclopramid	Neostigmin
30	3,81/6,05	3,57/4,45	2,08/2,67	5,43/8,43
50	3,42/5,72	3,42/4,00	1,78/2,25	5,50/8,36
65	3,67/5,42	3,50/4,08	1,50/2,08	5,43/8,43
Dosierung	10 µg/kg KG	2 mg/kg KG	15 µg/kg KG	0,1 mg/kg KG

tisch. Der Effekt der getesteten exogen zugeführten Substanzen mag zwar ein pharmakologischer sein, dennoch berechtigt er zu der Annahme, daß es sich bei der ileocöcalen Übergangszone nicht nur um eine Klappe, sondern um einen Shincter handelt, wie er u.a. am gastrooesophagealen Übergang nachgewiesen werden konnte. Wir haben bisher auf den Nachweis einer Shincterzone mit erhöhtem Druck mit der Durchzugsmanometrie verzichtet. Die Untersuchungsergebnisse der 2. Kontrollgruppe zeigen, wie bereits notwendige Manipulationen an diesem Darmabschnitt zu Druckveränderungen führen. Spekulationen über das Vorhandensein des sog. gastrocolischen Reflexes sind nicht angebracht. Es sei jedoch darauf hingewiesen, daß im Gegensatz zum unteren Oesophagusshincter exogenes Gastrin am ICS einen relaxierenden Effekt hat. Dieser gegensinnige Effekt besteht nach den vorliegenden Untersuchungsergebnissen auch für Metoclopramid, welches am UOS einen drucksteigernden Effekt hat (3).

Due Untersuchungen tragen möglicherweise zum Verständnis mancher klinischer Erfahrungen bei. So ist z.B. die Erhaltung der Ileocöcalklappe bei ausgiebiger Dünndarmresektion für einen günstigen postoperativen Verlauf von Bedeutung (1).

Zusammenfassung

An Kaninchen wurde der Refluxdruck an der Ileocöcalklappe gemessen. Der anisoperistaltische Druck, der notwendig ist, um die Verbindungszone vom Cöcum zum Ileum zu überwinden, liegt bei den Tieren mit 6,3 cm H_2O über einen Beobachtungszeitraum von 65 Minuten signifikant höher als der isoperistaltische Druck, gemessen vom Ileum aus mit 5 cm H_2O. Exogenes Gastrin (Pentagastrin), Glucagon und Metoclopramid senken sowohl den iso- als auch den anisoperistaltischen Refluxdruck. Unter den getesteten Substanzen erhöht lediglich Neostigmin den Ileocöcalshincterdruck. Die Ergebnisse berechtigen zu der Annahme, daß es sich bei der ileocöcalen

Übergangszone nicht nur um eine anatomische Klappe handelt, sondern um einen Shincter, der in seiner Funktion dem unteren Oesophagusshincter vergleichbar ist, wobei Gastrin und Metoclopramid einen gegenteiligen, d.h. relaxierenden Effekt haben.

Summary

Ileocecal shincter (ICS) pressure was evaluated in response to hormonal and pharmacological stimuli in rabbits. The effect of exogeneous gastrin (pentagastrin) and glucagon, metoclopramide and neostigmin on the ICS pressure was studied. Gastrin, glucagon and metoclopramide increased the pressure whereas neostigmin lowered it. These results suggest that this junctional zone is not only a valve but a real shincter, which is affected by gastrointestinal hormones and pharmacological substances. Further examinations are necessary to study the role of the ICS after gastrointestinal surgery.

Literatur

1. CHEN, K.-M.: Massive resection of the small intestine. Surgery 65, 931 (1969)
2. DONAHUE, P.E., NYHUS, L.M., BOMBECK, C.Th: The technique of fundoplication valvuloplasty - further refinements. 4 th World Congr. Colleg. Intren. Chir. Digest., Davos 1976
3. McCALLUM, R.W., KLINE, M.M., CURRY, N., STURDEVANT, R.A.L.: Comparative effects of metoclopramide and bethanechol on lower esophageal shincter pressure in reflux patients. Gastroenterology 68, 1114 (1975)
4. SANDERS, M.G., SCHIMMEL, E.M.: Amer. J. Med. 49, 380 (1970)
5. WAKEFIELD, E.G., FRIEDELL, M.T.: The structural significance of the ileocecal valve. J. Amer. med. Ass. 116, 1889 (1941)

Dr. W. Stremmel, Chirurgische Universitätsklinik, D-7800 Freiburg i.Br.

11. Hormonkonzentrationen im Schilddrüsengewebe und im Plasma bei autonomen Schilddrüsenadenomen mit und ohne thyreostatische Vorbehandlung

R. Wahl, M. Grussendorf, M. Hüfner, M. Ntokalou, J. R. Allenberg und H. D. Röher

Chirurg. Univ.-Klinik Heidelberg (Direktor: Prof. Dr. F. Linder,.
Med. Poliklinik der Universität Heidelberg (Direktor: Prof. Dr. W. Hunstein)

Ziel unserer Untersuchung war es, bei verschiedenen Funktionszuständen, insbesondere beim autonomen Schilddrüsenadenom mit seinen Entwicklungsstufen der Kompensation und Dekompensation, durch Bestimmung der Hormonkonzentrationen im Schilddrüsengewebe und im Plasma die Wirkung einer umstrittenen thyreostatischen Vorbehandlung auf das dekompensierte autonome Schilddrüsenadenom festzustellen.

Material und Methode

Schilddrüsengewebe von 4 Patienten mit Basedow-Strumen, 9 mit blander Struma und 20 mit autonomen Adenomen - 5 kompensiert, 15 dekompensiert (szintigraphische Definition) - wurde untersucht. 7 der Patienten mit dekompensiertem Adenom standen unter Vorbehandlung mit Thyreostatica und Schilddrüsenhormon, ebenso die Patienten mit Basedow-Strumen. 8 Patienten mit dekompensiertem Adenom und die mit kompensiertem Adenom waren nicht vorbehandelt. Folgende Bestimmungen wurden durchgeführt: Messung der Konzentrationen von Thyroxin (T_4), Trijodthyronin (T_3) und hormonell inaktivem 3,3,5'-Trijodthyronin (R-T_3) im operativ entnommenen Schilddrüsengewebe. Bei 6 nicht vorbehandelten Patienten mit dekompensiertem Adenom konnte neben dem Adenom zusätzlich supprimiertes Nachbargewebe untersucht werden. Gewebsproben von 3-6 g Gewicht wurden homogenisiert und einem Digestionsprozess mit Pronase und Leucinaminopeptidase unterworfen. Nach Äthanolextraktion wurden (T_4), (T_3) und (R-T_3) radioimmunologisch bestimmt. Die (R-T_3)-Bestimmung konnte nur bei einem Teil der Gewebsproben durchgeführt werden. Im Plasma von 17 Patienten mit autonomem Adenom erfolgte ebenfalls radioimmunologische Bestimmung von (T_4) und (T_3) 1. aus einer das Adenom drainierenden Vene bzw. aus der gleichseitigen Vena jugularis interna vor und innerhalb 30 min nach Entfernung des Adenomes, 2. aus der gegenseitigen Vena jugularis interna vor Entfernung des Adenoms und 3. aus der Vena cubitalis unmittelbar vor Entfernung des Adenoms.

Tabelle 1. Gewebskonzentrationen in µg/g Gewebe, Mittelwert und Standardabweichung
T_4 = Thyroxin, T_3 = Trijodthyronin, $R-T_3$ = Reverse T_3

	n	T_4	T_3	$R-T_3$	T_4/T_3	$T_3/R-T_3$
Autonome Adenome kompensiert	5	41,1 ± 45,3	3,52 ± 2,76	0,47 ± 0,33 (n = 4)	11,4 ± 5,2	5,78 ± 1,04 (n = 4)
dekompensiert mit Vorbehandlung	7	43,6 ± 7,2	3,04 ± 3,09	0,53 ± 0,21 (n = 3)	5,81 ± 2,6	2,56 ± 1,02 (n = 3)
dekompensiert ohne Vorbehandlung a) Adenomgewebe	8	190,5 ± 149,7	16,7 ± 17,7	1,11 ± 0,88 (n = 5)	36,7 ± 12,7	5,1 ± 1,4 (n = 5)
b) Supprimiertes Nachbargewebe	6	26,2 ± 25,1	3,14 ± 3,13	0,13 ± 0,02 (n = 3)	15,1 ± 6,3	3,9 ± 1,2 (n = 3)
Basedow-Strumen (alle vorbehandelt)	4	7,5 ± 10,3	0,57 ± 0,7	0,31 ± 0,29 (n = 3)	20,0 ± 21,0	2,3 ± 0,15 (n = 3)
Euthyreote Strumen	9	48,1 ± 48,0	2,8 ± 1,9	2,23 ± 2,0 (n = 7)	14,7 ± 8,1	1,8 ± 1,0 (n = 7)

p<0,05 (zwischen Autonome Adenome kompensiert und dekompensiert mit Vorbehandlung, T_4)

p<0,05 (zwischen dekompensiert mit Vorbehandlung und dekompensiert ohne Vorbehandlung a) Adenomgewebe, T_4)

p<0,005 (T_4/T_3)

p<0,001 (T_4/T_3)

Tabelle 2. Plasmakonzentrationen bei 17 Patienten mit autonomem Adenom (Mittelwert und Standardabweichung)

	Adenomvene bzw. V. jug. int. gleichseitig vor Adenomentfernung	V. jug. int. gleichseitig nach Adenomentfernung	V. jug. int. gegenseitig vor Adenomentfernung	V. cubit. vor Adenomentfernung
T_4 (µg/100 ml)				
kompensiert n = 5	7,6 ± 1,7	6,8 ± 0,4	7,6 ± 1,5	7,0 ± 1,7 ←→ p<0,01
dekompensiert mit Vorbehandlung n = 6	10,9 ± 0,9 ←p<0,005→ p<0,005	9,8 ± 2,7	11,1 ± 1,7	10,0 ± 1,3
dekompensiert ohne Vorbehandlung n = 6	13,5 ± 4,0	11,7 ± 5,2	10,1 ± 2,8	12,2 ± 3,4
T_3 (ng/ml)				
kompensiert n = 5	2,0 ± 0,4 ←p<0,05→	1,42 ± 0,38	1,33 ± 0,10	1,25 ± 0,34 ←→ p<0,05
dekompensiert mit Vorbehandlung n = 6	1,99 ± 0,5 p<0,05	1,76 ± 0,31	1,62 ± 0,1 ←→ p<0,01	
dekompensiert ohne Vorbehandlung n = 6	2,53 ± 0,38	1,78 ± 0,38	1,88 ± 0,50	1,94 ± 0,21

p<0,01 — p<0,05 — p<0,005 — p<0,01

Die Ergebnisse sind in Tabelle 1 und 2 zusammengefaßt: Die Gewebskonzentrationen von T_4 und T_3 bei blanden Strumen, kompensierten Adenomen und thyreostatisch vorbehandelten dekompensierten Adenomen zeigten keine wesentlichen Unterschiede. Die Streuung ist - wie bei der klinischen Variationsbreite zu erwarten - groß, die statistische Signifikanz entsprechend eingeschränkt. Bei den sämtlich thyreostatisch vorbehandelten Basedow-Strumen waren T_4 und T_3 niedrig. Bei den nicht thyreostatisch vorbehandelten dekompensierten Adenomen waren die Gewebskonzentrationen gegenüber allen anderen Gruppen erhöht, im Mittel 4-5mal so hoch wie bei den kompensierten und den thyreostatisch vorbehandelten dekompensierten. T_4 und T_3-Konzentrationen im supprimierten Gewebe waren gegenüber den Adenom-Konzentrationen erniedrigt. Der T_4/T_3-Quotient war nicht konstant: Dekompensation war mit einer Erhöhung verbunden; thyreostatische Behandlung reduzierte das T_4/T_3-Verhältnis unter die beim kompensierten Adenom gemessenen Werte. Die geringere Zahl der Bestimmungen von $R-T_3$ läßt keine entsprechenden Rückschlüsse zu. Es konnte gezeigt werden, daß sich nennenswerte Konzentrationen von $R-T_3$ im Schilddrüsengewebe befinden. Das Verhältnis $T_3/R-T_3$ ist relativ konstant, scheint sich jedoch im autonomen Prozeß zu steigern. Die Plasmakonzentration von T_3 im Bereich der venösen Drainage des Adenoms war bei den nicht thyreostatisch vorbehandelten dekompensierten Adenomen gegenüber den vorbehandelten dekompensierten, den kompensierten, ebenso gegenüber den in der gegenseitigen Vena jugularis interna, in der gleichseitigen Vena jugularis nach Adenomentfernung und den im peripheren Blut gemessenen Werten erhöht und lag im Mittel eindeutig im hyperthyreoten Bereich. Das Plasma-T_4 zeigte ein dem T_3 gleichsinniges Verhalten weniger deutlich.

Wir folgern aus den Ergebnissen, daß die thyreostatische Vorbehandlung des dekompensierten autonomen Adenoms in der Lage ist, die Hormonkonzentrationen im toxischen Gewebe zu reduzieren und die Hormonausschüttung während der Operation zu vermindern.

Zusammenfassung

Gewebsmessungen von T_4, T_3 (und $R-T_3$) im Adenomgewebe und teilweise im supprimierten Nachbargewebe bei 20 Patienten mit autonomen Schilddrüsenadenomen zeigten hohe Konzentrationen im Gewebe dekompensierter, nicht thyreostatisch vorbehandelter Adenome, während die kompensierten und die thyreostatisch vorbehandelten dekompensierten im Vergleich zu einer Gruppe von 9 euthyreoten Strumen keinen Unterschied zeigten. Der Anteil des inaktiven $R-T_3$ scheint sich im autonomen Gewebe zu veringern. Intraoperativ vorgefundene erhöhte Plasmakonzentrationen von T_3 im Bereich der venösen Drainage dekompensierter Adenome werden durch thyreostatische Vorbehandlung auf die bei kompensierten Adenomen vorgefundenen Konzentrationen reduziert.

Summary

The thyroid hormone concentrations of T_2, T_3 (and the inactive $R-T_3$) were determined in thyroid tissue of 20 patients with autonomous adenomas. High concentrations were found in scintigrafically decompensated adenomas without preoperative thyrostatic treatment. Decompensated adenomas after thyrostatic treatment, compensated adenomas and a group of 9 euthyroid goiters showed no difference in tissue-concentrations of T_4 and T_3. The amount of tissue-R-T_3 seems to be lowered in autonomy. The plasma-concentration of T_3, which was intraoperatively elevated in the venous effluent from decompensated adenomas without thyrostatic treatment, was significantly lower in the blood draining decompensated adenomas after thyrostatic treatment as well as compensated adenomas.

Literatur

1. CHOPRA, I.J., FISCHER, D.A., SOLOMON, D.H., BEALL, G.N.: Thyroxine and Trijodothyronine in the Human Thyroid. J. clin. Endocr. 36, 311 (1973)
2. HÜFNER, M., GRUSSENDORF, M.: Radioimmunoassay for 3,3'5'-Trijojothyronine (R-T_3) in unextracted human serum. Clin. chim. Acta 69, 497 (1976)
3. ROLLAND, M., AQUARON, R., LISSITZKY, S.: Thyroglobulin jodo-aminoacids estimation after digestion with pronase and leucylaminopeptidase. Anal. Biochem. 33, 307 (1970)

Dr. R. Wahl, Chirurg. Universitätsklinik, Im Neuenheimer Feld 110, D-6900 Heidelberg

C. Onkologie

12. Über die Histotopographie von Magenschleimhautveränderungen bei benignen und malignen Erkrankungen des Magens

H. Meister, Ch. Holubarsch, P. Schlag, O. Haferkamp und Ch. Herfarth

Aus der Abteilung Pathologie (Leiter: Prof. Dr. O. Haferkamp) und der Abteilung für allgemeine Chirurgie (Leiter: Prof. Dr. Ch. Herfarth) des Departments für Chirurgie der Universität Ulm

Die chronisch-atrophische Gastritis mit oder ohne intestinale Metaplasie und Epitheldysplasien der Magenschleimhaut wird gerne als Präcancerose angesprochen (1-5), ohne daß bisher für den Einzelfall beim Menschen hierfür ein Beweis vorliegt. Das Ausmaß der proliferativen Aktivität mit Auftreten von Zell- und Kernatypien und der Umstrukturierung und Entdifferenzierung des Magenepithels bestimmt dabei den Schweregrad dieser Veränderungen. Demnach werden Dysplasien des Oberflächenepithels der Magenschleimhaut in drei Schweregrade eingeteilt. Als Dysplasie I wird eine gesteigerte Epithelproliferation mit Verschiebung der Kern-Plasmarelation zugunsten der Kerne, mit erhöhter Mitoseaktivität und Verlust der Schleimproduktion bezeichnet. Bei der Dysplasie II sind diese Veränderungen noch weiter verstärkt, zusätzlich findet sich eine Umwandlung von Magengrübchen in drüsige oder kryptenartige Strukturen. Die Dysplasie III zeigt dies in noch wesentlich stärkerem Maße. Als Folge der gesteigerten Epithelproliferation finden sich nicht selten solide, mitosereiche Epithelknospen in Drüsenlumina oder im Schleimhautstroma, die die Basalmembran jedoch nicht durchbrechen.

Um einen Überblick über die Häufigkeit, die Verteilung und die örtliche Beziehung der chronisch-atrophischen Gastritis mit oder ohne intestinale Metaplasie und der Epitheldysplasien unterschiedlichen Schweregrades zu benignen und malignen Magenerkrankungen zu gewinnen, wurden 50 Mägen untersucht, die wegen Ulcus duodeni, Ulcus ventriculi und Carcinomen reseziert worden waren.

Methodik

50 Magenresektionspräparate von Patienten mit Ulcus duodeni (n = 11), Ulcus ventriculi (n = 8), Magenfrühcarcinom (n = 10) und fortgeschrittenem Magencarcinom (n = 21) wurden nach einem modifizierten Schema von MOCHIZUKI (2) aufgearbeitet. Für die histologischen Untersuchungen wurden jeweils aus der Vorderwand, der kleinen Curvatur und der Hinterwand in gleichen Abständen

von proximal nach distal 9 etwa 2 x 0,5 cm breite Gewebsstreifen entnommen. Zusätzliche Gewebsproben wurden bei einem aus gedehnten Magencarcinom aus der unmittelbaren Umgebung des Tumors und aus den Absetzungsrändern der Magenmanschette entnommen, kleinere Magencarcinome, Magenulcera und Frühcarcinome wurden neben den üblicherweise entnommenen Gewebsproben vollständig histologisch aufgearbeitet. Bei der histologischen Auswertung wurde die Häufigkeit und Lokalisation von chronischer Gastritis, von chronisch-atrophischer Gastritis mit oder ohne intestinale Metaplasie und von Epitheldysplasie I bis III (4) in den untersuchten Mägen bestimmt.

Ergebnisse

Bei benignen und malignen Erkrankungen des Magens konnten chronisch entzündliche Schleimhautveränderungen ohne Atrophie in unterschiedlicher Intensität in allen Magenregionen angetroffen werden. Eine chronisch-atrophische Gastritis mit oder ohne intestinale Metaplasie fand sich in etwa 50% der wegen Ulcus duodeni resezierten Mägen, in etwa 90 bis 100% beim Ulcus ventriculi und bei carcinomatösen Magenerkrankungen. Etwa gleich häufig wie die chronisch-atrophische Gastritis konnten Epitheldysplasien I bei Duodenal- bzw. Magenulcera und bei Magencarcinomen nachgewiesen werden. Während bei 27% der Ulcera duodeni, ca. 60% der Ulcera ventriculi und 90-95% der Magencarcinome Epitheldysplasien II vorlagen, waren Dysplasien III bei benignen Magenerkrankungen nur in Einzelfällen anzutreffen. Beim Magenfrühcarcinom fanden sie sich dagegen in 40%, beim fortgeschrittenen Magencarcinom in ca. 80% der untersuchten Fälle (Tabelle 1).

Tabelle 1. Häufigkeit von chronisch-atrophischer Gastritis und von Epitheldysplasien im resezierten Magen bei Patienten mit benignen und malignen Erkrankungen des Magens

Resektion wegen (path.-anat. Diagnose):	n	Gastritis %	Dys- plasie I %	Dys- plasie II %	Dys- plasie III %
Ulcus duodeni	11	54	54	27	9
Ulcus ventriculi	8	100	75	62	12
Frühcarcinom	10	90	90	90	40
fortgeschr. Carcinom	21	100	100	95	81

Beim Ulcus duodeni war die chronisch-atrophische Gastritis überwiegend auf das Magenantrum beschränkt, beim Ulcus ventriculi und den carcinomatösen Magenerkrankungen kam sie auch in den übrigen Magenabschnitten vor. Dysplasien I und II entsprachen in

ihrer Verteilung im Magen in etwa der chronisch-atrophischen
Gastritis. Dysplasien III, die bei den Ulcuserkrankungen nur in
zwei Fällen nachgewiesen wurden, waren beim Früh- und fortgeschrittenen Magencarcinom nicht nur wesentlich häufiger vorhanden,
sondern zeigten zusätzlich eine deutliche topographische Beziehung
zur zur Lokalisation der Carcinome im Magen.

Folgerung und Zusammenfassung

Bekanntlich können Epitheldysplasien III über längere Zeit unverändert persistieren oder sogar abheilen (4), ihr zwangsläufiger
Übergang in infiltrierende Carcinome ist bislang nicht bewiesen.
Da jedoch aufgrund der vorliegenden Ergebnisse Dysplasien III
signifikant häufiger bei Früh- und fortgeschrittenen Magencarcinomen anzutreffen sind als bei ulcerativen Magenerkrankungen,
birgt der einmalige endoskopisch-bioptische Nachweis derartiger
schwerer Epithelveränderungen das Risiko, daß trotz negativem
endoskopischem und röntgenologischem Befund ein Früh- oder fort-
geschrittenes Magencarcinom in der Nachbarschaft der Entnahme-
stelle vorliegt. Daher sollte der Nachweis von Dysplasien III der
Magenschleimhaut stets eine Indikation zur detaillierten Magen-
carcinomdiagnostik darstellen und Anlaß zu kurzfristigen endos-
kopischen Kontrollen des Patienten geben. Ob, ähnlich wie beim
nicht heilenden Ulcus ventriculi, auch bei der Dysplasie III
die Persistenz dieser Schleimhautveränderung bereits eine Indikation zur Magenresektion darstellt, muß für den jeweiligen Fall
entschieden werden,

Summary

The incidence and distribution of chronic gastritis, chronic-
atrophic gastritis and epithelial dysplasia I-III have been investigated in 50 resected stomachs of patients suffering from
duodenal ulcer, gastric ulcer, early or advanced gastric cancer.
Only in gastric cancer epithelial dysplasia III has been frequent-
ly observed, particularly in the neighbourhood of gastric cancer.
Distribution of chronic-atrophic gastritis was similar to the
distribution of dysplasia I and II. These mucosal lesions were
detectable with the same frequency in patients with or without
gastric cancer.

Literatur

1. GRUNDMANN, E.: Beitr. Path. 154, 256 (1975)
2. MOCHIZUKI, T.: GANN Monograph on cancer research 11, 57 (1971).
3. NAGAYO, T.: Int. J. Cancer 16, 52 (1975)
4. OEHLERT, W., KELLER, P., HENKE, M., STRAUCH, M.: Dtsch. med.
   Wschr. 100, 1950 (1975)
5. SKINNER, J., HEENAN, J., WHITEHEAD, R.: Brit. J. Surg. 62,
   23 (1975)

Dr. H. Meister, Abteilung Pathologie der Universität, Steinhövelstraße, D-7900 Ulm/Donau

13. Die chemische Erzeugung von Magencarcinomen bei der Ratte nach Vagotomie und Magensektion nach Billroth II

P. Rumpf[1], U. Schacht[1], P. Palomba[1], K. Kremer[1] und E. Borchard[2]

[1] Chirurgische Klinik A (Direktor: Prof. Dr. K. Kremer)
[2] Pathologisches Institut (Direktor: Prof. Dr. H. Meessen) der Universität Düsseldorf

Einleitung und Zielsetzung

Die klinische Erfahrung hat gezeigt, daß nach vorausgegangenen Magenresektionen in einem Teil der Fälle vermehrt Carcinome im Magenstumpf entstehen. Ob auch das nicht resezierende Operationsverfahren, die Vagotomie, ein erhöhtes Carcinomrisiko darstellt, kann bisher noch nicht entschieden werden, weil langfristige Spätergebnisse fehlen. Da diese Frage durch die klinische Forschung allein nicht beantwortet werden kann, müssen ergänzende experimentelle Untersuchungen zur Klärung der kausal-genetischen Zusammenhänge zwischen vorausgegangener Magenoperation und Entstehung eines Carcinoms im operierten Magen durchgeführt werden.

Methodik

180 männliche Wistarratten wurden bis zum Versuchsende kontinuierlich einer unterschiedlichen carcinogenen Belastung mit N-Methyl-N'-nitro-N-nitrosoguanidin ausgesetzt. Aus einer täglich frisch zubereiteten Lösung von je 100 und 30 mg MNNG pro Liter Leitungswasser tranken die Tiere ad libitum. Nach einer 7wöchigen MNNG-Exposition wurden bei je 25 Tieren der beiden Dosierungsgruppen eine trunculäre Vagotomie mit Pyloroplastik oder eine Magenresektion nach Billroth II ohne Braunsche Anastomose durchgeführt. Die Vollständigkeit der Vagotomie wurde manometrisch geprüft. Die Operationsmortalität betrug bei den vagotomierten Ratten 14%, bei den magenteilresezierten Tieren 32%. 80 mit MNNG exponierte Ratten wurden nicht operiert. Das Gewicht der Tiere wurde in regelmäßigen Abständen kontrolliert. Bei einigen tumorverdächtigen Ratten wurde eine Röntgenkontrastmitteluntersuchung durchgeführt. 480 Tage nach Expositionsbeginn und 430 Tage nach dem Operationstermin wurden die überlebenden Ratten beider Dosierungsgruppen getötet. Die Mägen wurden in durchschnittlich 1000 Serienschnitten von 2 bis 3 µm Dicke aufgearbeitet. Für die Klassifizierung der mikroskopischen Befunde modifizierten wir das Einteilungsschema von SAITO und Mitarb. (5).

Ergebnisse

Die operierten Ratten erreichten nach einer kurzen postoperativen Rekonvaleszenz etwa das Gewicht der nicht operierten, exponierten Tiere. Eine systemische Toxizität von MNNG in der präcancerösen Phase ist bei kontinuierlichem Gewichtsanstieg beider Dosierungsgruppen wenig wahrscheinlich. Als Zeichen für eine beginnende Tumorentstehung wurde etwa nach 1 Jahr bei der hohen Dosierungsgruppe zuerst bei dem magenresezierten Tierkollektiv ein Gewichtsstillstand, später allmählich eine Gewichtsabnahme beobachtet. In der 30-mg-Gruppe konnte eine deutliche Gewichtsabnahme nicht festgestellt werden. Das erste ausgedehnte Magencarcinom wurde bei einer magenresezierten moribunden Ratte aus der 100-mg-Dosierungsgruppe nach einer Expositionszeit von 392 Tagen beobachtet. Ohne das Versuchstier zu opfern, konnten durch Röntgenkontrastmitteluntersuchungen bei einigen Ratten sämtlicher Tierkollektive bereits vor dem Versuchsende Magentumoren nachgewiesen werden.

Nach Beendigung des Versuchs beobachteten wir bei den 49 makroskopisch sichtbaren Carcinomen 38 breitbasigpolypöse Wuchsformen (77,6%), 8 nabelförmige (16,4%) und 3 kraterförmige Läsionen (6,1%). In der überwiegenden Mehrzahl wurden Solitärcarcinome des Magens gesehen, in einem geringeren Prozentsatz Zwei- bzw. Mehrfachcarcinome. Von den insgesamt 61 Carcinomen wurden 49 makroskopisch bereits erkannt. Die makroskopisch sichtbaren Carcinome waren bis zu 3,5 cm groß. Die Tumoren waren bei den Kontrolltieren fast ausschließlich im Antrum, im Bereich der kleinen Kurvatur, lokalisiert. Bei den vagotomierten Ratten zeigte sich der gleiche Sitz sowie gelegentlich ein Vorkommen an der Pyloroplastik. Die Anastomose war bevorzugter Sitz der Carcinome bei den magenresezierten Tieren. Gelegentlich war auch die außerhalb der Anastomose gelegene Resektionslinie oder der Corpusrest befallen.

Bei der histologischen Untersuchung der Serienschnitte konnten zahlreiche Schleimhautveränderungen mit atrophischen und entzündlichen Prozessen, inkomplette und komplette Erosionen sowie Metaplasien festgestellt werden. Zu Beginn der Cancerisierung wurden im Stadium I foveoläre und basale, zum Teil regenerative Hyperplasien beobachtet, die in der Nachbarschaft von Erosionen, aber auch unabhängig davon entstehen konnten. Im Stadium II kamen Adenome der oberflächlichen und tiefen Schleimhautschichten vor, im Stadium III Carcinome mit unterschiedlich tiefer Invasion der Magenwand. In der Tabelle 1 sind sämtliche Cancerisierungsstufen dargestellt. Carcinome traten in der Gruppe mit der 100-mg-Dosierung bei 40 exponierten Kontrolltieren 21mal (52,5%) auf, bei 21 vagotomierten Tieren 11mal (52,4%) und bei 18 magenresezierten Tieren 15mal (83,3%). Bei einer Dosierung von 30 mg wurden in der exponierten Kontrollgruppe (n = 40) 6 Carcinome (15%) beobachtet und nach der Vagotomie bei 22 Ratten 2 Carcinome (9,1%).

Dagegen entwickelten sich bei 16 Ratten mit einer Magenresektion nach Billroth II 8 Carcinome (50%). Außerdem wurden Dysplasien beobachtet, die isoliert oder in adenomatösen Läsionen vorkamen. Bei 18 von 45 basalen Adenomen wurden schwere Dysplasien beobachtet (Tabelle 1). Diese als Grenzfälle bezeichneten Läsionen konnten nur schwer von beginnenden Carcinomen abgegrenzt werden.

Tabelle 1. Cancerisierungsstadium und Tumorausbeute bei nicht operierten, vagotomierten oder magenresezierten Ratten bei einer täglichen MNNG-Konzentration von 100 und 30 mg/l im Trinkwasser. Maximale Expositionszeit: 480 Tg. Stadium I und II: präcanceröse Veränderungen. Bei den Grenzfällen konnte nicht sicher entschieden werden, ob noch ein Adenom vorlag oder bereits eine Transformation in ein nicht invasives Carcinom erfolgt war. Stadium III: Carcinome

Stadium	Dosierungsgruppen					
	K 100	V 100	BII 100	K 30	V 30	BII 30
0				1		
I a	2			7	2	
I b	4	2		3	3	1
II a	5	2	1	7	9	
II b	8	6	2	16	6	7
Grenzfälle von II b	(4)	(4)	(2)	(4)	(3)	(1)
III a	13	6	6	3	2	2
III b	4	1		2		3
III c	3	4	8	1		3
Sarkome	1		1			
Tumorausbeute	21/40	11/21	15/18	6/40	2/22	8/16
	(52,2%)	(52,4%)	(83,3%)	(15%)	(9,1%)	(50%)

Bei den operierten Ratten kam es zur Versprengung von Schleimhautinseln. Es konnte beobachtet werden, daß versprengte gastrale Drüsen adenomatöse Veränderungen erfahren konnten oder Ausgangspunkt von Carcinomen waren.

Durch die Applikation von zwei unterschiedlichen Dosierungen konnten wir der Frage der Dosis-Wirkungs-Beziehung nachgehen. Es wurde der Nachweis erbracht, daß die Menge des zugeführten Carcinogens von entscheidender Bedeutung bei der Carcinogenese ist. Wie aus Tabelle 1 ersichtlich, war die Tumorausbeute in sämtlichen Gruppen bei höherer Dosierung mehrfach gesteigert.

Wir konnten im Tierexperiment den klinischen Verdacht bestätigen, daß als Folge einer Magenresektion nach Billroth II ohne Braunsche Anastomose vermehrt Carcinome auftreten. Diese Ergebnisse bestätigen die Erfahrungen von DAHM und WERNER (2), die ebenfalls ein vermehrtes Auftreten von Carcinomen im resezierten Rattenmagen beobachteten. Wir konnten außerdem bei mit MNNG exponierten Ratten der beiden Dosierungsgruppen nachweisen, daß die nach Vagotomie auftretenden Schleimhautveränderungen keinen krebsbegünstigenden Faktor darstellen (1,4). JUNGHANNS und Mitarb. (3) berichteten über ähnliche Ergebnisse.

Solange sorgfältige prospektive Langzeitergebnisse beim Menschen eine Krebsbegünstigung durch Vagotomie nicht ausgeschlossen haben, wird die endgültige Beurteilung dieses Operationsverfahrens noch weiterhin offen bleiben müssen.

Zusammenfassung

180 Wistarratten wurden täglich einer carcinogenen Belastung von 30 und 100 mg MNNG pro Liter Leitungswasser ausgesetzt. Nach 7wöchiger Exposition wurden bei je 25 Tieren der beiden Dosierungsgruppen eine trunculäre Vagotomie mit Pyloroplastik oder eine B II-Resektion durgeführt. 80 Ratten wurden nicht operiert. Nach 480 Tagen wurden sämtliche noch lebende Tiere getötet. Die Carcinominzidenz lag bei den B II-Ratten beider Dosierungsgruppen deutlich höher als bei den exponierten Kontrolltieren. Ein vermehrtes Auftreten von Carcinomen konnte bei den vagotomierten Ratten nicht festgestellt werden.

Summary

180 Wistar-rats were daily exposed to 30 and 100 mg MNNG/1000 ccm tapwater. After an exposure of 7 weeks a truncal vagotomy with pyloroplasty or a Billroth II-resection was performed in 25 animals of each dosage-group. 80 rats were not operated. The incidence of carcinomas in the Billroth II-rats of both dosage-groups was evidently higher than in the exposed controls. In the vagotomized rats an increased occurrence of carcinomas could not be observed.

Literatur

1. BORCHARD, F., RUMPF, P., SCHACHT, U., PALOMBA, P.: Formale Pathogenese des chemisch induzierten Magenkarzinoms der Ratte nach Vagotomie und Gastroenterostomie. 7. Herbsttagung der Deutschen Gesellschaft für Pathologie in Mainz vom 29.-30. 10. 1976
2. DAHM, K., WERNER, B.: Experimentelles Anastomosenkarzinom. Ein Beitrag zur Pathogenese des Magenstumpfkarzinoms. Langenbecks Arch. Chir. 333, 211 (1973)
3. JUNGHANNS, K., IVANKOVIC, S., SEUFERT, R., v. GERSTENBERGK, L.: Die Häufigkeit des Magenkarzinoms nach Vagotomie und Pyloroplastik bei der Ratte. 4th World Congress of the Collegium Internationale Chirurgieae Digestive Davos, 8.-12. Sept. 1976 (Vortrag 122)
4. RUMPF, P., SCHACHT, U., PALOMBA, P., SCHMITZ, H., BORCHARD, F.: Das chemisch induzierte Karzinom des vagotomierten und resezierten Rattenmagens. 7. Herbsttagung der Deutschen Gesellschaft für Pathologie in Mainz vom 29.-31. Okt. 1976

5. SAITO, T., INOKUCHI, K., TAKAJAMA, S., SUGIMURA, T.: Sequential morphological changes in N-Methyl-N'-Nitro-N-Nitrosoguanidine carcinogenesis in the glandular stomach in rats. J. nat. Cancer Inst. $\underline{44}$, 769 (1970)

Dr. P. Rumpf, Chirurgische Universitätsklinik A, Moorenstraße 5, D-4000 Düsseldorf 1

14. Verbesserung der Spezifität und Nachweisempfindlichkeit des Leukocytenmigrationstests für die Diagnostik und Nachsorge des Magencarcinoms

U. Schulz, M. Zoeller und S. Matzku

Chirurgische Universitätsklinik Heidelberg (Direktor: Prof. Dr. Dr. F. Linder), Institut für Nuklearmedizin, Deutsches Krebsforschungszentrum Heidelberg (Direktor: Prof. Dr. K.E. Scheer)

Der direkte Leukocytenmigrationstest (LMT) wird als ein Indikator der cellulären Immunantwort von tumortragenden Individuen angesehen (3). Im System des Magencarcinoms haben wir bei der Testung mit einzelnen 3m KCl -Tumorextrakten falsch positive und falsch negative Ergebnisse sowie eine Kreuzreaktivität mit anderen Tumoren in der Größenordnung beobachtet, wie sie von verschiedenen Autoren für andere Tumorsysteme beschrieben sind. Dabei finden sich divergierende Angaben über die Korrelation der Leukocytenreaktivität zum präoperativen Tumorstadium, zur radikalen Entfernung des Tumors und zum weiteren Verlauf nach der Operation (1, 2, 4, 5). In der vorliegenden Studie werden zunächst verschiedene Möglichkeiten zur Optimierung des LMT für die Diagnostik des Magencarcinoms überprüft. Schließlich wird das Verhalten der Leukocytenreaktivität vor und nach operativen Eingriffen wegen Magencarcinom untersucht.

Methodik

Zur Antigenherstellung wurde histologisch klassifiziertes Gewebe aus Magen- und colorectalen Carcinomen sowie aus gesunder Magenschleimhaut mit 3m KCl extrahiert (Abb. 1). Gereinigte periphere Leukocyten von Magencarcinomträgern, anderen Tumorkranken, Patienten mit gutartigen Magen- und anderen Erkrankungen sowie gesunden Spendern wurden zunächst mit einzelnen Magencarcinomextrakten, später mit 5 verschiedenen Magencarcinom-, einem Normalextrakt und 5 verschiedenen Coloncarcinomextrakten inkubiert (Abb. 1). Als Migrationsindex (MI) wurde das Verhältnis der Wanderungsfläche mit Extrakt zu der mit Medium für Extraktkonzentrationen von 2,5 mg und 0,5 mg Protein/ml Zellsuspension errechnet und gemittelt. Die pathologischen MIs (<0,79 und >1,20) liegen außerhalb des Mittelwerts ± der doppelten Streubreite der MIs gesunder Spender. In der Paneltestung ist das Auftreten pathologischer MIs mit mindestens 3 von 5 Tumorextrakten als positive Reaktivität definiert (Abb. 2).

ANTIGENHERSTELLUNG:

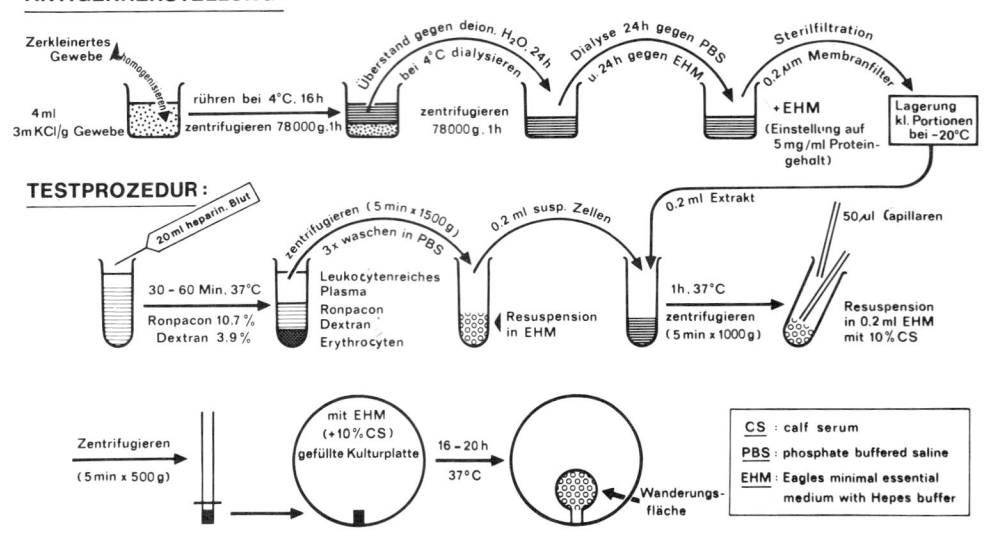

Abb. 1. Schema der Herstellung von 3m-KCl-Extrakten und der Durchführung des direkten Leukocytenmigrationstests

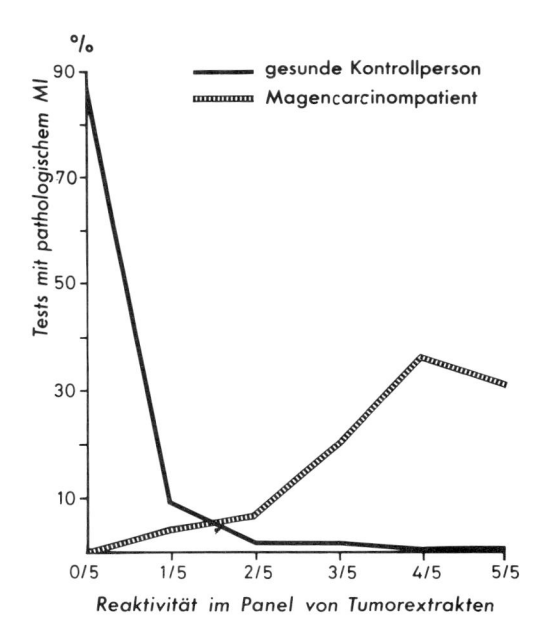

Abb. 2. Reaktivitätsprofile von Magencarcinompatienten und gesunden Kontrollpersonen bei Testung gegen 5 Tumorextrakte (Panel). Der Prozentsatz der Tests mit pathologischem Migrationsindex (MI) mit 0/5, 1/5, 2/5, 3/5, 4/5 und 5/5 Tumorextrakten ist für beide Gruppen dargestellt. Gesunde Spender reagieren überwiegend mit keinem Extrakt, in seltenen Fällen mit 1/5 Extrakten. Magencarcinompatienten reagieren überwiegend mit 3-5/5 Extrakten, nie mit 0/5 und selten mit 1-2/5 Extrakten

Ergebnisse

Bei Magencarcinompatienten fand sich eine Rate von 92% positiver
Reaktionen in der Paneltestung im Vergleich zu 78% pathologischer
MIs bei Testung gegen einzelne Tumorextrakte. Vom Frühcarcinom
bis zum ausgedehnten und metastasierenden Magencarcinom zeigte
sich über alle Tumorstadien eine gleichbleibende Leukocytenreaktivität, welche auch unabhängig war von der histologischen Klassifikation des Tumors. Nach Probelaparotomie und Palliativeingriffen
blieb die positive Reaktivität bestehen. Auch nach der Radikaloperation fanden sich zunächst positive Leukocytenreaktionen in gleichem Ausmaß wie präoperativ. Bei klinisch und röntgenologisch
weiterhin rezidiv- und metastasenfreien Radikaloperierten wurde
vom 3. postoperativen Monat an bis über 1 Jahr nach der Radikaloperation eine positive Reaktivität in 29-22% der Fälle beobachtet. Es bleibt abzuwarten, ob im weiteren Verlauf bei den positiven
Fällen Rezidive auftreten. Patienten mit nachgewiesenem Tumorre-
zidiv oder Metastasen nach Radikaloperation reagieren erneut in
hohem Umfang positiv. Durch die Paneltestung verringerte sich
die Rate falsch positiver Reaktionen bei gesunden Probanden und
gutartiger Magenerkrankungen mit Ausnahme der atrophischen Gastritis (Tabelle 1).

Zur Klärung der "positiven" Reaktivität, insbesondere der atrophischen Gastritis, wurden die Leukocyten neben dem Panel von
5 Tumorextrakten mit einem Extrakt aus gesunder Magenschleimhaut
konfrontiert (Tabelle 2).

Tabelle 2. Gegenüberstellung der Testergebnisse mit 5 Tumorextrakten (Panel) und einem Extrakt aus gesunder Magenschleimhaut
bei gesunden Probanden, Patienten mit gutartigen Magenerkrankungen und Magencarcinomträgern

Testung gegen				
Leukocytenspender	Tumorextrakte		Extrakt aus gesunder Magenschleimhaut	
	Tests	pos. Reakti-vität	Tests	path. MI
	n	%	n	%
Gesunde Probanden	62	2	62	2
Gastritis	64	5	64	6
Atrophische Gastritis	43	56	43	65
Gastroduodenales Ulcus	69	4	69	4
Magencarcinom	74	92	74	16

Bei diesem Vorgehen wiesen die Leukocytenspender ohne Magencarcinom mit "positiver" Reaktivität in der Paneltestung ausnahmslos
auch einen pathologischen MI gegen Normalmucosa auf, während nur
bei 16% der Magencarcinompatienten die Leukocytenmigration durch
den Normalextrakt pathologisch beeinflußt wurde. Fast ausschließlich kam es bei der Testung gegen Normalmucosa zu einer Steigerung

Tabelle 1. Gegenüberstellung der Testergebnisse mit einzelnen Tumorextrakten und einem Panel von 5 Tumorextrakten. In der unteren Hälfte der Tabelle ist das Verhalten der Leukocytenreaktivität in der Paneltestung nach Radikaloperation aufgeführt

Testung gegen					
	1 Tumorextrakt			5 Tumorextrakte (Panel)	
Leukocytenspender	Tests n	pathol. MI %		Tests n	pos. Reaktivität %
Gesunde Probanden	150	4		62	2
Gastritis	24	17		64	5
Atrophische Gastritis	40	53		43	56
Gastroduodenales Ulcus	122	15		69	4
Andere gutartige Erkrankungen	171	8		94	5
Magencarcinom präop.	187	78		74	92
Magencarcinom	nach Radikaloperation				
ohne Hinweis auf Rezidiv oder Metastasen		10 – 14 Tage		29	90
		2 Wo. – 2 Mon.		9	89
		2 Mon. – 6 Mon.		14	29
		6 Mon. – 1 Jahr		19	21
		> 1 Jahr		40	22
Lokales Rezidiv und/oder Metastasen				7	86

der Leukocytenmigration von Magencarcinompatienten (MI>1,20), während bei den Individuen ohne Magencarcinom eine Inhibition (MI<0,79) auftrat. Die Testung gegen die 5 Tumorextrakte zeigte ein umgekehrtes Verhalten der beiden Patientengruppen.

Die Organspezifität wurde durch das Ausmaß der Kreuzreaktivität mit anderen Tumoren insbesondere des Gastrointestinaltrakts eingeschränkt. Es bestand aber eine ausreichende Korrelation des Antigenspektrums zum Organ, aus dem der Tumor hervorging. Bei der Testung gegen Magencarcinomextrakte überwog die spezifische Reaktivität der Magencarcinompatienten (92%) die Kreuzreaktivität der Träger eines colorektalen (67%) und Oesophagus- sowie Pankreascarcinoms (42%). Die zusätzliche Exposition gegen ein Panel von Coloncarcinomextrakten erleichterte die Festlegung der Tumorlokalisation. Hier stand die spezifische Reaktivität der Patienten mit colorektalem Carcinom (88%) deutlich gegenüber der Kreuzreaktivität von Magen- (20%) und Oesophagus- sowie Pankreascarcinompatienten (8%) im Vordergrund.

Zusammenfassung

Der Leukocytenmigrationstest (LMT) kann zur Immundiagnostik des Magencarcinoms herangezogen werden. Durch Einführung der Paneltestung mit 3m-KCl-Tumorextrakten wurde eine Treffsicherheit des Tests von 92% erzielt. Falsch positive Reaktionen vor allem bei atrophischer Gastritis sind durch gleichzeitige Testung mit einem 3m-KCl-Extrakt aus gesunder Magenschleimhaut unter Berücksichtigung der Inhibition oder Steigerung der Leukocytenmigration auszuschließen. Zur genaueren Tumorlokalisation ist infolge einer Kreuzreaktivität von Magencarcinomextrakten mit anderen Gastrointestinaltumoren die zusätzliche Konfrontation mit einem Panel von Colonextrakten erforderlich. Die Leukocytenreaktivität verschwindet nach Ablauf von 2 Monaten bei 70-80% der Radikaloperierten; beim Rezidiv- oder Metastasennachweis kommt es erneut zur positiven Reaktivität.

Summary

The leukocyte migration assay proved to be a very sensitive tool in gastric cancer diagnosis. When patients' leukocytes were exposed to a panel of 3m KCl extracts, positive reactivity was found at a rate of 92%. All patients with non-malignant gastric diseases exhibiting "positive" reactivity with gastric tumor extracts also showed a pathological migration index with a 3m KCl extract of normal gastric mucosa, while only in 16% of patients with gastric cancer leukocyte migration was influenced by this extract. Using gastric tumor extracts patients with colorectal cancer showed a cross-reactivity in 67% and patients with carcinoma of the pancreas and oesophagus in 42% of the tests. Three months after curative surgery most patients' leukocyte migration was found to be in the normal range. Positive reactivity reappeared in patients with local recurrence or metastases.

Literatur

1. BOODIE, A.W., jr., HOLMES, E.C., ROTH, J.A., MORTON, D.L.: Inhibition of human luokocyte migration in agarose by KCl extracts of carcinoma of the lung. Int. J. Cancer $\underline{15}$, 823-829 (1975)
2. ELIAS, E.G., ELIAS, L.L.: Autogenous leukocyte migration in human malignancies. Cancer (Philad.) $\underline{36}$, 1393-1398 (1975).
3. HERBERMAN, R.B.: Cell-mediated immunity to tumor cells. Advanc. Cancer Res. $\underline{19}$, 207-263 (1974)
4. McCOY, J.L., JEROME, L.F., DEAN, J.H., CANNON, G.B., ALFORD, T.C., DOERING, T., HERBERMAN, R.B.: Inhibition of leukocyte migration by tumor-associated antigens in soluble extracts of human breast carcinoma. J. nat. Cancer Inst. $\underline{53}$, 11-17 (1974)
5. RIECHE, K., ARNDT, A., PASTERNAK, G.: Cellular immunity in mammary cancer patients as measured by the leukocyte migration test (LMT). A follow-up study. Int. J. Cancer $\underline{17}$, 212-218 (1976)

Dr. U. Schulz, Chirurgische Universitätsklinik Heidelberg, Im Neuenheimer Feld 110, D-6900 Heidelberg

15. Serologische Mammacarcinomverlaufskontrolle mit Hilfe des schwangerschaftsassoziierten α_2-Glykoproteins

H. W. Bauer[1], I. Hasselblatt[2], K. J. Husfeldt[3] und H. Bohn[1]

[1] Behringwerke AG Marburg; [2] Chirurgische Abteilung des Bürgerhospitals Frankfurt (Direktor: Prof. Dr. G. Vetter); [3] Chirurgische Abteilung der Städt. Krankenanstalten Fürth (Direktor: Prof. Dr. F. Gall)

Zielsetzung

Maligner Tumor und Fetus haben eines gemeinsam, sie überwinden die körpereigene Abwehr des Wirtsorganismus, indem sie Toleranz erzeugen. Es gibt Hinweise dafür, daß das unter Mithilfe sogenannter "blockierender Serumfaktoren" geschieht, die in der Lage sind, entweder die Erkennung oder den Effectormechanismus des Immunsystems oder beides zu hemmen (1). Bei diesen blockierenden Faktoren kann man an Tumorantigene, Tumorantigen-Antikörper-Komplexe oder an Proteine denken, deren Bildung und Nachweis im Serum eng mit Schwangerschaft und malignem Wachstum verbunden sind. Eines dieser Proteine ist das "schwangerschaftsassoziierte α_2-Glykoprotein" (α_2-PAG). Dieses Protein ist ein hochmolekulares, kohlenhydrathaltiges Plasmaprotein mit der elektrophoretischen Beweglichkeit eines α_2-Globulins. Das Molekül besteht aus zwei Untereinheiten zu je 180 000, die mit Schwefelbrücken miteinander verbunden sind (2). Das Protein kommt normalerweise nur in Spuren im Serum vor, seine Konzentration steigt jedoch während der Schwangerschaft, bei der Oestrogenzufuhr und malignen Neubildungen deutlich an. Der Bildungsort, sowie die biologische Funktion des Proteins sind noch weitgehend unbekannt. Eine immunsuppressive Wirkung wird diskutiert (3). Wir gingen auf Anregung von STIMSON (4) der Frage nach, in wieweit ein Zusammenhang zwischen dem Serumwert des schwangerschaftsassoziierten α_2-Glykoproteins und dem klinischen Verlauf beim Mammacarcinom besteht, denn dies wäre, käme das α_2-PAG als "blockierender Serumfaktor" in Frage, zu fordern.

Methodik

Das Kollektiv unserer prospektiven Studie bestand aus 25 Frauen, die sich unter dem Verdacht eines malignen Prozesses der Mamma einer chirurgischen Behandlung unterziehen mußten. Das Durchschnittsalter der Patientinnen war 60 Jahre mit einer Spannbreite von 39-78 Jahren. Während der etwa 18monatigen postoperativen Beobachtungszeit wurden in circa 8wöchigen Intervallen Serumproben abgenommen und die Konzentration an α_2-PAG mit Hilfe einer modifizierten Elektroimmundiffusionsmethode nach Laurell bestimmt. Prinzip dieser Methode ist: Ein Antigen hinterläßt bei seiner elektrophoretischen Wanderung in Agarosegel ein langgestrecktes Immunpräcipitat, wenn das Gel ein monospezifisches Antiserum in gleichmäßiger Verteilung enthält. Die Länge des Präcipitats ist proportional zur Konzentration des Antigens, wenn dieses in einem definierten Volumen eingetragen wird. Beim Nachweis des α_2-PAG verwandten wir eine 1%ige in Barbitalpuffer pH 8,6, 0,002 M gelöste Agarose. Der Antiserumgehalt war 2% (anti-α_2-PAG ist ein Präparat der Behringwerke AG). Die aufgetragenen Serummengen betrugen 5 µl. Die Dauer der elektrophoretischen Auftrennung war bei einer Feldstärke von 2 Volt pro cm 16 Stunden. Im Anschluß daran wurden die Gele in physiologischer Kochsalzlösung gewaschen, gepreßt, getrocknet und mit Coomassie Brilliant Blue angefärbt (Abb. 1). Die α_2-PAG Serumkonzentration wurde durch Vergleichen mit bekannten Standardwerten ermittelt. Die Nachweisgrenze liegt bei dieser Durchführung der Methode um 0,5 mg% α_2-PAG.

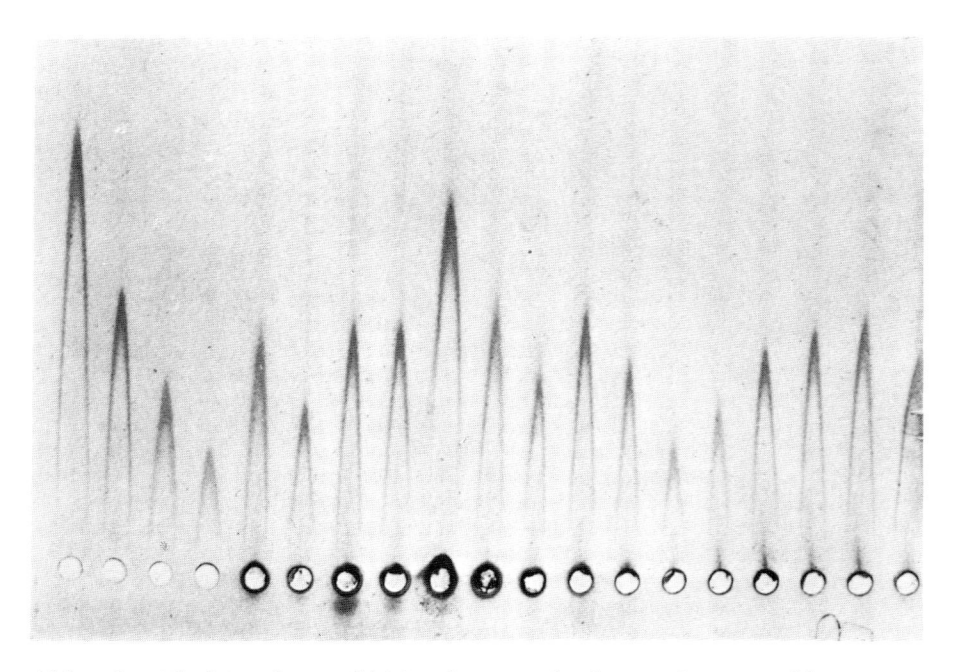

Abb. 1. Elektroimmundiffusionsmethode nach Laurell zur Bestimmung von α_2-PAG. Das Gel enthält 2% Anti-α_2-PAG. Auftragungsstellen 1-4: je 5 µl Standardlösung mit 12; 6; 3; 1,5; mg% α_2-PAG

Die Therapiemaßnahmen bei den Patienten waren am Tag Null die Ablatio mammae mit Axilladissektion. Bei positivem Lymphknotenbefund schloß sich eine Nachbestrahlung mit 12 000 r an.

Die histologische Charakterisierung hatte folgende Verteilung ergeben: 3 Milchgangscarcinome, 14 solide, 5 scirrhöse und 1 medulläres Mammacarcinom, eine Mastopathie III. Grades nach Prechtel und eine Mammafibrose.

Ergebnisse

Bei 12 Patientinnen mit histologisch gesichertem Mammacarcinom, die im Anschluß an die Primärtherapie völlig unauffällig waren, fielen die präoperativ erhöhten α_2-PAG-Serumkonzentrationen signifikant ab. Nur bei den Patientinnen, die wegen der positiven Lymphknotenbefunde bestrahlt wurden, kam es um die Bestrahlungstermine zu kurzfristigen α_2-PAG-Anstiegen, die jedoch die Grundtendenz, d.h. den Abfall der α_2-PAG-Serumwerte über die gesamte Beobachtungszeit, nicht beeinträchtigen. Bei den beiden Patientinnen mit den gutartigen bzw. bedingt gutartigen Veränderungen der Mamma konnte mit unserer Methode nie α_2-PAG im Serum nachgewiesen werden. 3 Patientinnen entwickelten während des Beobachtungszeitraumes Fernmetastasen, bei allen drei ging dem klinischen Manifestwerden dieser Metastasen ein α_2-PAG-Serumanstieg um etwa 3 Monate voraus (Abb. 2). Bei 8 Patientinnen mit unterschiedlichen Tumorstadien war der α_2-PAG-Serumwert durch die angegebenen Therapiemaßnahmen nicht beeinflußbar. Die Konzentrationen liegen dabei höher als bei vergleichbaren gesunden Frauen. Die klinische

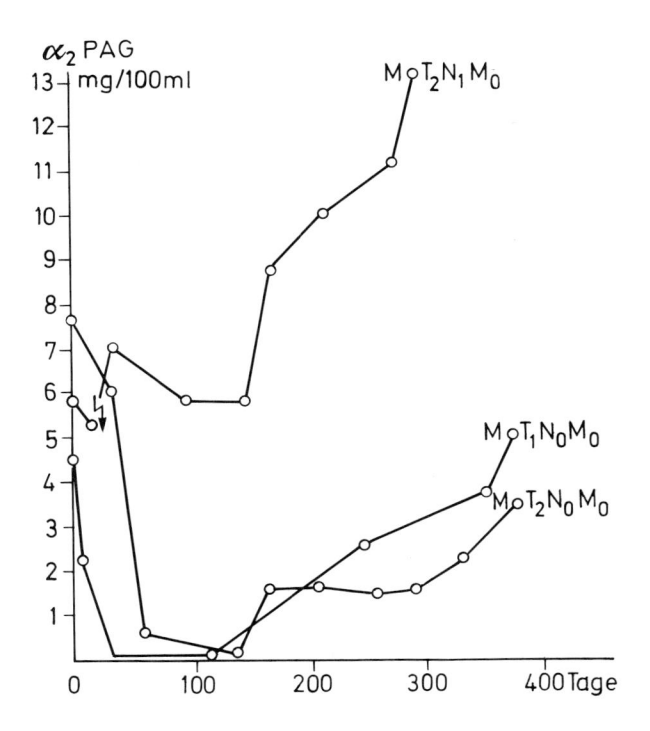

Abb. 2. Postoperative α_2-PAG-Serumkonzentrationen von 3 Patientinnen mit Metastasierung während des Beobachtungszeitraumes.
M = Zeitpunkt der klinischen Manifestierung der Metastasen
↓ = Bestrahlung
Tag 0 = Zeitpunkt der chirurgischen Intervention
TNM = Tumorstadium zum Zeitpunkt der Ablatio mammae

Situation der Patientinnen dieser Gruppe ist unterschiedlich, sie reicht von unauffällig bis zu fraglicher Fernmetastasierung.

Sieht man von der letzten Gruppe ab, bei der eine endgültige Zuordnung noch aussteht, so kann übereinstimmend mit STIMSON (4) ein enger Zusammenhang zwischen dem klinischen Verlauf des Mammacarcinomleidens und dem α_2-PAG-Serumspiegel festgehalten werden. Untersuchungen beim Bronchialcarcinom (5) zeigten, daß dieses Ergebnis nicht spezifisch ist für das Mammacarcinom, sondern auch für andere maligne Tumoren zutrifft.

Zusammenfassung

Bei 25 Frauen mit malignen Prozessen der Mamma wurde im Verlauf der Behandlung das α_2-PAG im Serum bestimmt. Dabei konnte eine gute Korrelation zwischen klinischem Verlauf der Erkrankung und dem α_2-PAG-Serumspiegel gefunden werden. Bei bislang erfolgreicher Therapie kam es zu deutlichen Erniedrigungen von α_2-PAG im Serum, während den klinisch gesicherten Metastasen signifikante Anstiege vorausgingen.

Summary

The variations in serum level of the α_2-PAG (pregnancy associated glycoprotein) were studied during the treatment of 25 patients with breast cancer. A good correlation was found between α_2-PAG concentration and the course of the disease. Serum α_2-PAG levels rose prior to the clinical recognition of metastatic disease and decreased significantly on successful treatment. α_2-PAG appears to have potential as an indicator of the growth of micrometastases.

Literatur

1. HELLSTRÖM, K.F., HELLSTRÖM, J., BROWN, J.: Abrogation of Cellular Immunity to Antigenically Foreign Mouse Embryonic Cells by a Serum Factor. Nature 224, 914 (1969)
2. BOHN, H., WINCKLER, W.: Isolierung und Charakterisierung des schwangerschaftsassoziierten α_2-Glykoproteins. Blut 33, 377 (1976)
3. THAN, G.N., CSABA, I.F., SZABO, D.G., et al.: In vitro suppression effect of pregnancy-associated α_2-glycoprotein on the lymphocyte blastogenic response. Ires. med. Sci. 3, 309 (1975)
4. STIMSON, W.H.: Correlation of the Blood-Level of a Pregnancy Associated α-Macroglobulin with the Clinical Course of Cancer Patients. Lancet 1975 I, 755
5. BAUER, H.W., GROPP, C., SIEBER, A., BOHN, H.: α_2-PAG Bestimmungen zur Verlaufskontrolle des Bronchialcarcinoms. Thoraxchirurgie, im Druck

Dr. med. H.W. Bauer, Behringwerke AG, D-3550 Marburg

D. Trauma und Schock

16. Einbau autologer Spongiosa im Knochenlager in Abhängigkeit von der Revascularisation

M. Rudzki[1], C. Burri[1], P. Hutzschenreuter[2] und G. Neumann[3]

[1]Abteilung für Unfallchirurgie, [2]Abteilung für Experimentelle Chirurgie, [3]Rechenzentrum der Universität Ulm

Die Revascularisation spielt beim Einbau eines autologen Spongiosatransplantates eine hervorragende Rolle (1). SCHWEIBERER und DAMPE (2, 4) wiesen durch ihre Untersuchungen nach, daß bei der Frakturheilung die entscheidende Revascularisation von den Markgefäßen aus erfolgt. Aufgrund der Untersuchungen von WOLTER, BURRI und HUTZSCHENREUTER (5) kann angenommen werden, daß die Vascularisation, die vom Periost-Weichteilmantel herrührt, für den Umbau eines Transplantates von großer Bedeutung ist. Uns schien es daher von Wichtigkeit zu untersuchen, in welchem Verhältnis die Vascularisation vom Periost-Weichteilmantel zu der Vascularisation vom Markraum her in Bezug auf den Knochenumbau des Tranplantates steht.

Methodik

An 24 ausgewachsenen Schafen, aufgeteilt in drei Gruppen zu 8 Tieren mit der Versuchsdauer 3, 6 und 12 Wochen, wurde in genormte Lager (Abb. 1a) der Tibia eine standardisierte Menge autologer Spongiosa eingebracht (Abb. 1b). Die Lager versahen wir mit einer unterschiedlichen Milliporeabdeckelung (Porengröße 0,45 µm, Filterdicke ca. 130 µm). (Abb. 2). Bei der peripheren Abdeckelung (SPA) wurde das Milliporefilter mittels eines Gewebeklebers (Histoacryl^R) am Rande des kreisrunden Tibiadefektes fixiert, bei zentraler Abdeckelung (SZA) das Filter auf den Lagerboden gelegt und bei der gleichzeitigen peripheren und zentralen Abdeckelung (SPZA) beide Verfahren kombiniert angewandt. Ein Lager erhielt keine Filterabdeckung. Über alle Compactalöcher legten wir das zuvor türflügelartig abgelöste Periost und fixierten es durch Einzelknopfnähte mit der Gegenseite.

Die postoperativen Markierungen mit Fluorescenzfarbstoffen (Calceingrün, Xylenolorange und Tetracyclin) erfolgten in den einzelnen Versuchsgruppen in verschobenen Zeitabständen. Nach Tötung der Tiere wurden von den einzelnen Behandlungen nach Einbettung in Methylmetacrylat Knochenschliffpräparate von 60 µm Dicke hergestellt. Diese werteten wir zur Feststellung der Knochenneubildungsrate in Fluorescenztechnik mit dem Zählokular nach BLASCHKE aus.

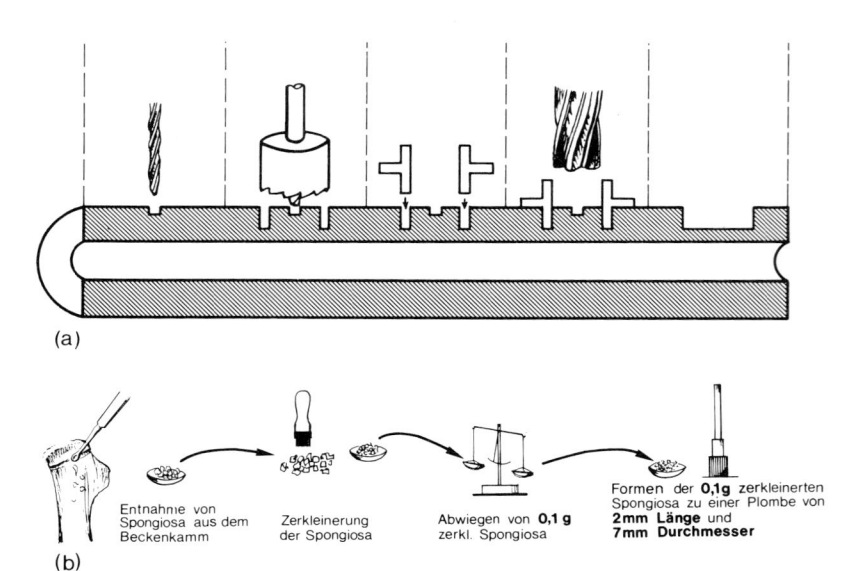

Abb. 1a und b. (a) *Technik der Herstellung des genormten Compactalagers an der Tibia des Schafes (3). Lagermaße: 2 mm Tiefe, 7 mm Durchmesser;* (b) *Technik der Herstellung von einheitlichen Plomben zur Transplantation der zerkleinerten Spongiosa. Plombenmaße: 2 mm Länge, 7 mm Durchmesser*

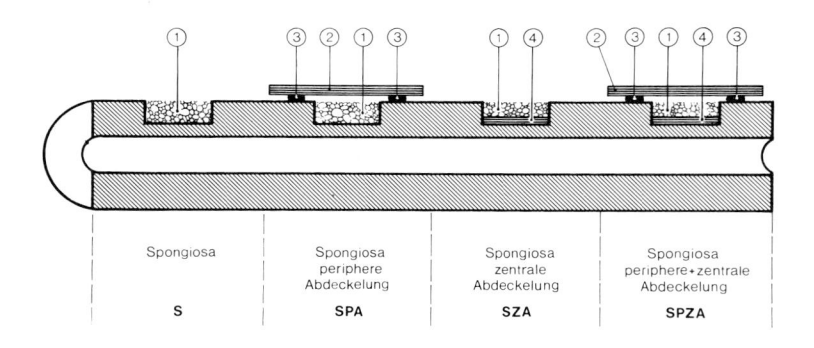

Abb. 2. Technik der Herstellung unterschiedlicher Abdeckelungen. (1) Spongiosa, (2) peripheres Milliporefilter mit Fixation durch (3) Histoacryl^R, (4) zentrales Milliporefilter ohne Fixation

Für die Versuchszeiträume von der 4.-6. Woche und der 7.-12. Woche wurden die gemessenen Knochenneubildungsraten varianzanalytisch ausgewertet. Wegen Inhomogenität erfolgte die Auswertung der 6-Wochen-Gruppe auch an logarithmisch transformierten Meßwerten. Hinsichtlich der Wirkung der zentralen und peripheren Abdeckelung wurde die Versuchsanordnung als faktorielles Experiment mit zwei Faktoren auf je zwei Stufen aufgefaßt.

Ergebnisse

Tabelle 1 enthält die prozentualen Anteile der Flourescenzbanden als Maß für die Knochenneubildung.

Tabelle 1. Mittelwerte der Knochenneubildungsraten (%) in den einzelnen Versuchsgruppen

	S	SZA	SPA	SPZA
1 - 3 Wochen	3,8	0,3	0,2	0,1
4 - 6 Wochen	29,4	12,7	9,0	1,9
7 - 12 Wochen	45,9	33,1	21,0	7,8

Nach 3 Wochen ist lediglich im Lager ohne Abdeckelung eine geringgradige Knochenneubildung festzustellen. Zwischen der 4. und 6. Woche zeigt die Spongiosa ohne Abdeckelung wiederum die stärkste Knochenneubildung. Die zentrale Abdeckelung hat in diesem Zeitpunkt eine signifikante Wachstumsverminderung zur Folge ($p<0,05$; für die nicht transformierten Werte $p<0,01$). Die Wachstumsverminderung durch die periphere Abdeckelung ist wesentlich stärker ausgeprägt ($p<0,001$). Für die transformierten Meßwerte ist die Wachstumsdepression bei der peripheren Abdeckelung um den Faktor 2 gegenüber der zentralen Abdeckelung erhöht. Dabei ist eine Wechselwirkung zwischen zentraler und peripherer Abdeckelung nicht nachweisbar (Tabelle 2). Bei der histologischen Auswertung zeigt sich, daß bei der Behandlung SZA etwa 50% der neugebildeten Knochenbälkchen unterhalb des nicht fixierten Milliporefilters zu finden waren. Innerhalb der 7.-12. Woche war eine der 6-Wochen-Gruppe entsprechende Tendenz festzustellen.

Diskussion

Die negative Auswirkung auf den Umbau der autologen Spongiosa im Knochenlager der Tibia durch die periphere bzw. zentrale Abdeckelung steht im Verhältnis 2:1. Diese Beobachtung legt den Schluß nahe, daß die Revascularisation vom Periost-Weichteillappen her mitentscheidend ist für den knöchernen Umbau im Transplantat. Hierbei muß aber darauf hingewiesen werden, daß durch die knöcherne Lamelle, welche das Transplantat von den Markgefäßen abschließt, die Revascularisation von dieser Seite aus erheblich im Vergleich zur Vascularisation vom Periost-Weichteilmantel vermindert bzw. verzögert wird. Als Reaktion auf die periphere Abdeckelung zeigt sich bei diesen Behandlungen eine Spongialisierung an der sich unter dem Lager befindlichen Compactalamelle.

Tabelle 2. Mittelwerte, Koeffizienten-Schema und F-Werte der 6-Wochen-Gruppe für das faktorielle Experiment mit den beiden Faktoren zentrale Abdeckelung und periphere Abdeckelung. Obere Hälfte der Tabelle für nichttransformierte Meßwerte, untere Hälfte der Tabelle für logarithmisch transformierte Meßwerte

$* \triangleq p<0,05$; $\genfrac{}{}{0pt}{}{*}{*} \triangleq p<0,01$; $\genfrac{}{}{0pt}{}{*}{\genfrac{}{}{0pt}{}{*}{*}} \triangleq p<0,001$

Wirkung	S	SZA	SPA	SPZA	F	
(Vergleiche)	29,4	12,7	9,0	1,94		
zentr. Abdeckelung	+ 1	- 1	+ 1	- 1	7,75	**
periph. Abdeckelung	+ 1	+ 1	- 1	- 1	13,30	***
Wechselwirkung	+ 1	- 1	- 1	+ 1	1,28	∅

Wirkung	S	SZA	SPA	SPZA	F	
(Vergleiche)	1,426	0,944	0,419	- 0,052		
zentr. Abdeckelung	+ 1	- 1	+ 1	- 1	6,62	*
periph. Abdeckelung	+ 1	+ 1	- 1	- 1	29,24	***
Wechselwirkung	+ 1	- 1	- 1	+ 1	<	∅

Betrachtet man die histologischen Befunde der standardisierten Spongiosaplombe mit der zentralen Abdeckelung (SZA) in dem Zeitraum von der 4.-6. Woche, fällt auf, daß etwa die Hälfte des neugebildeten Knochens unterhalb des Filters liegt, welcher zur Vermeidung einer Wachstumsbarriere nicht durch einen Gewebekleber fixiert wurde. Hier muß angenommen werden, daß der Filter, dem Wachstumsdruck folgend, nach peripher verschoben wurde. Die Knochenneubildung scheint vom Lagerwinkel auszugehen und reicht vom angehobenen Filter bis zur Lagermitte. Hieraus kann abgeleitet werden, daß die Knochenneubildung ihren Weg von zentral nach peripher, d.h. vom Lagerboden zur Knochenoberfläche zu nehmen scheint.

Aus den o.a. Ergebnissen und Beobachtungen lassen sich u.E. folgende Schlüsse ziehen:

1. Zur möglichst raschen Vascularisation und zum Umbau des Transplantates ist nicht nur eine gute Vascularisation von peripher durch einen Periost-Weichteillappen, sondern auch der Anschluß des Transplantats an das Gefäßnetz des Markraumes von entscheidender Bedeutung.

2. Der Umbau des exakt eingepaßten autologen Transplantates erfolgt nicht gleichmäßig im gesamten Transplantat, sondern ist auch bei der Vascularisation vom Periost-Weichteillappen her in den basalen Anteilen des Lagers stärker nachzuweisen.

Unter klinischen Aspekten sollte deswegen einmal eine Unterbrechung der Vascularisation vom Periost-Weichteillappen her durch die Decortikation vermieden werden. Zum anderen ist eine Verbindung des autologen Transplantates mit der Markhöhle anzustreben, um einen schnelleren Anschluß an die Markgefäße zu erreichen.

Zusammenfassung

An 24 Schafen wurde in genormte Lager der Tibia eine standardisierte Menge Spongiosa eingebracht. Diese Lager wurden unterschiedlich mit Milliporefilter abgedeckt - peripher, zentral und peripher und zentral. Die Umbauquote des autologen Spongiosatransplantates im Knochenlager der Tibia wurde durch die periphere bzw. zentrale Abdeckelung im Verhältnis 2:1 gesenkt.

Summary

In 24 sheep standardized holes were drilled into the tibia. These defects were filled differently with autologous cancellous bone: a) The defect was filled only with cancellous bone or b) it was filled like in (a) but additionally covered by a Milliporefilter layer; c) the defect was filled like in (a) but the bottom of the defect was covered by a Milliporefilter layer or d) it was filled like in (a) but the cancellous bone was sandwiched by Milliporefilter layers. Bine remodelling was adversely infuenced by the Milliporefilters, but the inhibition in (b) was two times bigger than in (c).

Literatur

1. BURRI, C.: Posttraumatische Osteitis. Bern: Huber 1974
2. DAMPE, L., van de BERG, A.: Vaskularisation der Tibia im Experiment nach stabiler extra- und intramedullärer Osteosynthese. Langenbecks Arch. Chir., Suppl. Forum 1972, 31
3. RUDZKI, M., BURRI, C., HUTZSCHENREUTER, P.: Der Ein- und Umbau von autologen Spongiosa und Kompakta im ersatzschwachen Knochenlager. Langenbecks Arch. Chir., Suppl. Fórum 1976, 263-266
4. SCHWEIBERER, L., van de BERG, A., DAMPE, L.: Das Verhalten der intraossären Gefäße nach Osteosynthese der frakturierten Tibia des Hundes. Therapiewoche 27, 1330-1332 (1970)

5. WOLTER, D., BURRI, C., HUTZSCHENREUTER, P.: Einbaustudien autologer Spongiosa am Kompaktknochen in Abhängigkeit von der übertragenden Menge und des anliegenden Gewebes. Langenbecks Arch. Chir., Suppl. Chir. Forum 1974, 225-228

Dr. M. Rudzki, Abteilung für Unfallchirurgie der Universität, D-7900 Ulm

17. Biomechanische Untersuchungen zur Stabilitätswirkung cortico-spongiöser Späne bei Defektosteosynthesen

P. Lintner, C. Burri, L. Claes und P. Hutzschenreuter

Aus der Abteilung für Unfallchirurgie (Leiter: Prof. Dr. C. Burri) und der Abteilung für experimentelle Chirurgie (Leiter: Prof. Dr. P. Hutzschenreuter) der Universität Ulm

Einleitung

In der Behandlung knöcherner Defektzustände streben wir eine rasche Belastbarkeit ohne Längenverlust der betroffenen Extremität unter Erhaltung von Muskel- und Gelenkfunktion durch eine übungsstabile Osteosynthese an. Die Stabilität dient nicht nur der wirksamen Infektprophylaxe bei offenen Frakturen, sie stellt auch einen wesentlichen Faktor zur Begrenzung des Infektgeschehens bei der manifesten Osteitis dar (1, 5). Die knöcherne Konsolidierung großer Defektbereiche kann meist nur durch gleichzeitige, ausgiebige Knochentransplantation erreicht werden. Seit den Beobachtungen von MATTI besteht kein Zweifel an der überlegenen osteogenen Potenz autologer Spongiosa, welche jedoch nur unter mechanischer Ruhe ungestört einheilen kann (1, 4, 5), da transplantierte Spongiosa primär keine mechanische Beanspruchung übernehmen kann. Größere Defekte mit fehlender Gegenabstützung bedingen eine erhebliche Stabilitätsminderung, so daß bereits bei funktioneller Nachbehandlung Osteosynthesematerial und Einheilung transplantierter Spongiosa gefährdet sein können. Aus dieser Überlegung heraus wurde bei Patienten mit fortgeschrittener Osteitis und sequesterbedingten Defekten neben Plattenosteosynthese und Spongiosaplastik mit Erfolg eine zusätzliche Stabilisierung mit einem medialen cortico-spongiösen Span (3) durchgeführt.

In dieser Untersuchung sollen Stabilität und Plattenbeanspruchung verschiedener Osteosynthesesituationen des Femurschaftes geprüft und mit der durch cortico-spongiösen Span verstärkten Defektosteosynthese verglichen werden.

Material und Methode

Acht Leichenfemora (4 Paare, Alter 40-50 Jahre) wurden nach Entnahme luftdicht tiefgefroren und 2 Std vor Versuchsbeginn auf 35° aufgetaut. Versuchsschritte an jedem Knochen: 1. Intakter Knochen - nach Querosteotomie im mittleren Schaftdrittel. 2. Druckplattenosteosynthese (10-Loch-DCP, mittlere Knochendurchbiegung unter gerader Platte 3 mm, 2 exzentrisch besetzte Schrau-

benlöcher); Schraubenanzugsmoment a) 40 kpcm, b) 20 kpcm.
3. Plattenosteosynthese mit medialem Keildefekt (20°) und erhaltener lateraler Abstützung. 4. Plattenosteosynthese mit vollständigem Keildefekt. 5. Plattenosteosynthese mit vollständigem Keildefekt und medialem über 2 Zugschrauben durch die Platte fixiertem cortico-spongiösem Beckenspan (0,6 x 0,8 x 5 cm, 1 Corticalis).

Nach Einbettung des distalen Femurendes mit Technovit in einem Stahlzylinder erfolgte die Biegedruckprüfung durch kontinuierliche Belastung auf den Hüftkopf (0,5 cm pro min) unter 5,1° Neigung zur Femurschaftachse (Abb. 1) in einer Materialprüfmaschine (Instron 1115).

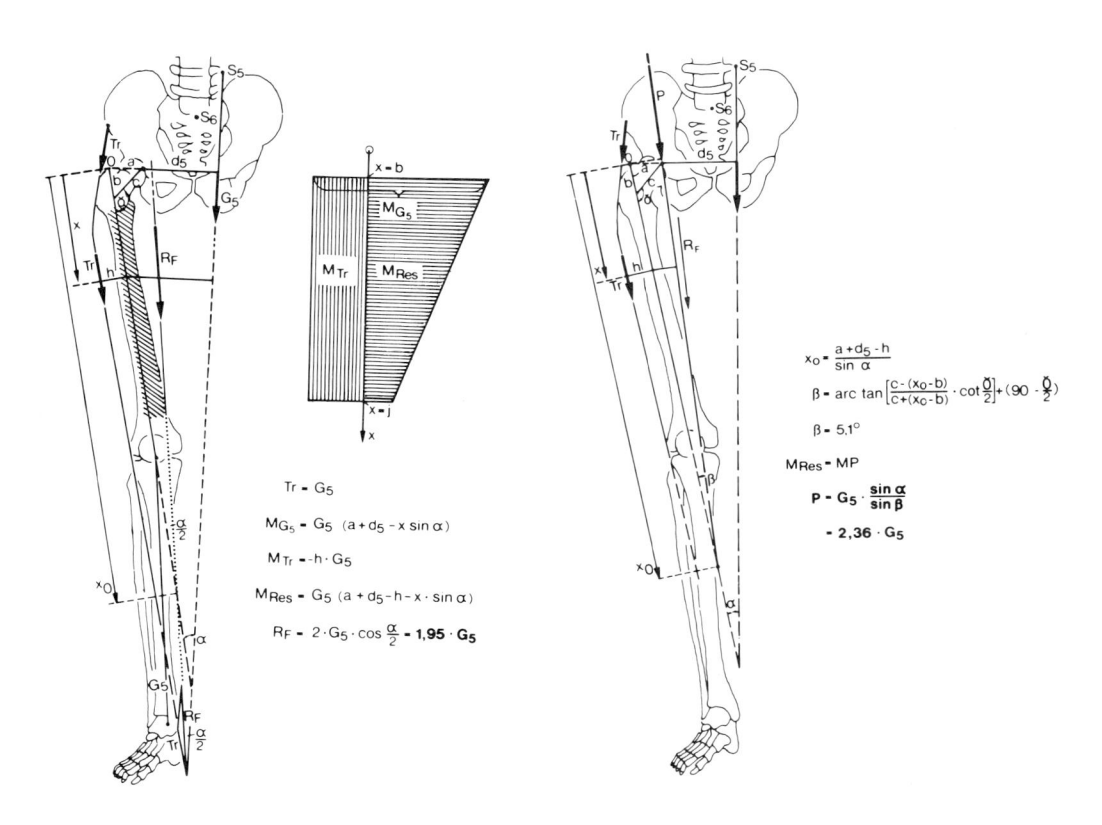

$Tr = G_5$

$M_{G_5} = G_5 \; (a + d_5 - x \sin \alpha)$

$M_{Tr} = -h \cdot G_5$

$M_{Res} = G_5 \; (a + d_5 - h - x \cdot \sin \alpha)$

$R_F = 2 \cdot G_5 \cdot \cos \frac{\alpha}{2} = 1,95 \cdot G_5$

$x_0 = \frac{a + d_5 \cdot h}{\sin \alpha}$

$\beta = \arctan \left[\frac{c - (x_0 - b)}{c + (x_0 - b)} \cdot \cot \frac{\alpha}{2} \right] + (90 - \frac{\alpha}{2})$

$\beta = 5,1°$

$M_{Res} = MP$

$P = G_5 \cdot \frac{\sin \alpha}{\sin \beta}$

$= 2,36 \cdot G_5$

Abb. 1. *Einbeinstandbiegebelastung (M_{Res}) des Femurschaftes in der Frontalebene in Abhängigkeit von Partialkörpergewicht (G_5), Zuggurtung des Tractus ileotibialis (T_r) und der Dimensionierung des Beckenbeinskeletes (modifiziert nach Pauwels). Simulation der Einbeinstandbelastung durch die experimentelle Last $P = 2,36 \; G_5$ auf den Hüftkopf unter 5,1° Neigung (β) zur Schaftachse*

Belastung bei intaktem Knochen und Druckplattenosteosynthese bis 2000 N, bei Defektosteosynthesen bis 600 N (entsprechend einem medialen Biegemoment von ca. 2600 Ncm).

Simultan wurde neben der wirksamen Last (P) die Femurschaftlängsdeformation (ΔL) und die Defekt-(Osteotomie)-Deformation (Δl) über Feindehnungsaufnehmer, sowie die Plattenranddehnung in Plattenmitte über DMS aufgezeichnet (Abb. 2).

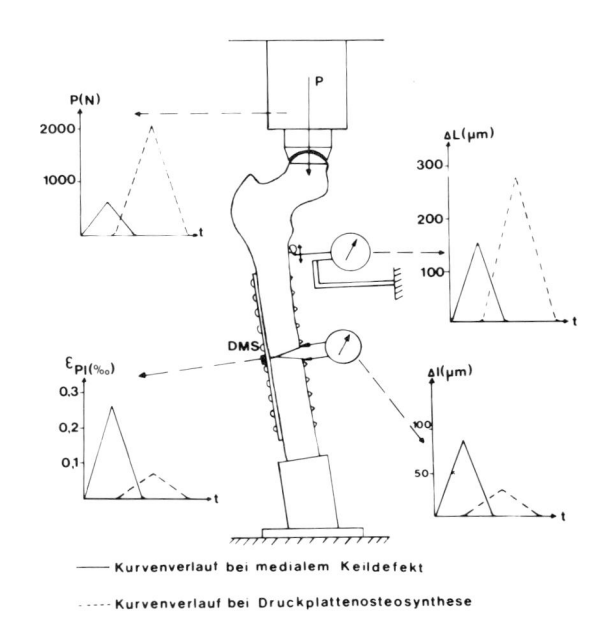

Abb. 2. Belastung in einer Materialprüfmaschine (Instron 1115) auf den Hüftkopf unter 5,1° Neigung zur Femurschaftachse. Simultane Aufzeichnung der wirksamen Last (P), der Schaftlängsdeformation (ΔL) (Meßstelle unterhalb Trochanter minor), der Defekt-(Osteotomie)-Deformation (Δl) über Feindehnungsaufnehmer, der Plattenranddehnung in Plattenmitte über Dehnungsmeßstreifen

Die Ergebnisse wurden einer voll durchkombinierten Varianzanalyse unterzogen[1].

Ergebnisse

Die Meßergebnisse einschließlich der statistischen Aussage sind in Tabelle 1 und 2 zusammengefaßt, typische Meßkurvenverläufe in Abb. 2 dargestellt. Bei der Druckplattenosteosynthese sind Setzungen im Osteotomiespalt (Δl) bis zu 31 μm nachweisbar. Die Materialbeanspruchung ist auch unter einbeinstandähnlicher Vollbelastung

---

[1] Gemeinsam mit Herrn Dipl.-Math. FEILEN, Sektion für Biostatistik der Universität Ulm.

Tabelle 1. Deformation und Plattendehnung unter einbeinstandähnlicher Vollbelastung. Mittelwerte mit 95% Konfidenzbereich

Last (N)	Intakter Knochen	Druckplattenosteosynthese a) 40 kpcm	b) 20 kpcm
	Schaftlängsdeformation ΔL (µm)		
600	78,5 ± 8,0	84,0 ± 4,7	83,2 ± 6,2
1000	131,0 ± 13,4	139,8 ± 7,8	138,5 ± 10,4
1600	209,3 ± 21,7	223,7 ± 12,6	221,6 ± 16,6
2000	261,7 ± 27,2	279,7 ± 15,8	276,8 ± 20,7
	Defekt-(Osteotomie-)Deformation Δl (µm)		
600	1,9 ± 0,4	9,4 ± 4,5	7,8 ± 3,8
1000	3,2 ± 0,6	15,7 ± 7,5	13,0 ± 6,4
1600	5,1 ± 0,9	25,0 ± 12,0	20,6 ± 10,1
2000	6,4 ± 1,2	31,3 ± 15,0	25,8 ± 12,7
	Plattenranddehnung ε_{Pl} (°/oo Dehnung)		
600		0,043 ± 0,023	0,024 ± 0,020
2000		0,097 ± 0,053	0,065 ± 0,054

gering und liegt unter der Dauerfestigkeitsgrenze üblicher Implantatstähle. Durch relative "Überkompression" (DCP bei Schraubenanzugsmoment 40 kpcm, mittlere Knochendurchbiegung unter gerader Platte 3 mm) mit minimalem medialem Aufklaffen sind die etwas größeren Setzungen unter Belastung gegenüber der Druckplattenosteosynthese mit 20 kpcm erklärt. Beim medialen Keildefekt ist die Stabilität erwartungsgemäß erheblich (p<0,001) verringert. Die erhaltene laterale Abstützung vermittelt gegenüber dem totalen Defekt jedoch noch einen deutlichen Festigkeitsgewinn (p<0,001). Durch Verwendung eines medialen, über 2 Zugschrauben durch die Platte fixierten cortico-spongiösen Spanes können Stabilität und Plattenbeanspruchung beim totalen Defekt deutlich gebessert werden (p<0,001). Alle hier gewonnenen Meßdaten beziehen sich auf die unmittelbar postoperative Stabilität. Die Prüfung der Defektosteosynthesen mit einem Frontalebenenbiegemoment von ca. 2600 Ncm erfolgte bis zum Grenzbereich der gefährlichen passiven Biegemomente (2), weit über der unter musculär geführter Frühmobilisation zu erwartenden Beanspruchung. Es zeigt sich, daß sowohl die Ausnützung der lateralen Abstützung wie auch die Verwendung eines medialen cortico-spongiösen Spanes geeignet sind, die Instabilität von Defektosteosynthesen zu ver-

Tabelle 2. Deformation und Plattendehnung (mittleres mediales Frontalebenenbiegemoment bei den Defektosteosynthesen 2600 Ncm). Mittelwerte mit 95% Konfidenzbereich. P : Formale Varianzanalyse

Last 600 N	intakter Femur	Druckplattenosteosynthese		Plattenosteosynthesen mit		
		a) 40 kpcm	b) 20 kpcm	medialem Keildefekt	totalem Keildefekt	totalem Keildefekt u. corticospongiösem Span
ΔL (μm)	78,5 ± 8,0	84,0 ± 4,7	83,2 ± 6,1 ⟵ p <0,001 ⟶	154,4 ± 33,6 ⟵ p <0,001 ⟶	267,4 ± 42,4 ⟵ p <0,001 ⟶	179,5 ± 16,5
Δl (μm)	1,9 ± 0,4	9,4 ± 4,5	7,8 ± 3,8 ⟵ p <0,001 ⟶	85,0 ± 34,5 ⟵ p <0,001 ⟶	193,0 ± 28,5 ⟵ p <0,001 ⟶	87,8 ± 21,6
ε pl (°/oo Dehnung)		0,043 ± 0,023	0,024 ± 0,020 ⟶ ⟵ p <0,001 ⟶	0,257 ± 0,074 ⟵ p <0,001 ⟶	0,392 ± 0,056 ⟵ p <0,001 ⟶	0,213 ± 0,046

bessern. Hierdurch kann ein mechanisch günstigeres Transplantatlager für die in jedem Fall notwendige Spongiosaplastik bereitgestellt werden.

Zusammenfassung

Unter Biegedruckbelastung in der Frontalebene wurden Stabilität und Plattenbeanspruchung verschiedener Osteosynthesebedingungen des Femurschaftes geprüft. Die Festigkeit der Druckplattenosteosynthese wurde unter Einbeinstandbelastung akut nicht gefährdet. Die Stabilität von Defektosteosynthesen war sowohl bei lateraler Abstützung, wie auch nach Verschraubung eines medialen corticospongiösen Spans signifikant verbessert.

Summary

Stability and plate strain of internally fixed femoral shaft fractures at different sites were tested under bending and compression loads. Stability of osteosynthesis with compression plate was not acutely affected by stresses encountered when standing on one leg. When fractures with a bone defect were treated by plate fixation stability was improved significantly when lateral support was preserved or when a medial cortico-spongious bone chip was used.

Literatur

1. BURRI, C,: Posttraumatische Osteitis. Bern-Stuttgart-Wien: Huber 1974
2. DIEHL, K.: Stabilität und Beanspruchung von Osteosynthesen des Ober- und Unterschenkels bei Frühmobilisation. Unfallheilkunde 79, 81 (1976)
3. KRISCHAK, K., BURRI, C., LINTNER, P.: Autologe cortico-spongiöse Späne bei infiziertem Knochendefekt. Langenbecks Arch. Chir. (im Druck)
4. SCHWEIBERER, L.: Der heutige Stand der Knochentransplantation. Chirurg 42, 252 (1974)
5. WEBER, B.G., CECH, O.: Pseudarthrosen. Bern-Stuttgart-Wien: Huber 1973

Dr. P. Lintner, Chirurgische Universitätsklinik, Abteilung für Unfallchirurgie, Steinhövelstraße 9, D-7900 Ulm-Safranberg

18. Veränderungen der Knochenstruktur durch Plattenosteosynthese am Röhrenknochen bei Versuchstieren im Wachstumsalter*

C. D. Wilde, K. M. Stürmer und H. Weiß

Universitätsklinikum der Gesamthochschule Essen, Abteilung für Unfallchirurgie (Direktor: Prof. Dr. med. K.P. Schmit-Neuerburg)

Im Tierexperiment wurden Tibialängendifferenzen nach Plattenosteosynthese von Osteotomien beim jungen Schaf von durchschnittlich 7,5 mm während eines 10monatigen Versuchszeitraumes erzeugt. Der Unterschied war um so größer, je länger die Implantate belassen und je öfter die Tiere operiert wurden (4).

Eine weitere Beobachtung bei diesen Versuchen waren ausgedehnte Knochennekrosen im Bereich des Plattenlagers distal der Osteotomie bei subperiostaler Plattenlage. Diese Platten waren 8 Monate implantiert (3).

In einer weiteren Versuchsreihe sollten folgende offen gebliebene Fragen beantwortet werden: 1. Welchen Wachstumsreiz bewirkt die Osteosyntheseplatte am unversehrten Knochen? 2. Welche Umbauvorgänge werden induziert? 3. Welche Funktion übernimmt das Periost in der Ernährung des wachsenden Knochens?

Methodik

Bei je vier 4-5 Monate alten "Deutsch-Schwarzkopf-Lämmern" wurde an Tibia und Radius eine schmale Druckplatte epi- bzw. subperiostal angelegt. Die Gegenseiten dienten als Kontrolle. Durch polychrome Sequenzmarkierung in 2monatigen Abständen wurden während der 8monatigen Versuchsdauer die corticalen Umbauvorgänge festgehalten. Um 4 Wochen zeitversetzt wurden ebenfalls in 2-Monatsintervallen Röntgenkontrollaufnahmen aller 4 Extremitäten zur Bestimmung von Längenveränderungen angefertigt.

An je 3 Tieren gleichen Alters und gleicher Rasse wurden nach epi- bzw. subperiostaler Plattenanlage an beiden Tibiae 2 und 4 Wochen nach der Operation eine Micropaque-Angiographie der Unterschenkel durchgeführt. Bei je 3 weiteren Tieren wurde eine Osteotomie in Tibiamitte durch DC-Plattenosteosynthese stabilisiert, das Periost blieb intakt bzw. wurde halbzirkulär abgelöst und

---

* Die experimentellen Untersuchungen wurden mit finanzieller Unterstützung der Deutschen Forschungsgemeinschaft durchgeführt.

über der Platte vernäht. 3 Wochen postoperativ wurden diese Tiere nach Micropaque-Gefäßfüllung getötet.

Ergebnisse

Zur Auswertung kamen alle operierten Tiere. Zweimal entwickelte sich nach subperiostaler Plattenanlage ein infiziertes Hämatom.

Zunehmende Längendifferenzen konnten während des Versuchszeitraumes nicht festgestellt werden. Bei Versuchsende betrug das Wachstumsplus durchschnittlich 2,5 mm, maximal 4 mm. Eine Beziehung zwischen Periostabhebung mit zunehmender Callusentwicklung oder reaktionslosem Periost und Mehrwachstum fand sich nicht.

Die Periostablösung bewirkte eine Übermauerung der Platte mit einer bis zu 1 cm starken Callusschale, die bereits 3 Wochen postoperativ röntgenologisch und klinisch deutlich sichtbar wurde und sich zunehmend corticalisierte. Im Angiogramm war dieses periostale Callusgewebe stark vascularisiert, die Gefäße waren senkrecht zur Platte bürstensaumartig angeordnet. Das intakte Periost reagierte auf die Plattenanlage nur mit Randwulstbildungen von Plattenstärke. Die Plattenentfernung war im ersten Fall schwierig, gelang im zweiten Fall leicht. Bei intaktem Periost zeigten die Corticalisquerschnitte im Plattenlager voll erhaltene Corticalisdicke mit streng auf die Breite der Platte begrenzter leichter Porosität. Das Ablösen des Periostes bewirkte unter der Platte eine Verschmälerung der Corticalis auf etwa 1/5 der ursprünglichen Dicke. Das Plattenbett war stark spongiosiert, teilweise trabeculär umstrukturiert (Abb. 1). Die makroskopisch sichtbaren Umbauvorgänge wurden durch polychrome Sequenzmarkierung festgehalten und waren während des gesamten Versuchszeitraumes in gleichem Maß gesteigert vorhanden. Die normale Corticalis des jungen Schafes zeigte im Vergleich dazu nur kleine inselförmige Zonen gesteigerten Umbaus. Appositionelles Wachstum fand im Plattenlager nicht statt. Die gesunde Tibia eines wachsenden Schafes wird von einem spärlichen Gefäßsystem versorgt, bestehend aus der A. nutritia und einigen großvolumigen Periostgefäßen. Die Angiogramme 2 und 4 Wochen postoperativ bestätigten, daß nach dem operativen Eingriff eine starke Vascularisierung des Knochens stattgefunden hat. Am Übersichtsangiogramm fanden wir bei intaktem Periost bis unmittelbar unter die Platte gefüllte Gefäße. Nach Periostablösung war der periostale Callus von einem dichten Capillarnetz durchwoben, jedoch waren die direkten cortico-periostalen Gefäßverbindungen unterbrochen. In dieser Versuchsgruppe hatte die endostale Capillarisierung ausgehend von der A. nutritia stärker zugenommen als an der Vergleichstibia mit intaktem Periost. Bei Osteotomie und DC-Plattenosteosynthese entstand im Angiogramm bis 1 cm distal der Osteotomie eine medullar-endostale Gefäßlücke bei sonst unverändertem Gefäßbild. Die zusätzliche Periostablösung bewirkte eine Verlängerung der gefäßfreien Strecke auf 3 cm.

Nach Plattenentfernung waren im Plattenbett sowohl im intakten Periost als auch direkt auf der Corticalis kontrastmittelgefüllte Gefäße makroskopisch sichtbar. Die Mikroangiographien vom intakten

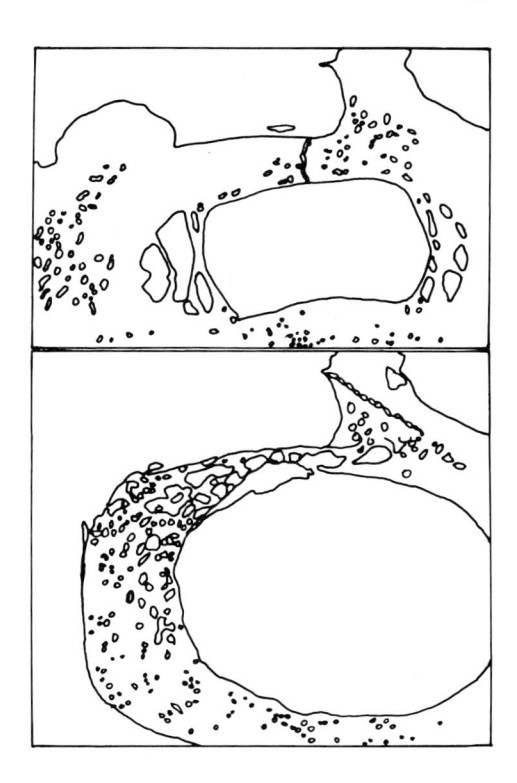

*Abb. 1. Corticale Struktur-
veränderungen. Periost intakt, Corticalisdicke er-
halten (oben). Subperiostale
Plattenlage, Spongiosierung
und Verdünnung der Corti-
calis (unten)*

Knochen ergaben bei intaktem Periost ein voll erhaltenes dichtes
Capillarnetz unter der Platte, von dem aus Gefäße in den Knochen
eindrangen und mit endostalen Gefäßen anastomosierten. Im peri-
ostfreien Plattenbett konnten bis zur Mitte der Corticalis keine
Gefäße dargestellt werden. Die endostalen Gefäße waren in Zahl
und Stärke gleich. Die außerhalb des Plattenlagers abgelösten
periostalen Gefäße hatten wieder Anschluß an die Cortex gefunden
und kommunizierten mit dem endostalen Gefäßnetz (Abb. 2).

Diskussion

In unseren Vorversuchen hatten wir bereits nachgewiesen, daß im
Tierversuch nach operativer Frakturbehandlung mit einem Längen-
zuwachs von durchschnittlich 7,5 mm zu rechnen ist. Davon ent-
fallen etwa 30% allein auf die angelegten Osteosyntheseplatten
und die dadurch veränderten Durchblutungsverhältnisse. Es spielt
dabei keine Rolle, ob das Periost vom Knochen abgelöst wird oder
haften bleibt. Einschneidende und für die biomechanische Qualität
des Knochens bedeutsame Veränderungen konnten an der Tibia des
jungen Schafes durch Ablösung der Knochenhaut auf halbe Circumferenz erzeugt werden, womit nachgewiesen wurde, daß dem Periost
in der Ernährung des jugendlichen Knochens eine wesentlich größere
Bedeutung zukommt als bisher angenommen.

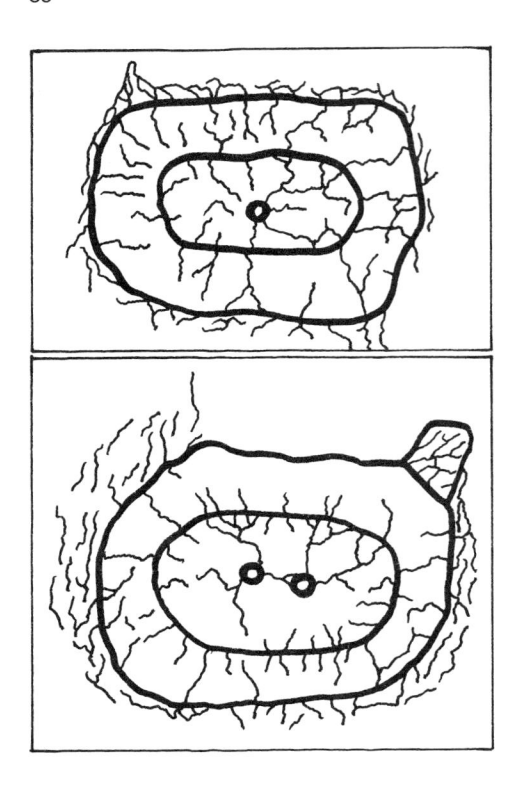

Abb. 2. Mikroangiographie.
Bei intaktem Periost gute
Gefäßdarstellung auch im
Plattenbett. Nach Periost-
abhebung sind das Platten-
lager und die angrenzende
Cortex gefäßfrei

Der Plattendruck auf das Periost kann selbst bei fest angezogenen
Schrauben nicht so stark sein, daß dadurch die periostale Durchblutung gedrosselt wird, wie dies von HERTEL (1) geäußert wurde.
Die Gefäße können 3 Wochen postoperativ gut gefüllt werden, die
Knochenstruktur wird auch nach 8monatiger Verweildauer durch die
Platte allein nicht wesentlich gestört. Nach Unterbrechung der
periostalen Durchblutung sind die unmittelbar unter der Platte
gelegenen Knochenanteile bis zu halber Corticalisbreite gefäß-
los und werden nekrotisch. 8 Monate nach Plattenanlage entspricht
diese corticale Minderdurchblutung einer Verdünnung des Cortex
auf etwa 1/5 der ursprünglichen Stärke. Bei gleichzeitiger Unterbrechung der endostalen Durchblutung durch zusätzliche Osteotomie
entwickelt sich somit zwangsläufig eine Knochenvollnekrose im
Plattenlager, wie von uns bereits nachgewiesen wurde.

Für die klinischen Belange ergibt sich aus unseren Versuchen:
1. Längendifferenzen nach Plattenosteosynthesen im Wachstumsalter
sind zu 30% durch die Metallimplantation bedingt. 2. Das jugendliche Periost wird durch Plattendruck nicht geschädigt. Wesentliche Cortexanteile werden von periostal her versorgt. Unterbrechung der periostalen Blutversorgung führt zu Teilnekroti-
sierung des Knochens, bei zusätzlicher Unterbrechung der endostalen Gefäßsysteme entwickelt sich im Plattenlager eine Knochenvollnekrose.

Zusammenfassung

An jungen Schafen wurde die Funktion des Periosts für den wachsenden Knochen untersucht. Deperiostierung und Plattenanlage an der Tibia verursachen corticale Teilnekrose und Spongiosierung der von endostal versorgten Knochenanteile. Durch Plattenanlage konnte ein durchschnittliches Mehrwachstum von 2,5 mm während einer 8monatigen Versuchsdauer erzeugt werden.

Summary

Periosteal function of growing bones was studied in young sheep. Periosteal devascularisation and tibial plate implantation caused partial cortical necrosis and porosity of endostally vascularized cortex. Plate implantation induced epiphyseal activities. After 8 months differences in bone length of 2.5 mm were observed.

Literatur

1. HERTEL, P., SCHWEIBERER, L.: Unfallchirurgische Operationen im Kindesalter. In: Breitner: Operationslehre, Bd. VI. München: Urban und Schwarzenberg 1976
2. SCHWEIBERER, L., et al.: Hefte Unfallheilkunde 119, 18-26 (1974)
3. WILDE, C.D.,et al.: Acta traumatol. 5, 1-9 (1975)
4. WILDE, C.D., et al.: Langenbecks Arch. Chir., Suppl. Chir. Forum 1973, 95-98

Dr. D.C. Wilde, Universitätsklinikum der Gesamthochschule Essen, Abteilung für Unfallchirurgie, Hufelandstraße 55, D-4300 Essen

19. Beurteilung der Sensibilität nach Digitalnervenwiederherstellung

M. Greulich, K. Riecker, U. Lanz und I. Wollschläger

Aus der Chirurgischen Universitäts-Klinik Würzburg (Direktor: Prof. Dr. med. E. Kern) und der Neurologischen Universitäts-Klinik Würzburg (Direktor: Prof. Dr. med. H.G. Mertens)

Bei der Untersuchung unserer Patienten, bei denen Digitalnerven wiederhergestellt wurden, interessierte uns:
1. Welchen Wert haben für die Prüfung der Sensibilität:
   - das Sensible Nervenaktionspotential?
   - die Zweipunktediskrimination?
   - der Millesi-Test?
   - der Moberg-Test?
2. Die Ergebnisse nach Naht und Transplantat.

Methodik

Zwischen 1972 und 1974 haben wir 36 Patienten mit Verletzungen im Hohlhand- und Fingernervenbereich operiert. Wir konnten 34 Patienten mit insgesamt 63 wiederhergestellten Digitalnerven nachuntersuchen; kürzester Abstand zur Operation 9 Monate.

In ca. 1/3 der Fälle wurden Nähte und in ca. 2/3 der Fälle Transplantate (N. suralis) durchgeführt; Nahtmaterial 1 oxo Nylon; Operation mit Hilfe des Mikroskopes.

Das sensible Nervenaktionspotential wurde nach antidromer Reizung am Handgelenk mit Hilfe von Nadelelektroden über dem Verlauf des betroffenen Digitalnerven abgeleitet ([3]). Neu ist die Ausschaltung des volumengeleiteten Potentials. Dieses geht vom gesunden benachbarten Nerven aus und überlagert das Potential des wiederhergestellten Nerven. Deshalb wurde der gesunde Nerv des betroffenen Fingers mit 0,1% (1-2cc) Procain blockiert.

Um die Bestimmung der Zweipunktediskrimination ([4]) zu vereinfachen und zu standardisieren, haben wir den Zweipunktestern entwickelt: Meßstufen von 2, 3, 4, 6, 8, 10, 12, 15, 20, 25 mm sind radiär angeordnet. In einem zentralen Loch wird der Stern so gehalten, daß sein Eigengewicht (20 g) als standardisierter Auflagedruck wirkt.

Beim bekannten Moberg-Auflesetest müssen eine Reihe kleiner Objekte mit geschlossenen Augen aufgelesen und identifiziert werden.

Der Sensibilitätstest nach Millesi ist von der Blindenschrift inspiriert. Wir führten ihn mit Hilfe der von PALAZZI-COLLES entwickelten Testplättchen durch. Er erlaubt eine Klassifikation des Ergebnisses selektiv für einzelne Digitalnerven in die Stufen. Der Patient kann: I. nichts fühlen; II. Umrisse fühlen; III. Linien folgen; IV. Figuren erkennen; V. Buchstaben erkennen.

Ergebnisse

Die Verteilung des Gesamtergebnisses in der Zweipunktediskrimination ergibt sich daraus, daß Naht und Transplantat einander bei der Nervenwiederherstellung ergänzen (Abb. 1): Transplantiert wurde, wenn eine Naht ohne Spannung nicht möglich war; in der Hälfte der Fälle wurden z.B. Defektstrecken von 3,5-4,5 cm überbrückt. Die Ergebnisse von Naht und Transplantat sind wegen der verschiedenen Ausgangssituation somit nicht vergleichbar (Abb. 2).

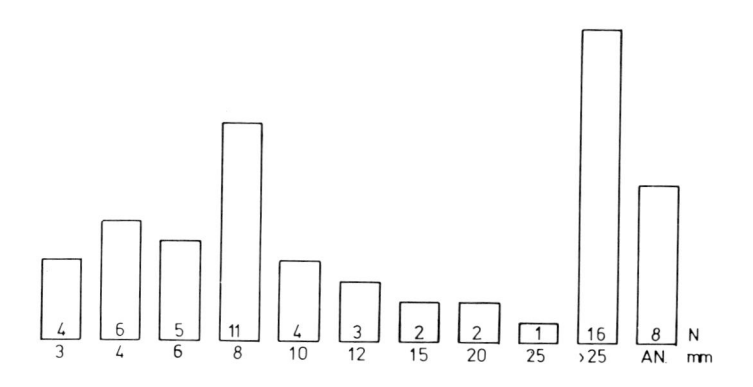

Abb. 1. Zweipunktediskrimination Gesamtergebnis: Es zeigen sich zwei Maxima: Die durchschnittlichen guten Ergebnisse bei 8 mm und die unbefriedigenden Ergebnisse mit Schutzsensibilität oder Anaesthesie

In fast der Hälfte der Fälle fanden sich deutliche Kälteempfindlichkeit und trophische Störungen; vor allem nach schweren Verletzungen mit gleichzeitiger Durchtrennung mehrerer Digitalnerven und -arterien. Es handelt sich wahrscheinlich um Durchblutungsstörungen. Von der primären Wiederherstellung von Digitalarterien ist hier ein Fortschritt zu erhoffen.

Zweipunktediskrimination

Nähte: 2-6: 11; 8-12: 7; 15-25: (klein); >25 mm: 9

Transplantate: 2-6: 5; 8-12: 11; 15-25: 4; >25 mm: 16

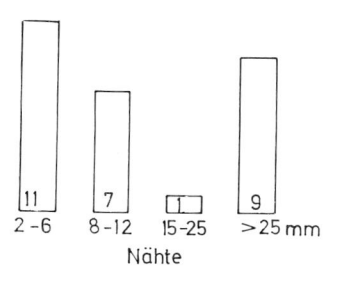

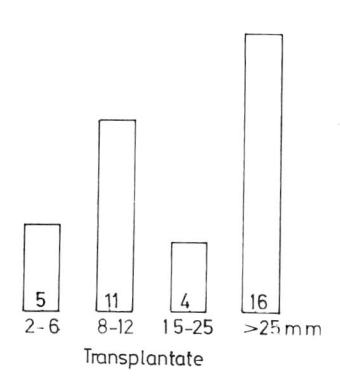

Abb. 2. Ergebnisse Naht und Transplantat: Transplantat wenn spannungsfreie Naht unmöglich, d.h. in der Regel bei wesentlich ungünstigerer Ausgangssituation

Die Leitgeschwindigkeit des sensiblen Aktionspotentiales war in der Regel im Bereich der Norm. Form und Höhe dieses Potentials waren jedoch regelmäßig stark verändert. Es war erniedrigt und aufgesplittert. Die Höhe des sensiblen Aktionspotentials korrelierte nur schwach mit der Zweipunktediskrimination (Korrelationskoeffizient r = 0,23). Das sensible Aktionspotential scheint deshalb als objektiver Maßstab für die Bewertung der sensiblen Wiederherstellung wenig geeignet. Der Moberg-Test erwies sich als ein sensibler Indikator für Verluste im Bereich des Spitzgriffes zwischen Daumen und Zeigefinger. Er deckte die vom Patienten gewählten Ersatzgreifformen auf. Die Verlängerung der Auflesezeit gibt zudem einen quantitativen Anhalt für das Ausmaß der Behinderung. Der Millesi-Test zeigte gute Korrelation mit der Zweipunktediskrimination (Korrelationskoeffizient r = 0,56) (Abb. 3). Seine Stufen scheinen echten funktionellen Schwellenwerten zu entsprechen.

Die Zweipunktediskrimination nach WEBER ist zwar abhängig von der Mitarbeit des Patienten, d.h. ein subjektiver Sensibilitätstest (5). Sie scheint uns jedoch noch immer der gültige Maßstab für die sensible Wiederherstellung zu sein.

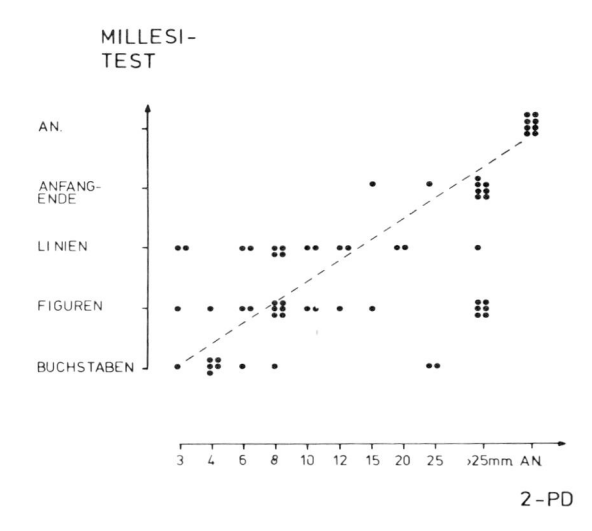

Abb. 3. Korrelation zwischen Millesi-Test und Zweipunktediskrimination; der Korrelationskoeffizient r = 0,56 spricht für eine gute Aussagekraft des Millesi-Testes für die funktionelle Wiederherstellung

Zusammenfassung

1. Nervennaht und autologes Transplantat ergänzen einander bei der Nervenwiederherstellung.
2. Das sensible Nervenaktionspotential scheint wenig geeignet zur objektiven Beurteilung der Ergebnisse.
3. Der Moberg-Test zeigt Ausfälle im Bereich des Spitzgriffes.
4. Die Zweipunktediskrimination scheint der gültige quantitative Maßstab für die sensible Wiederherstellung zu sein. Ihre Bestimmung wird durch den Zweipunktestern vereinfacht.
5. Der Millesi-Test korreliert gut mit der Zweipunktediskrimination.

Summary

1. In the reconstruction of nerves suture and autogenous grafts are employed in a complementary way.
2. The action potential of sensory nerves does not seem to be an objective parameter to evaluate the results.
3. The Moberg-test detects deficits of the pinch.
4. Two-point-discrimination seems to be the most valid quantitative measurement for sensible reconstruction. The examination is simplified by the two-point-star.
5. The Millesi-test shows good correlation to two-point-discrimination.

Literatur

1. MILLESI, H.: Dokumentation und Bewertung prä- und postoperativer Befunde im Rahmen der Wiederherstellung verletzter peripherer Nerven. Med. Mitt. Braun Melsungen, 46, Heft 116 (1972)
2. MOBERG, E.: Criticism and Study of Methods for Examining Sensibility in the Hand. Neurology (Minneap.) 12, 8 (1962).
3. MUHEIM, G., NIGST, N., MUELLER, H.R.: Wert der funktionellen Untersuchungsmethoden nach Fingernervendurchtrennungen. Handchirurgie 1, 25-27 (1969)
4. WEBER, E.H.: Über den Tastsinn. Arch. Anat. Physiol. wissensch. Med. 1835, 152-160
5. ZRUBECKY, G.: Die Hand, das Tastorgan des Menschen. Beilagehefte zur Z. Orthop., Bd. 93

Dr. M. Greulich, Chirurgische Universitäts-Klinik,
D-8700 Würzburg

20. Tierexperimentelle Untersuchungen über die Beeinflussung der Neurombildung

K. Ocker, H. D. Seitz, H. E. Köhnlein und K. H. Schwandt

Chirurgische Klinik II der Medizinischen Hochschule Hannover im
Krankenhaus Oststadt (Direktor: Prof. Dr. med. H.E. Köhnlein)

Nach Nervendurchtrennungen bei Amputationsstümpfen kommt es am
proximalen Nervenende zu Reparationsvorgängen, die als Neurombildungen mit aussprossenden Nervenfasern bei den Patienten in
vielen Fällen zu erheblichen Beschwerden führen.

Es sind im Verlauf der Zeit zahlreiche Methoden und Versuche angestellt worden, um auf physikalische, chemische oder biologische Art die Neurombildung zu verhindern oder zumindestens zu
hemmen.

So wurde in den letzten 10 Jahren unter anderem wiederholt versucht, die Neurombildung mit Injektionen von Cortisonderivaten
günstig zu beeinflussen. Die in der Literatur mitgeteilten Ergebnisse waren unterschiedlich und ließen insbesondere keine
Aussage über die Wirkungsweise dieser verschiedenen therapeutischen Maßnahmen zu. Um diese Frage weiter zu klären, haben wir
in einer großen Versuchsserie an Ratten die lokale und parenterale
Wirkung von Triamcinolon auf die Neurombildung bei durchtrennten Nn. ischiadici untersucht.

Material und Methode

Die 160 Versuchstiere wurden aufgeteilt in je zur Hälfte jugendliche Tiere mit einem Körpergewicht von 100 g und erwachsene
Tiere von 300 g Körpergewicht. Diese wurden jeweils wieder unterteilt in Überlebenszeiten von 5 Wochen und 9 Wochen. Wir hatten
vier mal vier Versuchsgruppen zu je 10 Tieren.

Bei den Tieren aller Versuchsgruppen wurde der rechte N. ischiadicus stets in gleicher Höhe und auf einer Standardlänge von
1 cm reseziert. In der ersten Gruppe blieb die Resektionsstelle
unbehandelt und wurde nur, wie alle übrigen auch, mit einer Hautnaht verschlossen. In der zweiten Versuchsgruppe wurde nach der
Resektion 1 ml 0,9% NaCl-Lösung lokal injiziert. Die Tiere der
dritten Gruppe bekamen nach der Standardresektion 1 mg Triamcinolon in 1 ml Kristallsuspension aufgelöst als Volon A intramusculär gespritzt. Bei der vierten Gruppe wurde die gleiche Menge
Triamcinolon lokal perineural an die Resektionsstelle injiziert.
Nach jeweils 5 Wochen bzw. 9 Wochen wurden die Tiere getötet,

die Neurome freigelegt und entnommen, makroskopisch vermessen und in Serienschnitten histologisch untersucht.

Ergebnisse

Eine Neurombildung trat bei allen Versuchstieren auf und konnte auch durch die lokale Applikation von Triamcinolon nicht verhindert werden. Sie bestand in allen Fällen aus zwei Komponenten, zum einen in einer keulenförmigen Auftreibung, zum anderen in einer Aussprossung von Nervenfasern.

Die keulenförmige bzw. kolbige Auftreibung war in den ersten drei Versuchsgruppen 5 Wochen nach der Nervenresektion etwa 4 mm lang, ihre Dicke entsprach etwa dem 1,5fachen der ursprünglichen Nervendicke. Bei den lokal mit Triamcinolon behandelten Tieren war der kolbige Anteil des Neuroms ebenfalls 4 mm lang, jedoch im Vergleich zu den anderen Gruppen erheblich dicker. Diese Entwicklung zeigte sich in ähnlicher Weise bei den Tieren mit einer Überlebenszeit von 9 Wochen. Hier ging der kolbige Anteil des Neuroms in den ersten drei Gruppen sogar in seiner Größe zurück, während er sich in der vierten Gruppe bei gleicher Größe gehalten oder sogar noch vergrößert hatte. Diese Entwicklung war bei den Tieren mit 100 g Gewicht und denen mit 300 g Gewicht gleich.

Die zweite Komponente, d.h. die Aussprossung der Nervenfasern differierte dagegen in den einzelnen Versuchsgruppen stark (Abb. 1).

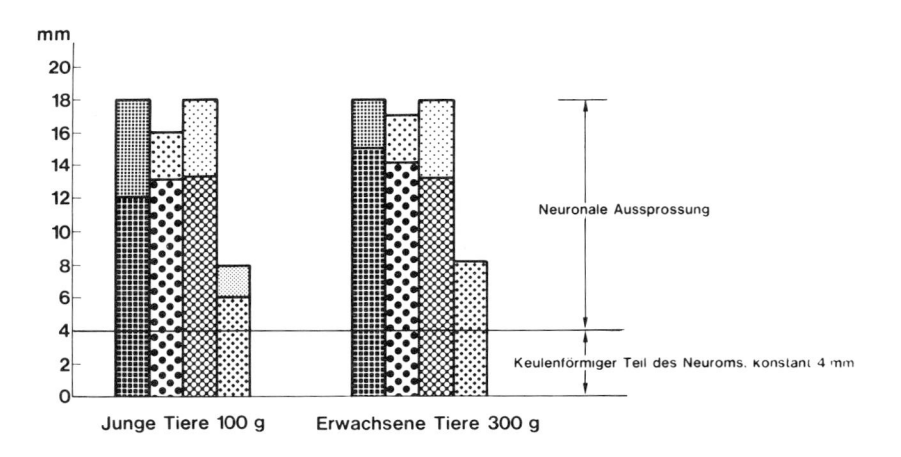

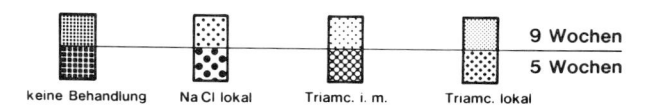

Abb 1. Darstellung der unterschiedlichen neuronalen Aussprossungslängen in den vier Versuchsgruppen bei konstantem keulenförmigen Neuromteil

Bei den jugendlichen Tieren betrug die Aussprossunglänge in den
ersten drei Gruppen nach 5 Wochen 9 mm, nach 9 Wochen postoperativ sogar 13 mm. Bei den mit Triamcinolon lokal behandelten
Tieren der vierten Gruppe wurde dagegen nur eine Aussprossungslänge von 2 mm bzw. nach 9 Wochen von 4 mm gemessen. Dies entspricht einer Verminderung von etwa 70% gegenüber den Vergleichsgruppen. Ein ähnliches Verhalten zeigte sich auch bei den ausgewachsenen Tieren. Hier betrug das Längenwachstum in den Gruppen
eins bis drei 10 mm nach 5 Wochen und 14 mm nach 9 Wochen. In
der vierten Gruppe war nach 5 Wochen ein Anwachsen der Neuromfasern auf 5 mm zu beobachten. Danach fand jedoch in der Zeit
bis zur 9. Woche kein zusätzliches Längenwachstum mehr statt.

Ein weiterer Unterschied fand sich bei der makroskopischen Beurteilung. Während in den drei ersten Gruppen, die nicht lokal
mit Triamcinolon behandelt wurden, die Aussprossung spitz ausgezogen war, war sie in der vierten Gruppe breit und besenreiserartig (Abb. 2).

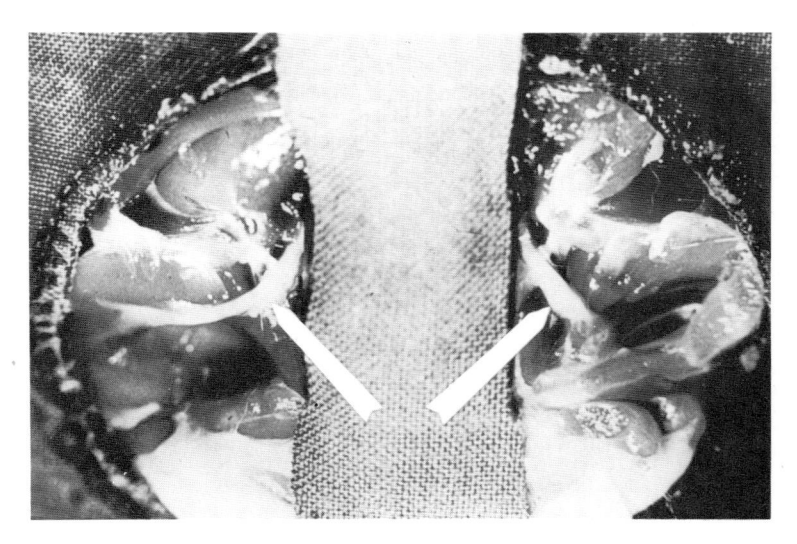

Abb. 2. Neuronale Aussprossung, rechts lokal mit Triamcinolon behandelt, links unbehandelt

Mikroskopisch fanden wir bei allen Gruppen in den ersten Tagen
eine Zone der ascendierenden vacuoligen Degeneration. Später
dann zeigte sich eine nach distal schmaler werdende Aussprossung,
wobei die Muskulatur als Leitschiene benutzt wurde. Außerdem war
im gesamten Neurom eine starke Proliferation von Schwannschen
Zellen zu finden. Sie war in der Aussprossung nach peripher
ausgerichtet und von reichlich Fibroblasten, Fibrocyten, kollagenen Fasern und Blutgefäßen begleitet. Dabei nahm dieses nichtneuronale Gewebe nach distal immer mehr überhand und war am Ende
des aussprossenden Neuroms nur noch allein zu finden. Bei den
lokal mit Triamcinolon behandelten Tieren fanden wir zwar ein im

Prinzip gleiches Verhalten, jedoch bei einem deutlich geringeren Längenwachstum und nur vereinzeltem Einwachsen von Nervenfasern in das umgebende Gewebe. Außerdem zeigte sich hier eine deutliche Verminderung sowohl der Fibroblasten als auch der kollagenen Fasern. Das Epineurium war nur sehr gering vascularisiert und die Proliferation von Schwannschen Zellen erheblich geringer.

Diskussion

Als Ursache für dieses Verhalten wird von vielen Autoren eine Störung im Protein-Metabolismus durch das Triamcinolon angenommen. Dazu tritt wahrscheinlich noch eine kollagenolytische Wirkung, die von Untersuchungen mit Cortison auf Narbenhypertrophien und Keloide bekannt ist. Außerdem muß man annehmen, daß unter Cortisongabe auch die Mitoserate der Schwannschen Zellen ebenso wie der endoneuralen Zellen und der Zellen der Gefäßwände deutlich reduziert wird. Auch hierbei ist die Ursache in einer Störung des Protein-Metabolismus zu suchen. Die genaue biochemische Wirkungsweise des Triamcinolon konnte durch diese Untersuchung nicht geklärt werden.

Schlußfolgerung

Im Hinblick auf eine therapeutische Anwendung scheint uns nicht so sehr die kolbige Auftreibung des Neuroms an der Dissektionsstelle wichtig zu sein, sondern vielmehr die Aussprossung. Sie scheint die Tendenz zu haben, in das umgebende Gewebe einzudringen und dort durch ein "Einklemmen" die typischen späteren Beschwerden zu machen.

Ausgehend von dieser Vorstellung haben wir begonnen, eine Reihe von Patienten, die über erhebliche Neuromschmerzen vor allem im Bereich der Finger klagten, mit vorsichtigen lokalen Gaben von Triamcinolon zu behandeln. Die Mehrzahl der Patienten wurde nach kurzer Zeit beschwerdefrei. Eine systematische Untersuchung mit Langzeitergebnissen wird zur Zeit unternommen.

Zusammenfassung

Anhand der tierexperimentell gewonnenen Ergebnisse und der klinischen Erfahrungen ist festzustellen, daß die Neurombildung durch die lokale Anwendung von Triamcinolon nicht verhindert werden kann. Die für die Beschwerden verantwortliche Aussprossung von Nervenfasern jedoch kann durch diese Behandlungsart unterdrückt oder ganz gestoppt werden.

Summary

In conclusion, the formation of the whole neuroma cannot be prevented completely by the local application of triamcinolon. The outgrowth of the neuronal fibres though, which seem to be responsible for the painful discomfort of the patients, can be suppressed or even prevented completely.

Literatur

1. KALLIO, E.: Effect of cortisone on amputation neuroma. Ann. Chir. Gynaec. Fenn. 44, 187-194 (1961).
2. LEHMANN, R.A., HAYES, G.J.: Degeneration and regeneration in peripheral nerves. Brain 90, 285-296 (1967).
3. SMITH, I.R., GOMEZ, N.H.: Local injection therapy of neuromata of the hand with Triamcinolon Acetonide. J. Bone Surg. 52 A, 71-83 (1970).
4. THOMAS, G.A.: The effect of cortisone on the cell proliferation and migration in peripheral nerves undergoing Wallerian degeneration. J. Embryol. exp. Morph. 2, 114-121 (1954).

Dr. K. Ocker, Chirurgische Klinik II der Medizinischen Hochschule Hannover im Krankenhaus Oststadt, D-3000 Hannover

21. Eine neue Methode der Anastomosierung durchtrennter peripherer Nerven

W. Duspiva[1], G. Blümel[2], Sylvia Haas-Denk[2] und Ingrid Wriedt-Lübbe[2]

Institut für Experimentelle Chirurgie der Technischen Universität München (Dir.: Prof. Dr. G. Blümel), Chirurgische Klinik der Technischen Universität München (Dir.: Prof. Dr. G. Maurer)

Auch feinstes Nahtmaterial bewirkt eine Fremdkörperreaktion bei der Anastomosierung von durchtrennten peripheren Nerven. Um diesen Nachteil der Naht zu vermeiden, wurden experimentelle Untersuchungen angestellt, bei denen die Nervennaht durch eine Klebung ersetzt wurde.

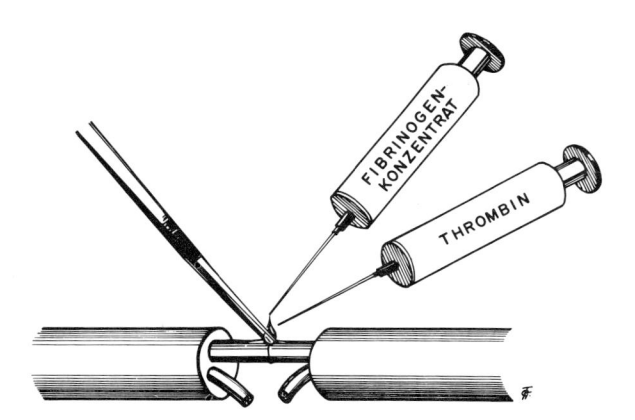

Abb. 1. Fibrinogen und Thrombin werden nacheinander aufgetropft

Methodik

Verwendet wurde dazu Humanfibrinogen^R (Behring), gelöst in physiologischer NaCl-Lösung und Fibrinkleber^R (Immuno), ein Humanfibrinogenkryopräcipitat. Diese wurden am Ort der Anastomose mit Thrombin - 1 Op Topostasin^R (Roche) gelöst in 3 ml Ringerlösung -

---

[1] Vortragender.
[2] Coautoren.

zur Gerinnung gebracht. Die Versuche am etwa 1,5 mm dicken und aus 3 Fascikeln bestehenden N. ischiadicus der Ratte (KG 300-400 g) sollten Aufschluß geben über das Schicksal des Fibrins an der Nervenanastomose, in Bezug gesetzt zur Reißfestigkeit der Anastomose. Untersucht wurden jeweils Gruppen von 10 geklebten Rattennerven; bei Operationsnde und 24 Stunden später wurde die Reißfestigkeit der Anastomosen bestimmt. Die einzelnen Gruppen unterschieden sich durch verschiedene Art und Konzentration des verwendeten Fibrinogens und verschiedene Zusätze zum Fibringerinnsel, wodurch einer lokalen Fibrinolyse durch gewebeständige Plasminogenaktivatoren entgegengewirkt werden sollte. Ergänzt wurden die Reißfestigkeitsuntersuchungen durch mikromorphologische und fibrinolyseautographische Befunde (Fibrinolyseautographie nach TODD (2) und semiquantitative Auswertung nach PANDOLFI (1)). Als Kontrolle dienten in mikrochirurgischer Technik mit 10-0 Nylon (Ethicon) fasciculär genähte Nerven.

Ergebnisse

An allen zwischen 8 Tagen und 12 Monaten postop. entnommenen und mikromorphologisch untersuchten genähten Nervenanastomosen fanden sich Fremdkörperreaktionen mit Granulomen, Riesenzellen und verstärkter Narbenbildung. In einem erheblichen Teil des Nervenquer-

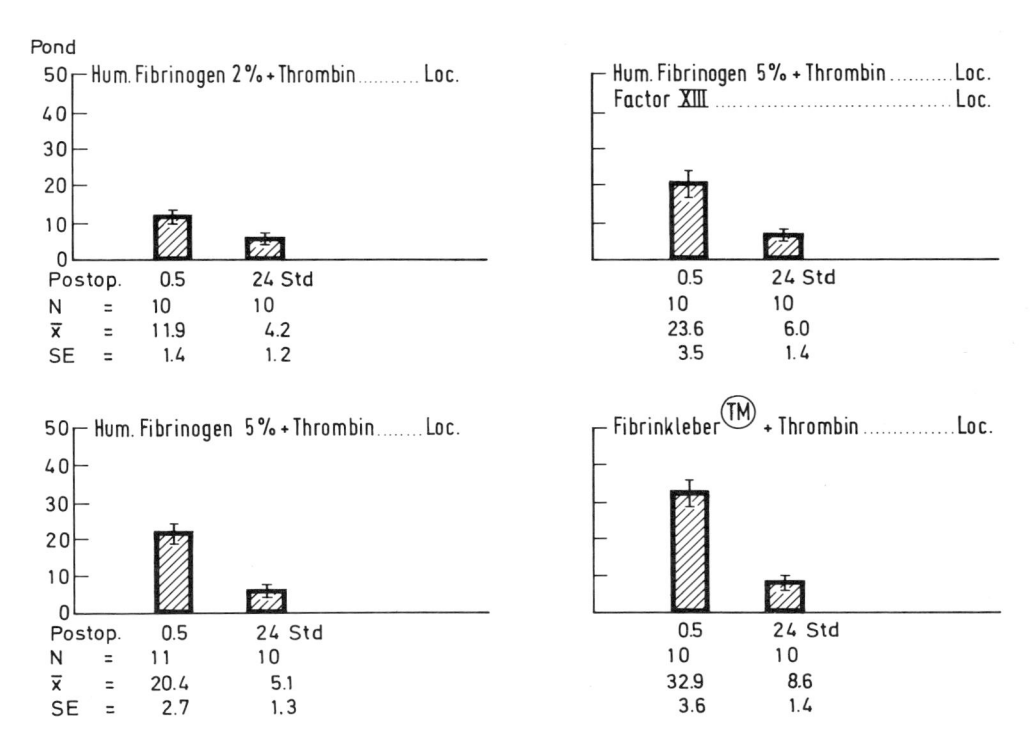

Abb. 2. Reißfestigkeit von geklebten Nervenanastomosen verschiedenartiger und verschieden konzentrierter Fibrinogenpräparate

schnittes war dadurch das Aussprossen und Vorwachsen der Axone behindert. Der Mittelwert der Reißfestigkeit von Perineuriumnähten der 3 Fascikel des N. ischiadicus der Ratte (5-7 Einzelknopfnähte) betrug bei Operationsende 80,2 p (StdF. 10,3), 24 Stunden später 79,0 p (StdF. 12,9) und 3 Tage p. op. 88,8 p (StdF. 13,0). Die Ergebnisse der Klebung mit 2%igem Humanfibrinogen, 5%igem Humanfibrinogen, 5%igem Humanfibrinogen mit Zugabe von Faktor XIII im Überschuß zum Gerinnsel (1 Op Topostasin^R (Roche) + 1 Op Faktor XIII^R (Behring) gelöst in 3 ml Ringerlösung) und Fibrinkleber (Immuno), der in etwa 10%iger Lösung als Kryopräcipitat vorliegt, sind in dem folgenden Mosaikbild angegeben (Abb. 2).

Daraus ist zu erkennen, daß es unter der Einwirkung der Plasminogenaktivatoren aus den Nervenstümpfen in vivo bereits nach 24 Stunden zu einer erheblichen Auflösung des Fibrinklebers und damit zu einem starken, hochsignifikanten ($p<0,01$) Abfall der Reißfestigkeit der geklebten Anastomosen kam.

Fibrinolyseautographische Untersuchungen zeigten bereits an frisch entnommenen Nervenstümpfen gewebeständige Plasminogenaktivatoren an. Es fand sich eine fibrinolytische Aktivität vom Lysegrad 2 bei Inkubation von 180 min und 37°C. Die fibrinolytische Aktivität der Nervenstümpfe stieg bis zum 6. Tag an (Lyse-

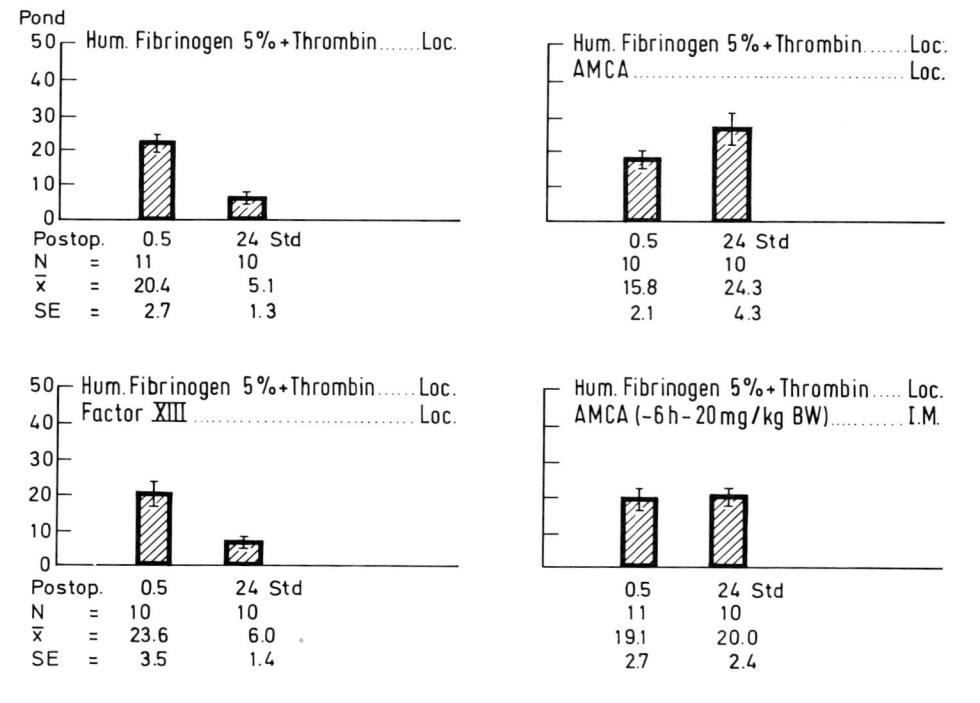

Abb. 3. Reißfestigkeit von geklebten Nervenanastomosen bei Verwendung von 5%igem Humanfibrinogen - links ohne Hemmung und rechts mit Hemmung der gewebeständigen Plasminogenaktivatoren

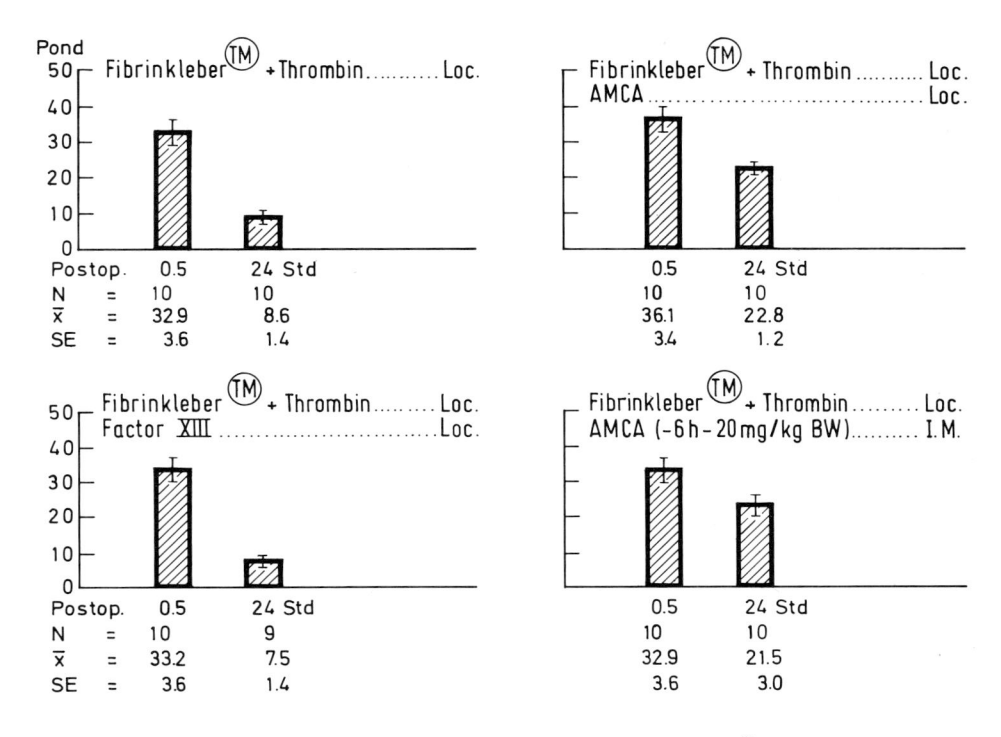

Abb. 4. Der gleiche Versuch mit Fibrinkleber^R

grad 3 bei Inkubation von 180 min), um dann nach 3 Wochen wieder zum Ausgangswert zurückzukehren. Im Tierversuch konnte die Auflösung des Fibringerinnsels (Fibrinkleber - Immuno, Topostasin - Roche) sowohl durch lokale, als auch durch systemische Gaben des synthetischen Fibrinolyseinhibitors AMCA (Cyclocapron^R - Kabi) wirkungsvoll gehemmt werden. Bei lokaler Gabe wurde 1 ml AMCA-Lösung zusammen mit 2 ml Ringerlösung zur Lösung des lyophilisierten Thrombins verwendet. Bei systemischer Gabe wurden 20 mg AMCA/kg KG alle 6 Stunden i.m. verabreicht (Abb. 3, Abb. 4).

Auch bei Zugabe von 20.000 E des natürlichen Proteinaseinhibitors Trasylol (1 ml) zum Thrombin kam es zu keinem signifikanten Absinken der Reißfestigkeit der mit Fibrinkleber geklebten Anastomosen 24 Stunden post operationem.

Bei Verwendung von plasminogenfreiem Fibrinogen vom Rind (Povite) kam es nach 24 Stunden ebenfalls zu keinem signifikanten Abfall der Reißfestigkeit, dies ist auch ein Beweis dafür, daß es sich bei der Abnahme der Reißfestigkeit postoperativ um einen Effekt der Fibrinolyse handelt. Bei mikromorphologischen Untersuchungen der Klebestellen fanden sich keine Fremdkörperreaktionen. An menschlichen Nervenstümpfen (Fingernerven, N. medianus) konnten mit Hilfe der Fibrinolyseautographie ebenfalls gewebeständige Plasminogenaktivatoren nachgewiesen werden.

Zusammenfassung

Durch lokale und systemische Gaben von natürlichen und synthetischen Fibrinolyseinhibitoren kann der zur Anastomosierung von Nerven verwendete Fibrinkleber gegenüber den gewebeständigen Plasminogenaktivatoren stabilisiert werden. Die vorzeitige Auflösung der Gerinnsel wird dadurch verhindert. Die geklebten Nervenanastomosen erreichten nicht die Reißfestigkeit von Nervennähten, haben jedoch den großen Vorteil der Vermeidung von Fremdkörperreaktionen. Die Klebetechnik mit Fibrinkleber in Verbindung mit Hemmung einer Fibrinolyse bietet sich an zur Vereinigung von nicht unter allzu großer Spannung stehenden Nervenstümpfen, insbesondere bei der Nerventransplantation.

Summary

Nerve anastomoses glued with "Fibrinkleber" can be protected from tissue plasminogen-activators both by natural and synthetic inhibitors of fibrinolysis whether administered locally or systemically. The glued nerve-anastomoses do not attain the bond strength of sutured nerves, but show less foreign body reaction. Gluing nerves with "Fibrinkleber" combined with inhibition of fibrinolysis would seem to be a good method for reuniting severed nerves. It may be especially useful in nerve transplantation if tension is avoided.

Literatur

1. PANDOLFI, M., BJERNSTAD, A., NILSSON, I.M.: Thrombos. Diathes. haemorrh. (Stuttg.) 27, 88-98 (1972)
2. TODD, A.S.: J. Path. Bact. 78, 281-283 (1959)

Dr. W. Duspiva, Institut für Experimentelle Chirurgie der Technischen Universität München, Ismaninger Straße 22,
D-8000 München 80

22. Die Wirkung sogenannter elektrodynamischer Potentiale an experimentellen reaktionsarmen Pseudarthrosen

H. Blümlein, U. Schneider, B. A. Rahn und S. M. Perren

Laboratorium für experimentelle Chirurgie, Schweizerisches Forschungsinstitut, Davos

Die Behandlung der verzögerten Frakturheilung mit "elektrodynamischen Potentialen" nach KRAUS beruht auf implantierbaren elektrischen Überträgern, in denen eine Wechselspannung über ein äußerlich angelegtes Magnetfeld induziert wird. Diese von KRAUS angegebene Methode soll die Knochenheilung durch Gefäßneubildung und vermehrte Neubildung von Osteonen fördern. Nach Prüfung der Magnetfeldkomponente der Methode KRAUS (3, 1, 7) wird in der vorliegenden Arbeit die Wirkung der kompletten Methode Kraus-Lechner - niederfrequentes magnetisches Wechselfeld und Wechselspannung - untersucht. Die Wirksamkeit der Methode wurde nach Absprache mit KRAUS an einem neuen reaktionsarmen experimentellen Pseudarthrosenmodell getestet.

Material und Methode

Als Versuchstiere verwendeten wir 8 Beagle-Hunde im Alter von 4-5 Jahren. Die Verfahrenstechnik der Methode wurde uns von Kraus geliefert. Sie bestand aus einem "Funktionsgenerator", der in angeschlossenen Magnetspulen ein magnetisches Wechselfeld (30 Gauss, 22 Hz) erzeugte, und aus implantierbaren, elektrischen Überträgern (500 mV, 60 Ω).

Während der Magnetfeldvorbehandlung über 1 Monat und der nach der zweiten Operation durchgeführten kombinierten Behandlung mit Magnetfeld und Wechselspannung über 2 Monate wurden 6 Serien von Röntgenkontrollen sämtlicher Pseudarthrosen angefertigt. Der Knochenumbau wurde während dieser Zeit mit Fluorochromen (Calceinblau, Xylenolorange, Calceingrün, Alizarinrot, Tetracyclin) markiert.

Vor Beendigung des Versuches wurden die Tiere mit Tusche angiographiert und die Überträger auf Funktionsfähigkeit überprüft. Danach präparierten wir die Radii für die Histologie: Jeder Radius wurde in einen distalen und proximalen Block zerteilt und in Methacrylat eingebettet. Wir verarbeiteten die Blöcke zu 70 µm dicken, unentkalkten Sägeschnitten in Längsrichtung. Von jedem Block wurde jeweils eine Mikroradiographie hergestellt. Die Auswertung der Röntgenbilder erfolgte im Blindversuch durch 9 Chirurgen, die bei jedem Hund zu beurteilen hatten, ob sich hinsichtlich der Pseud-

arthrosenheilung die rechte oder die linke Pseudarthrose während
der dreimonatigen Behandlungszeit günstiger entwickelt hatte, oder
ob kein Unterschied erkennbar war. Vorgelegt wurden hier Röntgenbilder der Pseudarthrosen zu Beginn und nach Abschluß der Behandlung.

Die Auswertung der histologischen Schnitte erfolgte im Hellfeld,
im Fluorescenzlicht, im polarisierten Licht und an Hand der Mikroradiographien. Diese Techniken wurden durch 3 Gutachter im Blindverfahren qualitativ ausgewertet. Neben der Beurteilung von Pseudarthrosenspalt, Callus und Cortex wurden die Schraubengewinde und
die Grenzzone der Kälteschädigung beachtet.

Resultate

Die Wundheilung verlief bei allen Hunden ohne Komplikationen. Infektionen traten nicht auf. Zur Prüfung der Methode Kraus standen
8 reaktionsarme Pseudarthrosen zur Verfügung. Weitere 8 Pseudarthrosen dienten als Kontrolle.

An beiden Radii von 8 Hunden resezierten wir in Schaftmitte ein
Segment von 4 mm Länge (5). Durch Anlegen einer von flüssigem
Stickstoff durchströmten Kühlsonde an die Osteotomieflächen
wurde der Radius nach proximal wie nach distal über eine Distanz
von 1 cm durch Tieffrieren ($-50^{\circ}C$) devitalisiert. Styropormanschetten schützten die umgebenden Weichteile vor Kälteeinfluß.
Die frei umherlaufenden Tiere entwickelten so Pseudarthrosen an
beiden Radii.

6 Monate nach dem operativem Eingriff wurde mit der Magnetfeldvorbehandlung der Pseudarthrosen begonnen. Zufällig wechselnd
zwischen rechts und links wurde jeweils eine Pseudarthrose in der
Magnetspule behandelt. Die Feldlinien verliefen dabei parallel
zur Knochenlängsachse. An der gegenseitigen Pseudarthrose legten
wir eine Kontrollspule von gleicher Form und gleichem Gewicht an,
die jedoch nur eine Abschirmung enthielt. Die Behandlung erfolgte
über 30 Tage während 10 Stunden pro Tag. Im Anschluß an die Magnetfeldvorbehandlung wurden in einer zweiten Operation alle 16
Pseudarthrosen mit einer AO-2, 7-DCP stabilisiert. Zusätzlich implantierten wir an den 8 im Magnetfeld vorbehandelten Pseudarthrosen elektrische Überträger. Als Elektrode diente in diesem Fall
eine 5-Loch-AO-Miniplatte mit angeschweißtem Kirschnerdraht, der
in einer vorgebohrten Rille die Pseudarthrose überspannte. Als
Gegenelektrode diente die stabilisierende AO-2, 7-DCP mit ihren
Schrauben. An 8 Kontrollpseudarthrosen wurden die gleichen Elektroden implantiert, während an Stelle der elektrischen Überträger
Attrappen gleicher Form und Größe eingesetzt wurden.

Postoperativ wurden die im Magnetfeld vorbehandelten und mit
elektrischen Überträgern ausgestatteten Pseudarthrosen erneut im
Magnetfeld behandelt, wodurch neben dem niederfrequenten Magnetfeld eine induzierte Wechselspannung von 500 mV auf die Pseudarthrose einwirkte. Diese Behandlung führten wir über 2 Monate
während 11 Stunden täglich durch.

Bei insgesamt 16 Pseudarthrosen, die durch Platten stabilisiert wurden, kam es in 3 Fällen zur Instabilität der Osteosynthese durch Schraubenlockerung, bei 2 Hunden (M.V.) auf der Kontrollseite und bei 1 Hund (J) auf der behandelten Seite, wobei durch die Plattenlockerung die elektrische Verbindung zwischen den Elektroden unterbrochen war. In 2 Fällen (M.R.) war zu Versuchsende ein Wackelkontakt am Überträger nicht auszuschließen. Zur röntgenologischen Beurteilung durch 9 Gutachter kamen 7 Hunde, nachdem 1 Hund (J) wegen Lockerung der Platte und Ausfalls des Überträgers auf der Behandlungsseite ausgeschieden war. Der röntgenologische Verlauf der Pseudarthrose wurde 4mal auf der Behandlungs- und 15mal auf der Kontrollseite besser beurteilt. 44mal wurde kein Unterschied gesehen.

Die Beurteilung der mikroskopischen Präparate im Hellfeld, im Fluorescenzlicht und im polarisierten Licht sowie der Mikroradiographien ergab keine objektivierbaren Unterschiede zwischen den nach der Methode Kraus behandelten Pseudarthrosen und den Kontrollen.

Diskussion

Die Auswertung der röntgenologischen, mikroradiographischen und histologischen Befunde ließ einen heilungsfördernden Einfluß der Methode Kraus-Lechner nicht erkennen. Röntgenologisch war kein Unterschied zwischen behandelten und Kontrollpseudarthrosen objektivierbar. Histologisch fand sich sowohl in Nähe des Pseudarthrosenspaltes als auch an der Übergangszone zwischen durch Kälte devitalisiertem Knochen und vitalem Bereich eine minimale Knochenverkalkung.

Gleichmäßig verteilt zwischen Kontrollpseudarthrosen und den nach Kraus behandelten Pseudarthrosen konnten wir Bereiche mit größerer und geringerer Umbauaktivität beobachten.

Von der Röntgenbeurteilung wurde ein Hund (J) ausgenommen, weil der Überträger ausgefallen war. Zusätzlich lag auf der Behandlungsseite Instabilität vor. Zwei weitere Hunde (M.V.), bei denen auf der Kontrollseite Plattenlockerungen vorlagen, wurden nicht eliminiert. In diesen beiden Fällen wurde die mit Magnetfeld und Wechselstrom behandelte Pseudarthrose trotz Stabilität nicht besser beurteilt als die Kontrollseite. Histologisch wurden trotz nur passagerer Wechselstromwirkung bei 3 Hunden (J.M.R.) alle Pseudarthrosen beurteilt, da alle behandelten Pseudarthrosen unter Einfluß des Magnetfeldes standen, dem nach Kraus (3) ein wesentlicher Einfluß zur Stimulation der Heilungsvorgänge am Knochen zukommt.

Nach Durchsicht der Literatur konnten wir keine statistisch gesicherten Aussagen über die Wirksamkeit der Methode KRAUS-LECHNER finden. Bei Prüfung der Magnetfeldkomponente der Methode konnten wir weder in vivo an tierexperimentellen Pseudarthrosen noch in vitro an embryonalen Rattenfemora einen Effekt bezüglich der Stimulation der Knochenheilung erkennen. Die Anwendung der kompletten Methode KRAUS-LECHNER im vorliegenden Versuch zeigte ebenfalls keine Beeinflussung des Knochengewebes in Sinne einer beschleunigten Heilung an dem von uns in Übereinstimmung mit KRAUS verwendeten Pseudarthrosenmodell.

Zusammenfassung

Die Methode zur Verbesserung verzögerter oder ausbleibender Knochenheilung nach KRAUS und LECHNER, die in der Behandlung mit niederfrequenten Magnetfeldern und Wechselstrom besteht, wurde an reaktionsarmen tierexperimentellen Pseudarthrosen auf ihre Wirksamkeit geprüft. Im Rechts/Links-Versuch an 16 beidseitigen Radiuspseudarthrosen konnten wir nach dreimonatiger Behandlung bei Auswertung im Blindversuch keine Wirkung feststellen.

Summary

The effect of the magnetic field and the alternating current according to the Kraus-Lechner model was investigated on experimental pseudarthroses in beagle dogs. The evaluation of 16 pseudarthroses showed no effect of the method Kraus-Lechner on healing.

Literatur

1. BLÜMLEIN, H., McDANIEL, J., ZIEGLER, W.J., PERREN, S.M.: Die Beeinflussung der Pseudarthrosenheilung durch magnetische Wechselfelder in vivo. Langenbecks Arch. Chir. Suppl. 1976
2. GERBER, H., CORDEY, J., PERREN, S.M.: Der Einfluß von Magnetfeldern auf Wachstum und Regeneration in der Organkultur. Langenbecks Arch. Chir. Suppl. 1976
3. KRAUS, W.: Wirkung langsam alternierender elektrischer und magnetischer Potentiale auf defektes Knochengewebe. Langenbecks Arch. Chir. Suppl. 1973
4. LECHNER, F.: Die Beeinflußung gestörter Frakturheilung durch elektro-magnetische Felder. Hefte Unfallheilk. 114, 325 (1972)
5. MÜLLER, J., SCHENK, R., WILLENEGGER, H.: Experimentelle Untersuchungen über die Entstehung reaktiver Pseudarthrosen am Hunderadius. Helv. chir. Acta 35, 301 (1968)

Dr. H. Blümlein, Laboratorium für experimentelle Chirurgie, Schweizerisches Forschungsinstitut, CH-7270 Davos

23. Elektromagnetische Stimulation infizierter Defektpseudarthrosen im Rechts-Links-Versuch am Beagle*

K. M. Stürmer[1], H. Kehr[2], K. Militzer[3], K. P. Schmit-Neuerburg und H. G. Schmitt

[1] Abteilung für Unfallchirurgie, Klinikum Essen (Direktor: Prof. Dr. Schmit-Neuerburg)
[2] BG-Unfallklinik Duisburg-Buchholz (Direktor: Prof. Dr. Hierholzer)
[3] Zentrales Tierlabor, Klinikum Essen (Leiter: P.D. Dr. Bonath)
[4] Institut für Medizinische Informatik und Biomathematik, Klinikum Essen (Direktor: Prof. Dr. Schmitt)

In tierexperimentellen Untersuchungen konnten bisher keine positiven Einflüsse der von KRAUS und LECHNER (5) empfohlenen elektromagnetischen Behandlung bei verzögerter Frakturheilung und Pseudarthrosen nachgewiesen werden (2, 3, 4). In einem mit PERREN, BLÜMLEIN und KRAUS abgestimmten Forschungsprogramm untersuchten wir diese Behandlungsmethode an infizierten Pseudarthrosen und ihren Einfluß auf die Wundheilung.

Methodik

Bei 11 vierjährigen Beaglehündinnen wurden beidseits 3 mm große Ulnaschaftdefekte gesetzt, die Osteotomieenden hitzenekrotisiert und mit 10^8 Staphylococcus aureus SG 511 infiziert. Radiusresektionen hatten sich wegen einer hohen Quote an nachfolgenden Ulnafrakturen nicht bewährt. Nach 10 Wochen begann rechts eine vierwöchige Magnetfeldvorbehandlung mit 50 Gauss, 22 Hz über 10 Stunden täglich. Der linke Vorderlauf diente als Kontrolle.

Anschließend wurden beidseits die Hautnarben und das Pseudarthrosengewebe zur histologischen Untersuchung excidiert und die Pseudarthrosen mit um 90° versetzten Doppelplatten als Elektroden stabilisiert (Abb. 1). Rechts wurde ein 500 mV-Übertrager, links eine gleichartige Atrappe implantiert. Es erfolgte Reinfektion mit demselben Keim und elektromagnetische Wechselstrombehandlung über 8 Wochen, 10 Stunden täglich rechts, Kontrollspule links.

Zur polychromen Sequenzmarkierung wurden vor und nach Magnetfeldtherapie und dreimal während der elektromagnetischen Behandlung in der Reihenfolge Calceinblau, Xylenolorange, Calceingrün, Alizarinkomplexon und Tetracyclin gegeben. Alle 3 Wochen wurden

* Mit Unterstützung der Deutschen Forschungsgemeinschaft.

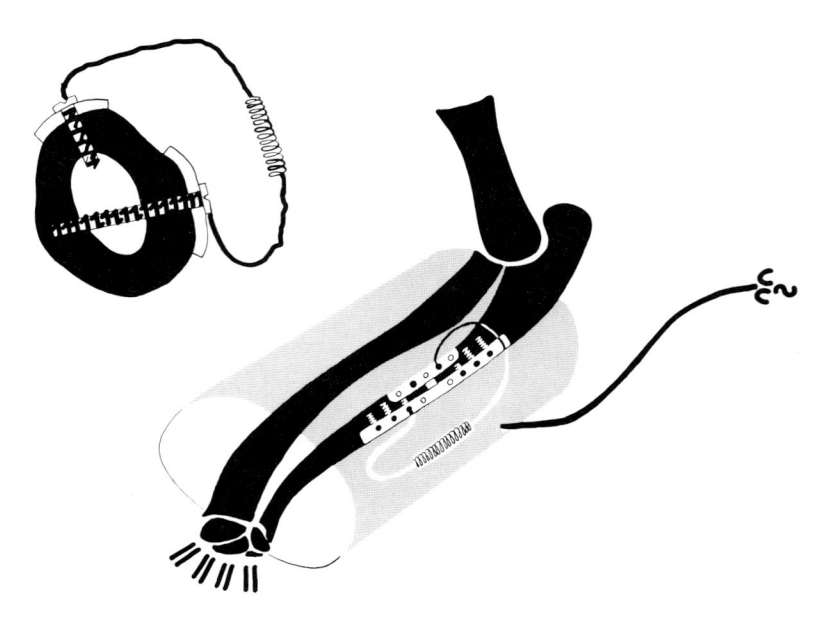

Abb. 1. Lage der Pseudarthrose und Anordnung der Implantate

Röntgenbilder angefertigt. Bei Versuchsende erfolgte eine intravitale Gefäßfüllung mit Tusche und Micropaque. Die Kontakte und die Übertragerfunktion wurden vor Implantatentnahme von KRAUS geprüft.

Die Präparate wurden paarweise im Faxitron-Röntgengerät in 2 Ebenen geröngt und von 6 Gutachtern im Blindverfahren nach folgenden Kriterien beurteilt: Infektzeichen, Schraubenlockerung, Knochenumbau, Menge und Dichte des periostalen und endostalen Callus, Defektgröße und Dichte des Pseudarthrosenspaltes, Überbrückungstendenz und Gesamturteil. Unterschiede konnten nach einer Rangskala von 0-3 Punkten bewertet werden. Die Mediane der Differenzwerte wurden nach dem Wilcoxon-Test für Paardifferenzen bei einem vereinbarten Signifikanzniveau von 5% verglichen.

Die gesamten unentkalkten Ulnae wurden nach Metacrylateinbettung in je 4 Längsschnitte auf der plattenfernen Seite sowie je 80 Querschnitte à 400 µm gesägt, mikroangiographiert, dann auf 60 µm heruntergeschliffen, mikroradiographiert und zur Fluorescenzbeurteilung eingedeckt. In Längsrichtung und quer auf 5 verschiedenen Höhen wurden 5 µm dicke Schnitte zwischengeschaltet und nach MASSON-GOLDNER gefärbt.

Im Corticalisbereich proximal und distal der Pseudarthrose wurden je 4 Querschnittradiographien mit dem Zeiss-Integrationsokular I hinsichtlich Knochenneubildung, Hohlräumen und alter Corticalis blind planimetriert. Je 1000 Punkte wurden proximal und distal ausgezählt und mit Hilfe der Varianzanalyse im Computer ausgewertet. Die Beurteilung der Mikroangiographien, Fluorescenzmarkierungen und Dünnschnitte erfolgte durch 2 Gutachter im Blindverfahren.

Die Hautnarben werden subcutan excidiert, mikroangiographiert und
die über die Narben kreuzenden Gefäße entlang einer Linie von
2 cm Länge ausgezählt. Im histologischen Narbenquerschnitt wurden
zudem die mit Tusche gefüllten Gefäße in je 10 Feldern à 280 x
396 µm rechts und links ausgezählt. Die Vergleiche von rechts und
links erfolgten nach WILCOXON.

Ergebnisse

Neun der elf Hunde kamen nach Entwicklung von beidseits gleichen
infizierten Defektpseudarthrosen in den endgültigen Versuch. Bei
Reoperation waren alle Wundabstriche beidseits steril; es fanden
sich weder in der Hautnarbe noch im Pseudarthrosengewebe histologische Unterschiede nach reiner Magnetfeldvorbehandlung zwischen
rechts und links. Nach Verplattung und Reinfektion entstanden bei
allen Tieren beidseits aktive Knocheninfekte bis Versuchsende.
Zwei Tiere wurden wegen Implantatlockerung beidseitig nachoperiert
und 3 Wochen länger behandelt. Die postmortale Prüfung der Überträger und Kontakte ergab bei 7 Hunden volle Funktion, jedoch bei
je 1 Hund einen Wackelkontakt und einen Kabelbruch in der 7.
Woche postoperativ. Makroskopisch waren alle Pseudarthrosen bei
Explantation gleich und elastisch beweglich.

Die Blindbegutachtung der Röntgenbilder durch 6 Gutachter ergab
für keines der 12 Kriterien signifikante Unterschiede zwischen
behandelter und unbehandelter Seite (Tabelle 1).

Tabelle 1. Quantitative und statistische Auswertung der Röntgenbilder, Mikroradiographien und des Anteils der Gefäße in den
Hautnarben. K = Kontrolle, S = Stimulation

Methode	Parameter	K	S	Signifik. $p<5\%$
Röntgenbegutachtung (6 Gutachter, Mediane d. Skala 0-3)	Periostaler Callus	-	2	nein
	Heilungstendenz	1	-	nein
	Gesamteindruck	1	-	nein
Mikroradiographie (Planimetrie je 2000 Punkte, Varianzanalyse)	Neuer Cortex	16,64%	17,23%	nein
	Hohlräume	7,95%	6,62%	nein
	Alter Cortex	75,77%	76,15%	nein
Mikroangiographie (Gefäßzählung, Wilcoxon-Test)	Gefäße, Hautnarbe	130,6 s=66,1	160,1 s=93,4	nein
Tuschefüllung (Gefäßzählung, Wilcoxon-Test)	Gefäße, Hautnarbe	8,34 s=2,06	10,34 s=3,11	nein

Die Planimetrie der mikroradiographierten pseudarthrosennahen Corticalis ergab keine signifikanten Unterschiede auf dem 5%-Niveau im Rechts-Links-Vergleich und im Vergleich zwischen proximal und distal: 1. Flächenanteil des neugebildeten Knochens, 2. Flächenanteil der unverkalkten Hohlräume, 3. Flächenanteil des erhaltenen Cortex (Tabelle 1).

In der Fluorescenzmarkierung fanden sich vor und während der reinen Magnetfeldbehandlung keine Unterschiede zwischen rechts und links. Nach Verplattung, Reinfekt und zusätzlicher Wechselstrombehandlung zeigten sich große individuelle Unterschiede im periostalen Callus und der Auffüllung des Markraumes, jedoch ohne Bevorzugung einer Seite. Ebensowenig ergaben die Mikroangiographie des Pseudarthrosenspalts, die Knochenneubildungstendenz und Osteoidbildung sowie die Faserausrichtung im Spalt bei Beurteilung im polarisierten Licht Unterschiede zugunsten der behandelten Seite.

Die Hautnarben zeigten makroskopisch keine Unterschiede zwischen rechts und links. Die Auszählung der die Narbe kreuzenden sowie der im Querschnitt getroffenen Gefäße ergab keine signifikante Gefäßvermehrung auf der behandelten Seite (Tabelle 1).

Diskussion

Nach KRAUS unterstützen die Magnetfelder seines Verfahrens die Sauerstoffdiffusion in die Zelle und damit die Bildung vascularisierten Bindegewebes, während die Mineralisation ein elektrophoretischer Prozeß sei, der von den elektrischen Potentialen seines Verfahrens intensiviert werde. Er empfiehlt die Behandlung "bei allen Frakturen und pathologisch verändertem Knochengewebe, deren Heilung auf Grund mangelhafter Durchblutung behindert ist." Die Heilung werde dadurch beschleunigt.

Das von uns untersuchte Tiermodell ahmt exakt die von KRAUS angesprochenen klinischen Problemsituationen nach: Es lagen bei Therapiebeginn Defektpseudarthrosen ohne jede Heilungstendenz vor. Unter der Therapie entwickelten sich keine objektivierbaren Unterschiede hinsichtlich Knochenbildung, Callusreaktion, Pseudarthrosenüberbrückung, Faserausrichtung im Pseudarthrosenspalt, Osteoidbildung und Gefäßvermehrung in Cortikalis, Pseudarthrosenspalt und den Hautnarben zwischen behandelter Seite und Kontrolle.

Somit fand sich weder eine signifikante Bestätigung für die beschriebene Gefäßneubildungstheorie noch der geringste signifikante Anhalt für die auch von BASSET ([1]) postulierte Knochenneubildung durch Nachahmung des Piezoeffektes unter elektromagnetischer Wechselfeldbehandlung. Insofern muß der postulierte Zusammenhang zwischen am Knochen auftretenden Piezoeffekten und dem WOLFFschen Gesetz in Frage gestellt werden.

Ergänzende Untersuchungen mit Spongiosaplastik werden derzeit durchgeführt.

Zusammenfassung

Die elektromagnetische Wechselstromstimulation nach der Methode KRAUS wurde an 9 infizierten Defektpseudarthrosen im Rechts-Links-Versuch an der Beagle-Ulna hinsichtlich Knochenneubildung, Defektüberbrückung und Gefäßanteil in Knochen und Hautnarbe untersucht. Wir fanden bei quantitativer und qualitativer Auswertung im Blindverfahren keinen signifikanten Einfluß der Behandlung.

Summary

Electromagnetic AC-stimulation according to the method of KRAUS was applied in 9 infected ununited ulnar fractures in the beagle. New cortical bone formation, bridging of the bone defect and the number of blood vessels in bone and soft tissue was assessed. Electromagnetic stimulation had no significant influence on bone healing or on the number of vessels.

Literatur

1. BASSET, C.A.L., et al.: Ann. N. Y. Acad. Sci. 238, 242 (1974)
2. BLÜMLEIN, H., et al.: Langenbecks Arch. Chir., Suppl. 1976, 281
3. BLÖMER, J., et al.: Langenbecks Arch. Chir., Suppl. 1976, 281
4. GERBER, H., et al.: Langenbecks Arch. Chir., Suppl. 1976, 286
5. KRAUS, W., LECHNER, F.: Münch. med. Wschr. 114, 1814 (1972)

Dr. K.M. Stürmer, Universitätsklinikum der Gesamthochschule Essen, Abteilung für Unfallchirurgie, Hufelandstraße 55, D-4300 Essen

24. Untersuchungen zu Verletzungsmuster und -ursache gurtgeschützter PKW-Insassen*

E. G. Suren[1], G. Stürtz[2], H. Tscherne[1], S. Behrens[1] und L. Gotzen[1]

[1] Unfallchirurgische Klinik der Medizinischen Hochschule Hannover
(Direktor: Prof. Dr. H. Tscherne)
[2] Institut für Landverkehrsmittel der Technischen Universität
Berlin (o. Prof. Dr. Ing. H. Appel)

Die Diskussion um die Wirksamkeit von Sicherheitsgurten und über gurtspezifische Verletzungen ist seit Einführung der Anschnallpflicht nicht beendet. Während zahlreiche Untersuchungen die positive Schutzwirkung der Gurte nachgewiesen haben, gibt es nur wenige Aussagen zum speziellen Verletzungsmuster bei gurtgeschützten PKW-Insassen.

Methodik

In 38 Monaten wurden durch das Unfallforschungsteam Hannover 795 Verkehrsunfälle mit PKW-Beteiligung dokumentiert, darunter 101 Unfälle mit 135 angegurteten Insassen. Grundlage der vorliegenden Analyse bilden 71 PKW-Unfälle mit reiner Frontalkollision (gegen PKW, LKW oder feststehende Objekte) und 100 angegurteten Insassen. Zur genaueren Differenzierung erfolgte eine Teilung des Insassenkollektivs (n = 100) in eine Gruppe mit "korrekter Gurtfunktion" (= Gruppe I) und eine mit "Gurtfehlfunktion" (= Gruppe II). In der Gruppe II handelt es sich um technisch fehlerhafte Gurtfunktionen, ungünstige Sitzkonstruktion und fehlerhafte Gurtanlage durch die Insassen. Insgesamt wurden die Verletzungen von 69 angegurteten Fahrern und 31 Beifahrern untersucht. Eine Gurtfehlfunktion (n = 31) konnte mit annähernd gleicher Häufigkeit bei 22 Fahrern und 9 Beifahrern ermittelt werden.

Die Bestimmung des Gesamtverletzungsschweregrades (OAIS) bzw. des Verletzungsschweregrades der Körperregionen (AIS) erfolgte nach der "Abbreviated Injury Scale" von 1976 (Tabelle 1). Als Maßstab für die zum Kollisionszeitpunkt in Deformationsarbeit umgewandelte kinetische Energie des Fahrzeugs wurde die Fahrzeugverformung mit Hilfe des "Vehicle Deformation Index (VDI) bestimmt (Abb. 1). Dieser errechnet sich aus dem Verhältnis von Deformationstiefe zur Originalfahrzeuglänge.

---

* Mit Forschungsmitteln der Bundesanstalt für Straßenwesen, Köln.

Tabelle 1. Einteilung der Verletzungsschweregrade (Abbreviated Injury Scale (OAIS)

Severity Code	Severity Category
0	No Injury
1	Minor
2	Moderate
3	Severe
4	Serious
5	Critical
6	Fatal

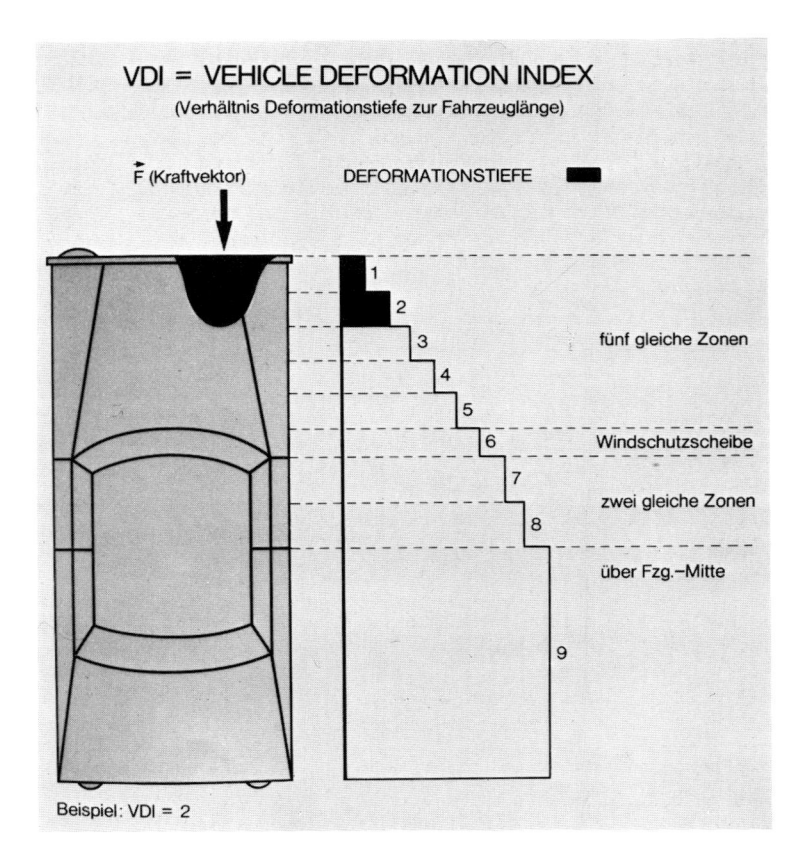

Abb. 1. Einteilung der Frontaldeformation nach VDI

Ergebnisse

Von den 100 angegurteten Insassen blieben 35 unverletzt, 49 wurden leicht-, 8 schwer- und 7 tödlich verletzt. In der Gruppe I (n = 69) fanden sich nur unverletzte (n = 35) bzw. leichtverletzte (n = 34) Insassen. Dagegen wurden alle Insassen der Gruppe II (n = 31) verletzt, darunter 9 schwer und 7 tödlich.

Die Aufschlüsselung nach Verletzungshäufigkeiten einzelner Körperregionen zeigt in der Gruppe I Verletzungsschwerpunkte im Thoraxbereich und an der unteren Extremität, während in der Gruppe II die Verletzungen des Kopfes und der unteren Extremität überwiegen (Abb. 2). Auffällig ist die Zunahme der Verletzungshäufigkeit aller Körperregionen in der Gruppe II, insbesondere der starke Häufigkeitsanstieg bei Kopf-, HWS- und Abdominal-/Beckenverletzungen. Der Vergleich der mittleren Verletzungsschwere AIS_m der Körperregionen ergibt für die Gruppe I eine insgesamt niedrige Verletzungsschwere infolge des hohen Anteils leicht- bzw. unverletzter Insassen. In der Gruppe II fällt die hohe Verletzungsschwere des Thorax sowie der Abdominal-Beckenregion auf. Zur Bestimmung des "Absoluten Traumatisierungsgrades" einer Körperregion wurde das Produkt aus Verletzungshäufigkeit und mittlerer Verletzungsschwere gebildet. Dieses weist als Verletzungsschwerpunkte für die Gruppe I Thorax und untere Extremitäten, für die Gruppe II Kopf und Thorax gefolgt von der Abdominal-Beckenregion aus. Die Aufschlüsselung der 7 tödlichen Gurtunfälle, die alle der Gruppe II zuzuordnen sind, unterstreicht die Gefährdungspunkte: 2 isolierte Thoraxtraumen (Aortenruptur; Lungenruptur und instabiler Thorax), 2 kombinierte Thorax-Schädelhirnverletzungen und eine kombinierte Abdomen-Schädelhirnverletzung.

% Häufigkeit	Absoluter Traumatisierungsgrad [% Häufigkeit × AlSm]	AIS$_m$	% Häufigkeit	Absoluter Traumatisierungsgrad [% Häufigkeit × AlSm]	AIS$_m$
100,0	180,0	1,8	20,3	4,67	0,23
19,3	7,7	0,4	7,3	0,5	0,07
45,1 36,1 36,1		0,8	8,6 0,8 0,8		0,09
77,4	162,5	2,1	33,3	14,3	0,43
64,5	141,9	2,2	17,4	2,96	0,17
83,9	109,0	1,3	33,3	12,6	0,38
Sicherheitsgurtunfälle (mit Gurtfehlfunktion; n=31)			Sicherheitsgurtunfälle (ohne Gurtfehlfunktion; n=69)		

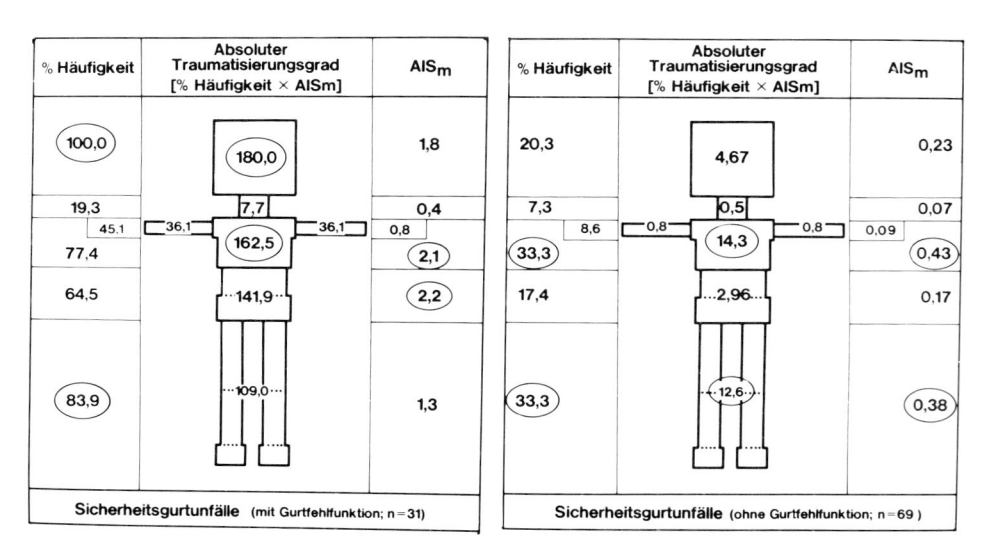

Abb. 2. *Verletzungshäufigkeit und -schwere der Körperregionen*

Zur Berücksichtigung der in Abhängigkeit von verschiedenen Parametern (u.a. der Kollisionsgeschwindigkeit) während der Kollisionsphase umgesetzten kinetischen Energien wurde die frontale Fahrzeugdeformation mit den Mittelwerten 5. Grades ($OAIS_{5m}$) der Gesamtverletzungsschwere korreliert (3). Danach steigt der Verletzungsschweregrad aller 100 Insassen mit zunehmender Fahrzeugdeformation progressiv an (Abb. 3).

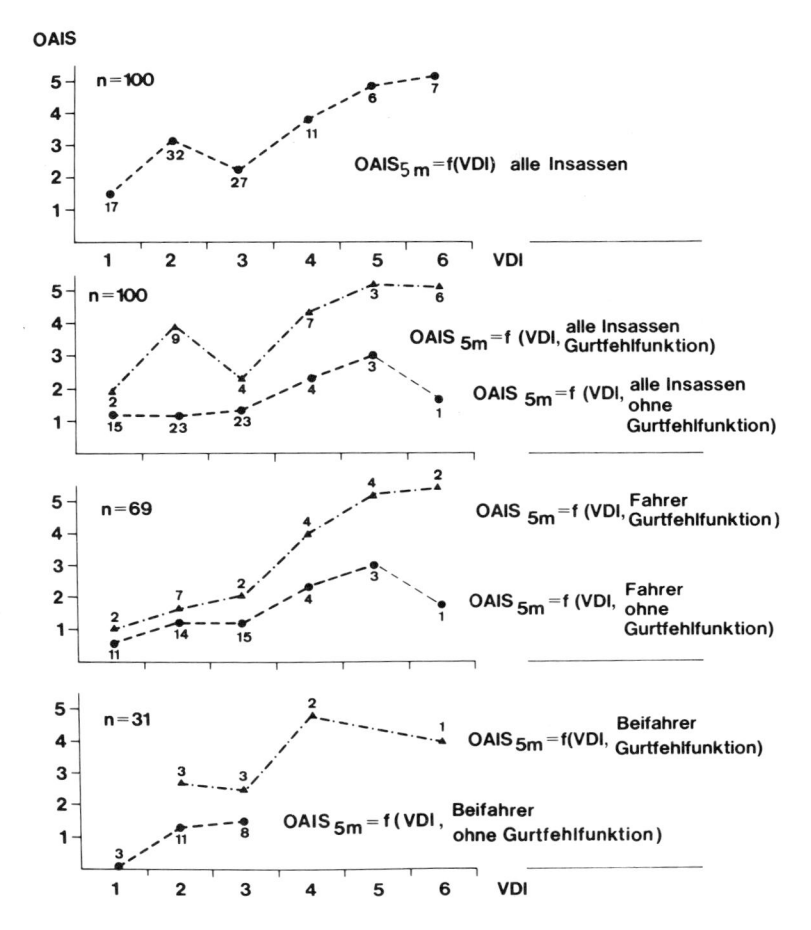

Abb. 3. *Gesamtverletzungsschweregrade in Abhängigkeit von der Fahrzeugdeformation. Gruppe 1: Korrekte Gurtfunktion, Gruppe 2: Gurtfehlfunktion*

Der vermehrte Anstieg bei VDI =2 erklärt sich aus einem tödlichen Unfall in dieser realtiv niedrigen Deformationsgruppierung, der der Gruppe II zuzuordnen ist. Der Anstieg der Verletzungsschwere ausschließlich für die Gruppe I verläuft deutlich flacher als der der Gruppe II bei progressivem Anstieg und zunehmender Fahrzeugdeformierung in beiden Gruppen. Auch hier erklärt sich der vermehrte Anstieg bei VDI = 2 (Gruppe II) durch die tödlichen Verletzungen des oben genannten Falles in dieser niedrigen Deformationsgruppe. Vergleicht man die entsprechenden Werte bezüglich der Insassenposition, so ergibt sich in Gruppe I eine ansteigende Verletzungsschwere mit steigendem VDI für Fahrer und Beifahrer, wobei der Beifahrer geringfügig schwerer verletzt wird (für VDI 4-6 kann für den Beifahrer keine Aussage getroffen werden). In der Gruppe II dagegen läßt sich eine deutlich schwerere Traumatisierung des Beifahrers gegenüber dem Fahrer erkennen. Der Vergleich der Gruppen I und II getrennt nach Fahrer- bzw. Beifahrerposition zeigt eine größere Verletzungsschwere jeweils in der Gruppe mit Gurtfehlfunktion. Mit steigendem Deformationsgrad VDI läßt sich eine stärkere Zunahme der Verletzungsschwere beim Beifahrer erkennen.

Zusammenfassung

Es werden 71 frontale PKW-Unfälle mit 100 angegurteten Insassen analysiert. Alle 31 Insassen mit fehlerhafter Gurtfunktion (Gruppe II) wurden verletzt, davon 7 tödlich. 69 Insassen mit korrekter Gurtfunktion (Gruppe I) blieben leicht- oder unverletzt. Am häufigsten finden sich in Gruppe I Verletzungen von Thorax und unterer Extremität, in der Gruppe II von Kopf und unterer Extremität. Der "Absolute Traumatisierungsgrad" zeigt die Verletzungsschwerpunkte in Gruppe II für den Kopf, Thorax und die Becken-Abdominalregion. Mit zunehmender Fahrzeugdeformation steigt die Verletzungsschwere bei Fahrer und Beifahrer insbesondere in Gruppe II.

Summary

We analized 71 car head-on collisions with 100 persons involved wearing seat belts. All 31 passengers with faulty belt function (group II) suffered injuries, 7 of them fatal. 69 passengers with correct belt function were only slightly injured if at all (group I). The majority of the injuries in group I are those of the chest and lower extremities, in group II, however, of the head and lower extremities. The "absolute degree of trauma" revealed the maximal extent of trauma for group II in the region of head, chest and pelvis/abdomen. Increased deformation of the vehicle results in an increase of severe injuries especially in passengers of group II.

Literatur

1. HARTEMANN, F., TARRIERE, C., MACKAY, G.M., GLOYNS, P.F., HAYES, H.R.M., CESARI, D., RAMET, M.: How to further improve the protection of occupants wearing seat belts. Proc. 19th Conf. AAAM 1975, 36-48
2. MACKEY, G.M., GLOYNS, P.F., HAYES, H.R.M., GRIFFITHS, D.K., RATTENBURG, S.J.: Serious trauma to car occupants wearing seat belts. Proc. 2nd IRCOBI-Conf. 1975, 20-29
3. STÜRTZ, G., APPEL, H., SUREN, E.G.: Gefährdungsgrade von PKW-Außenteilen. VDI-Berichte 1977 (im Druck)
4. The Abbreviated Injury Scale (AIS) - Revision 1976. Amer. Ass. Autom. Med. (AAAM) 1976
5. WALZ, F.: Rückhaltevorrichtungen für Frontpassagiere im PKW. Verkehrsunfall 14, 185-190 u. 205-212 (1976

Dr. E.G. Suren, Medizinische Hochschule Hannover, Unfallchirurg. Klinik , Karl-Wiechert-Allee 9, D-3000 Hannover 61

25. Frühveränderungen des Gerinnungssystems beim Polytrauma und seine Beeinflussung durch Heparin und Trasylol^R

H. Kolbow, M. Barthels, H.-J. Oestern, J. Sturm, M. Wannske und D. Schaps

Unfallchirurgische Klinik (Direktor: Prof. Dr. H. Tscherne),
Abteilung für Hämatologie (Direktor: Prof. Dr. H. Poliwoda),
Institut für Anästhesiologie (Direktor: Prof. Dr. E. Kirchner)
der Medizinischen Hochschule Hannover

Nach Polytrauma, insbesondere schweren Verletzungen im Beckenbereich sowie ausgedehnten Weichteilverletzungen können im Schock schwerwiegende Veränderungen des Gerinnungssystems auftreten (4, 5, 2).

Material und Methodik

Seit 1.7.1975 wurde daher in einer randomisierten Studie an 35 schwerstverletzten Patienten untersucht, wie weit bei gleicher Schockbasistherapie zum frühestmöglichen Zeitpunkt sich der Einfluß von Heparin oder Trasylol^R auf die Überlebenschancen und das Verhalten der Gerinnungsparameter auswirkt. Möglichst am Unfallort wurden 1000 E Heparin oder 500 000 KIE Trasylol^R i.v. gegeben. 6 Stunden später wurde die Therapie mit 200 E Heparin pro kg Körpergewicht pro 24 Stunden über 3 Tage bzw. 200 000 KIE Trasylol vierstündlich über 5 Tage fortgeführt. Das Hämostasepotential wurde erstmals nach $\bar{x}$ = 52 Minuten nach Unfall und dann fortlaufend untersucht. Der Schweregrad der Verletzungen ist aus Tabelle 1 ersichtlich, in der Regel handelte es sich um 5- bis 6fach Verletzte.

Tabelle 1. Verletzungsschwere bei 35 Polytraumatisierten

Beckenfrakturen	n = 16
Thoraxtraumen	n = 17
Intraabd. Blutungen	n = 18
Femurfrakturen	n = 21

Die zur Therapie erforderlichen Volumenmengen sind der Tabelle 2 zu entnehmen. Mit der Volumensubstitution wurde durchschnittlich 22 Minuten nach Unfall begonnen. Folgende gerinnungsphysiologische

Tabelle 2. Notwendiger Volumenersatz in den ersten 24 Stunden bei 32 Polytraumatisierten. Die in den ersten 6 Std Verstorbenen (n = 3) sind nicht enthalten

N = 32		
BLUT:	500 - 14.500 ML;	$\bar{x}$ = 3848 $\pm$ 585 ML
HA 20%:	0 - 950 ML;	$\bar{x}$ = 291 $\pm$ 45 ML
PPL:	250 - 3.500 ML;	$\bar{x}$ = 1424 $\pm$ 145 ML
M 6%:	500 - 1.500 ML;	$\bar{x}$ = 844 $\pm$ 60 ML

Parameter wurden bei der Aufnahme und dann sechsstündlich über 2 Tage, ab dritten Tag einmal täglich bestimmt: Thrombocyten, Fibrinogen, die Faktoren II und V, Antithrombin III, Plasminogen und die Fibrinogenspaltprodukte (FSP) sowie die globalen Gerinnungsteste: Quick, partielle Thromboplastinzeit (PTT), Thrombinzeit und Thrombincoagulasezeit. Die Ergebnisse wurden im Gesamtkollektiv, für Überlebende und Verstorbene, sowie für Heparin- und Trasylol^R- behandelte getrennt analysiert.

Ergebnisse

Von insgesamt 35 Patienten verstarben 13, davon 3 innerhalb der ersten 6 Stunden, die restlichen 10 zwischen dem 4. und 44. Tag. In der Heparingruppe (n = 20) verstarben 8, davon zwei in den ersten Stunden, in der Trasylol^R-Gruppe (n = 15) verstarben 5, davon einer in den ersten Stunden.

Bei der Erstuntersuchung waren Thrombocyten und Fibrinogen im Normbereich, dagegen waren bereits zu diesem Zeitpunkt die Faktoren II und V, sowie Antithrombin III und Plasminogen signifikant vermindert. Entsprechend der Faktorenverminderung fand sich auch beim Quicktest ein signifikanter Abfall. Weder zu diesem noch zu einem späteren Zeitpunkt konnten vermehrt FSP nachgewiesen werden.

In der 6. Stunde waren auch die Thrombocyten signifikant abgefallen. Die Faktoren II und V blieben unverändert im pathologischen Bereich und stiegen erst am 4. Tag wieder auf normale Werte an. Antithrombin III und Plasminogen blieben hingegen bis zum 7. Tag in allen Kollektiven unverändert vermindert. Das Fibrinogen zeigte insgesamt, von Einzelfällen abgesehen, das von unkomplizierten Operationen her bekannte charakteristische Verhalten mit einem kontinuierlichen Anstieg bis maximal $\bar{x}$ = 450 mg/100 ml am 4. Tag (Abb. 1).

Beim Vergleich des Kollektivs der Überlebenden mit dem der Verstorbenen zeigte sich, daß Thrombocyten, Plasminogen und teilweise auch der Faktor V bei den später Verstorbenen insgesamt signifikant niedriger lagen als bei den Überlebenden. Bei letzteren normalisierten sich Plasminogen und Faktor V ab dritten Tag. Auch der Faktor II zeigte diese Tendenz. Hinsichtlich der Fibrinogenkonzentration unterschieden sich beide Kollektive nicht.

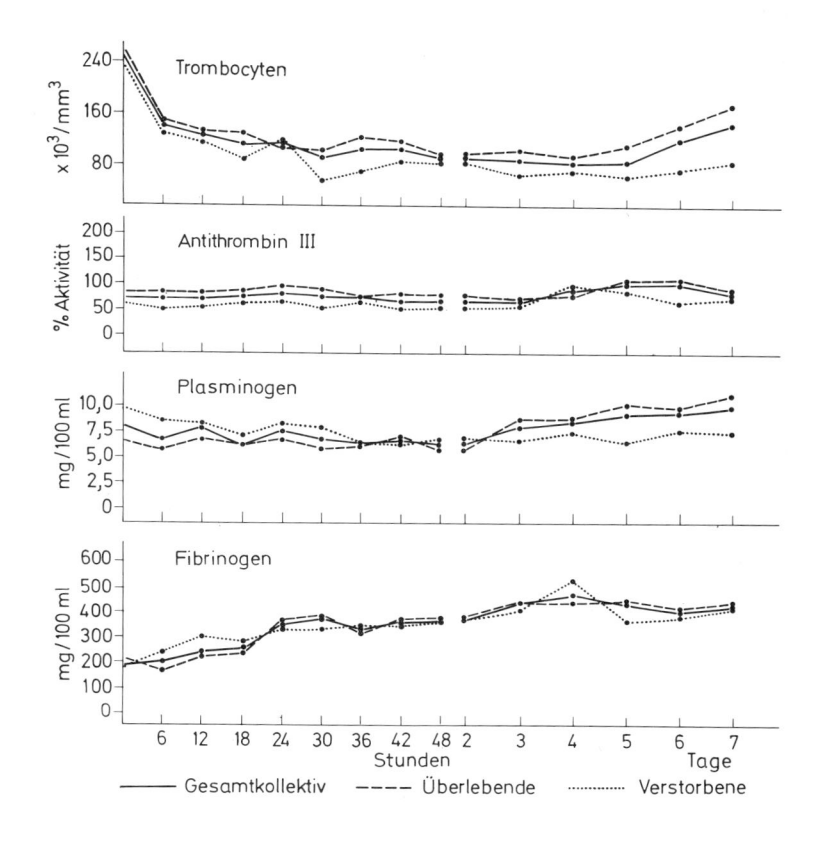

Abb. 1. Verlauf von Thrombocyten, Antithrombin III, Plasminogen und Fibrinogen über 7 Tage bei Polytrauma

So eindeutig sich die Gerinnungsparameter in ihrem Verhalten bei Überlebenden und Verstorbenen unterschieden, so wenig ließ sich ein therapiebedingter Unterschied zwischen Heparin- und Trasylol[R]-behandelten Patienten nachweisen (Abb. 2): Dies betraf Thrombocyten, Fibrinogen, Faktor II und V, Antithrombin III und Plasminogen. Lediglich zu einzelnen Zeitpunkten, wie z.b. in der 12., 18. und 24. Stunde, fanden sich im Heparinkollektiv signifikant höhere Konzentrationen der Faktoren II und V.

Obwohl klinisch ein therapeutischer Effekt der Heparingabe nicht nachweisbar war, ließ sich in den globalen Tests der PTT und Thrombinzeit in der 1. Stunde ein Heparintest mit leichter Verlängerung der Gerinnungszeit nachweisen, die auch in der 6. Stunde mittels der PTT, nicht jedoch mehr mit der Thrombinzeit erkennbar war.

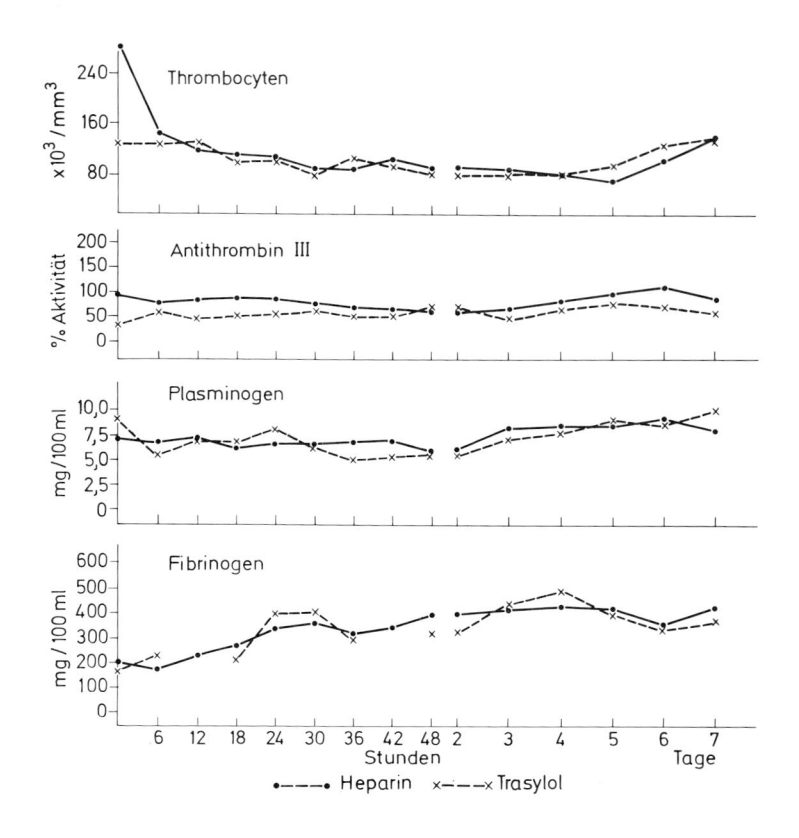

Abb. 2. *Verlauf von Thrombocyten, Antithrombin III, Plasminogen und Fibrinogen in Abhängigkeit von Heparin- oder Trasylol^R- Therapie*

Diskussion

Die durchgeführten Untersuchungen zeigten, daß die insbesondere bei Verbrauchscoagulopathien (VK) verminderten Parameter bei den später Verstorbenen über mehrere Tage signifikant niedriger lagen als bei den Überlebenden. So muß das Vorliegen einer gesteigerten Gerinnungstendenz als Ursache des Defizits diskutiert werden. Die auch bei unseren Patienten normalen Fibrinogenkonzentrationen sprechen nicht gegen das Vorliegen einer VK (3). Auch der teilweise massive Blutverlust erklärt nicht allein das bereits in der 1. Stunde nachweisbare Faktorendefizit (1). Ein therapeutischer Effekt konnte bisher weder für Heparin noch für Trasylol^R nachgewiesen werden, und zwar weder hinsichtlich der Überlebensrate noch des Verhaltens der Gerinnungsparameter. Eine Heparinunterdosierung ist nicht wahrscheinlich, da bei der gewählten Dosis die Gerinnungszeiten leicht verlängert waren. Zu keinem Zeitpunkt konnte eine erhöhte Fibrinolyse anhand der FSP-Bestimmungen nachgewiesen werden. Dieses könnte sich durch den chronischen Plasminogenmangel erklären.

Zusammenfassung

In einer prospektiven, randomisierten Studie wurden bei 35 Polytraumatisierten Gerinnungsparameter und ihre Beeinflußung durch Heparin oder Trasylol^R untersucht. Bei der Verbrauchscoagulopathie verminderte Parameter lagen bei den später Verstorbenen über mehrere Tage signifikant niedriger als bei den Überlebenden. Ein therapeutischer Effekt von Heparin oder Trasylol^R konnte nicht nachgewiesen werden.

Summary

In a prospective, randomized study 35 patients with multiple injuries were examined for early changes of blood coagulation. Parameters suggesting a consumption coagulopathy were lower in patients who died subsequently than in survivors. No therapeutic influence of low dose Heparin therapy or of the proteinase inhibiting substance Trasylol^R could be demonstrated.

Literatur

1. HARDAWAY, R.M.: Syndromes of Disseminated Intravscular Coagulation with Special Refernce to Shock and Hemorrhage. Springfield/Ill.: Ch. C. Thomas 1966
2. McNAMARA, J.J., BURRAN, E.L., STREMPLE, J.F., MOLOT, M.D.: Coagulopathy after Major Combat Injury. Ann. Surg. 176, 243 (1972)
3. OWEN, Ch.A., BOWIE, E.J.W.: Chronic Intravasculation Syndromes: A Summary. Proc. Mayo. Clin 49, 673 (1974)
4. SIMMONS, R.L., COLLINS, J.A., HEISTERKAMP, Ch.A., MILLS, D.E., ANDREN, R., PHILLIPS, L.L.: Coagulation Disorders in Combat Casualties. Ann. Surg. 169, 455 (1969)
5. STRING, T., ROBINSON, A.J., BLAISDELL, F.W.: Massive Trauma. Arch. Surg. 102, 406 (1971)

Dr. H. Kolbow, Medizinische Hochschule Hannover, Karl-Wiechert-Allee 9, D-3000 Hannover 61

26. Klinische und biometrische Untersuchungen über das Regelungsverhalten von Schockparametern bei Mehrfachverletzten und ihre prognostische Bedeutung

J. Sturm[1], B. Schneider, H. Kolbow, M. Wannske, O. A. Trentz und K. Weber

Unfallchirurgische Klinik (Direktor: Prof. Dr. H. Tscherne), Institut für Biometrie und Dokumentation (Direktor: Prof. Dr. B. Schneider), Institut für Anästhesiologie (Direktor: Prof. Dr. E. Kirchner) der Medizinischen Hochschule Hannover

Material und Methodik

Bei 35 Patienten mit 203 schweren Einzelverletzungen wurde in einer prospektiven, kontrollierten Studie bei standardisierter Schocktherapie im Mittel 52 Minuten nach dem Trauma mit der Überwachung von renalen, pulmonalen und Stoffwechselparametern begonnen. Zur Ermittlung spezieller Herz-Kreislauf-Größen wurden Swan-Ganz-Katheter im Durchschnitt 108 Minuten nach Aufnahme eingebracht. 551 Meßwerte wurden während der ersten 24 Stunden computergerecht erfaßt. Der Verlauf der Parameter wurde bei 22 Überlebenden und 13 später Verstorbenen in Hinblick auf die Prognose untersucht.

Es wurde für jeden Parameter und Meßzeitpunkt statistisch getestet, ob sich Mittelwerte in beiden Kollektiven signifikant unterscheiden. Die bei diesem punktuellen Test als prognostisch bedeutsam erkannten Schockparameter wurden einer Diskriminanzanalyse unterworfen, mit der im gemeinsamen Vergleich aller analysierten Daten festgestellt wurde, welche Parameter in ihrem Verlauf besonders deutliche Unterschiede zwischen Überlebenden und Verstorbenen aufweisen. Neben diesen deskriptiven Analysen wurde mit Hilfe von Zeitreihenanalysen untersucht, ob sich im Verlauf der ersten 24 Stunden bestimmte Regelmechanismen bemerkbar machen, die zwischen beiden Gruppen typische Unterschiede aufweisen und damit die unterschiedliche Prognostik erklären können (3).

Ergebnisse

Signifikante Unterschiede fanden sich für Blutdruckwerte erst ab der 18. Stunde (Abb. 1), der $\bar{P}_{syst}$ lag bei der Überlebengruppe um 26,4 mm Hg höher. Die Pulsfrequenz war zu keinem Zeitpunkt signifikant verschieden. Beim HZV und $\bar{P}_{AP}$ fanden wir sofort nach der Aufnahme und im gesamten Verlauf signifikante Unterschiede (1) (Tabelle 1). CVP und $\bar{P}_{RA}$ zeigten ab der 12. Stunde einen deut-

---

[1] Vortragender.

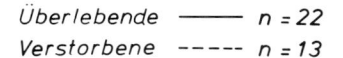

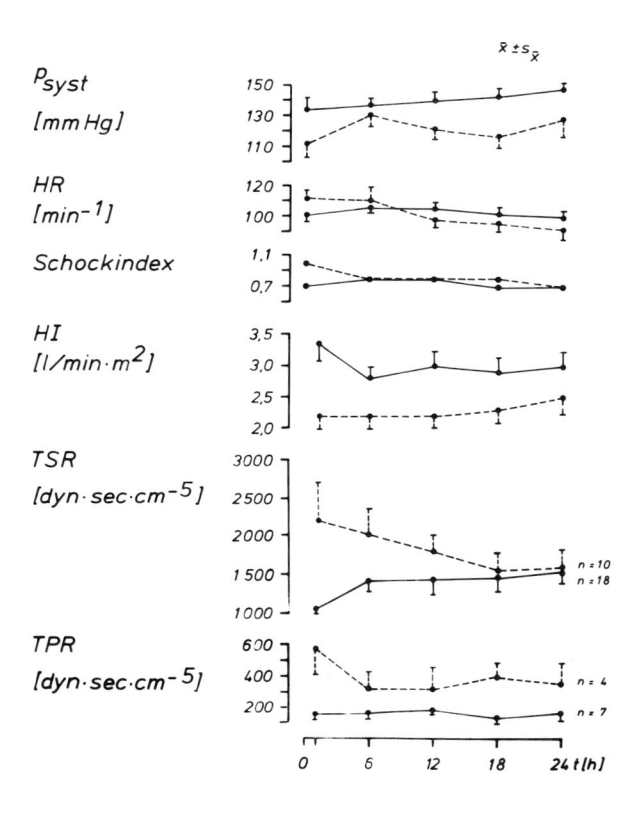

Abb. 1. Verlauf einzelner Meßparameter über 24 Stunden bei 22 überlebenden und 13 verstorbenen Polytraumatisierten

Tabelle 1. Vergleich von Meßgrößen der ersten 6 Stunden in Hinblick auf die Aussagekraft zur Überlebenswahrscheinlichkeit. Die Größe des Varianzquotienten F ist direkt proportional zur Wertigkeit der Aussage

Meßgröße		Zeitpunkt	Varianzquotient F
BE	(mval/l)	1 H	6,1
BE	(mval/l)	6 H	4,8
pH		6 H	3,8
HZV	(l/min)	6 H	3,8
$\overline{P}_{syst}$	(mm Hg)	6 H	3,2
TSR	$(dyn \cdot sec \cdot cm^{-5})$	6 H	2,9
HZV	(l/min)	1 H	2,1
$\overline{P}_{AP}$	(mm Hg)	1 H	2,1

lichen Anstieg bei den Verstorbenen. Der erhöhte TPR und $\bar{P}_{AP}$ waren im weiteren Verlauf therapeutisch nicht beeinflußbar, dagegen pendelte der anfangs signifikant erhöhte TSR nach 18 Stunden auf das Niveau der Überlebenden ein. Bei Aufnahme sowie nach 6 Stunden zeigte der Base-Excess im arteriellen Blut hochsignifikante Unterschiede zwischen beiden Gruppen.

Für die Beurteilung der Regelungsvorgänge waren 3 Typen von Covarianzfunktionen von Bedeutung (Abb. 2):

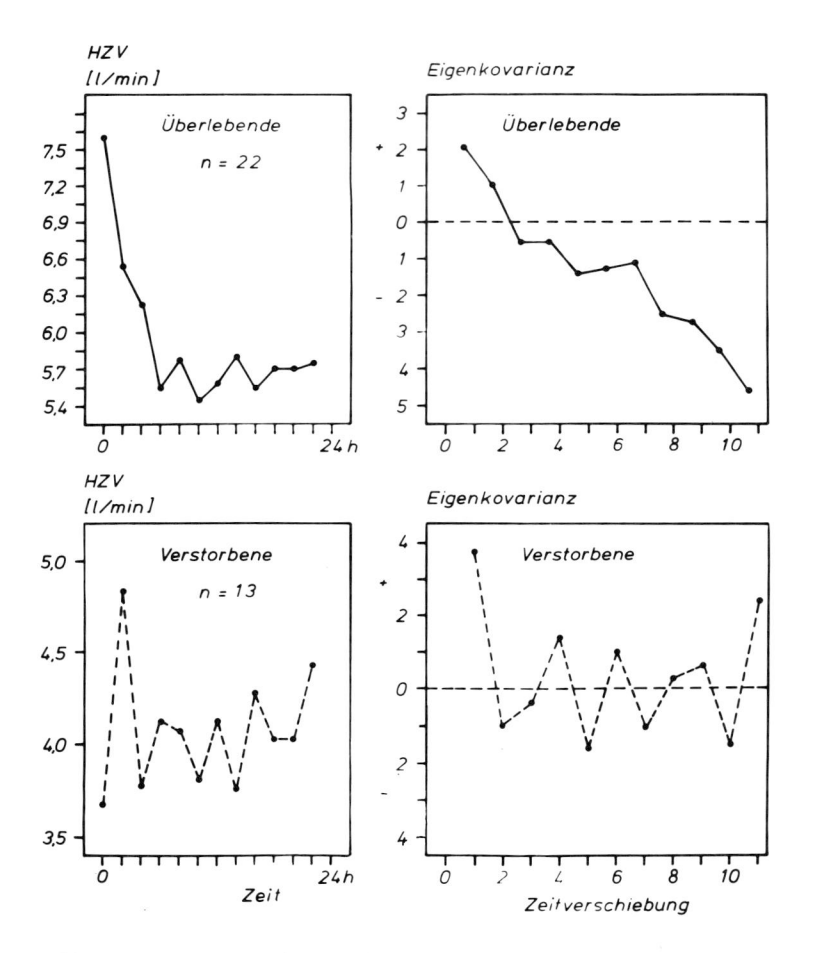

Abb. 2. HZV-Verlauf der ersten 24 Stunden bei Überlebenden und Verstorbenen und die zugehörigen Eigencovarianzkurven als Funktion von Eigencovarianz und Zeitverschiebung

1. <u>Monotoner Regelungsverlauf</u>: Die Meßkurve strebte gleichmäßig nach einer Entgleisung den physiologischen Wert an: Dies fand seinen Ausdruck im monotonen Verlauf der Covarianzkurve. Ein Beispiel ist der HZV-Verlauf bei den Überlebenden, der erhöhte Ausgangswert wurde zum Normalwert gedämpft. Die Covarianzkurve läuft entsprechend von einem positiven Wert monoton zu negativen Größen und verbleibt dort.

2. **Periodischer Regelungsverlauf**: Die Meßkurve näherte sich nicht einzeitig einem physiologischen Bereich, sondern es wurden bei dem Versuch, Normalwerte zu erreichen, Regelmechanismen aktiv, die aber in ihrer Wirkung immer wieder gestört wurden. Daher besteht wechselnd ein positiver oder negativer Zusammenhangswert, wie bei den Kurven der Verstorbenen erkennbar. Verlaufs- und Covarianzkurve weisen fast periodische Schwingungen auf.

3. **Kein Regelungsverlauf**: Die Meßwertkurven waren vom Zeitpunkt des Traumas an entweder im normalen oder pathologischen Bereich und wurden im Zeitverlauf nicht verändert. Das bedeutet, daß jeder Regelmechanismus fehlt, die Kurvenwerte schwanken nur zufällig um einen konstanten Wert. Entsprechend zeigen Autocovarianzkurven bei Überlebenden und Verstorbenen nur geringgradige Schwankungen um den Nullwert.

Neben speziellen hämodynamischen Parametern (2, 4) konnten Entgleisungen des Säure-Basen-Haushaltes zum Zeitpunkt der Aufnahme und nach 6 Stunden als wichtigste, hochsignifikante Aussage zur Überlebenswahrscheinlichkeit herangezogen werden. Die Regelverlaufskurven erlaubten ebenfalls eine deutliche prognostische Aussage. Bei den Überlebenden war eine baldige Einregelung von P_{syst}, $\bar{P}_{art}$, $\bar{P}_{RA}$, $\bar{P}_{AP}$, PCP und TSR erkennbar, während die später Verstorbenen einen periodisch schwankenden Regelungsverlauf zeigten, der über 24 Stunden anhielt.

Beim TPR war kein Regelungsverhalten zu erkennen. Die Werte der Überlebenden blieben im physiologischen, die der Verstorbenen im pathologischen Bereich.

Zusammenfassung

In einer prospektiven Studie wurden bei 35 Polytraumatisierten früherfaßte Überwachungsdaten mit biometrischen Methoden analysiert. Dabei wurden signifikante Aussagen für die Prognostik und bedeutsame Unterschiede im Regelungsverhalten herausgearbeitet.

Summary

In 35 patients with multiple injuries hemodynamic and renal function parameters measured early after trauma were analysed by biometric methods. Statistically significant prognostic results and differences in the cybernetic behaviour could be demonstrated.

Literatur

1. HEMPELMANN, G., TRENTZ, O.A., SCHAPS, D., PIEPENBROCK, S., KOLBOW, H., OESTERN, H.J., STURM, J., TRENTZ, O., WANNSKE, M.: Hämodynamische Verlaufskontrollen nach schwerem Polytrauma. Kongreßbericht 1976 der Deutschen Gesellschaft für Anästhesie und Wiederbelebung (im Druck)

2. OESTERN, H.J., TRENTZ, O., KOLBOW, H., STURM, J., WANNSKE, M., HEMPELMANN, G., TRENTZ, O.A., SCHAPS, D., PIEPENBROCK, S.: Pulmonary Changes and Shock Therapy in Multiple Trauma. In: Current Topics in Critical Care Medicine (W.C. SHOEMAKER, B.M. TAVARES, Eds.). Basel: Karger (1976)
3. SCHNEIDER, B.: Methoden der Zeitreihentheorie in der Biometrie. Biometr. Z. $\underline{1}$, 162 (1959)
4. SHOEMAKER, W.C.: Pathophysiology of Shock as a Basis for Monitoring and Therapy for the Critically Ill Patient. In: Current Topics in Critical Care Medicine (W.C. SHOEMAKER, B.M. TAVARES, Eds.). Basel: Karger 1976

Dr. J. Sturm, Medizinische Hochschule Hannover, Karl-Wiechert-Allee 9, D-3000 Hannover 61

27. Herz-Kreislauf-Parameter nach schweren Polytrauma

O. A. Trentz, G. Hempelmann, H. J. Oestern, S. Piepenbrock, O. Trentz und M. Wannske

Institut für Anaesthesiologie (Direktor: Prof. Dr. E. Kirchner)
und Unfallchirurgische Klinik (Direktor: Prof. Dr. H. Tscherne)
der Medizinischen Hochschule Hannover

Die Überlebensrate nach schwerem Polytrauma liegt heute trotz intensivster Bemühungen erst zwischen 50-70% ([3]-[5]). Ziel einer von uns seit Mitte 1975 durchgeführten klinischen Studie ist es, aufgrund einer Vielzahl von laborchemischen Parametern und insbesondere einer ausführlichen hämodynamischen Verlaufskontrolle vom Augenblick der Klinikaufnahme bis zum 7. Tag nach schwerem Polytrauma rechtzeitig Hinweise zu erhalten, die Anlaß zu einer Verbesserung des therapeutischen Vorgehens und damit womöglich Grundlage einer verbesserten Überlebenschance sein könnten.

Methodik

Der Begriff "schweres Polytrauma" wurde von uns als ein gleichzeitig entstandenes Verletzungsmuster mehrerer Körperregionen, Organsysteme oder Organe definiert, wobei wenigstens eine Verletzung oder die Kombination mehrerer Verletzungen als lebensbedrohend zu bezeichnen ist ([2]).

Weiterhin erfolgte die Selektion der Patienten nach folgenden klinischen Kriterien:

1. Keine Kinder unter 15 Jahre;
2. keine Polytraumatisierten mit schwerem Schädel-Hirn-Trauma;
3. das in der ersten Stunde erkennbare Verletzungsmuster muß mit einem geschätzten Blutverlust von mindestens 1500 ml einhergehen;
4. die medizinische Versorgung durch unser Notarzt-Team muß innerhalb der 1. Stunde nach dem Unfall erfolgt sein.

Bisher wurden von uns 35 Patienten im Alter von 17 - 83 Jahren ($\bar{x}$ = 37,2 $\pm$ 2,7 Jahre) erfaßt, bei denen zum frühestmöglichen Zeitpunkt unmittelbar nach Klinikaufnahme neben einer Vielzahl von laborchemischen Parametern folgende Herz-Kreislaufgrößen gemessen bzw. errechnet wurden:

Systolischer Blutdruck, diastolischer Blutdruck, arterieller Mitteldruck, Herzfrequenz, rechtsatrialer Druck, Pulmonalarteriendruck, Pulmonalcapillardruck, Herzzeitvolumen (Kälteverdünnungsmethode, Swan-Ganz-Thermodilutions-Katheter), Herzindex, Schlagvolumen, Schlagindex, peripherer Kreislaufwiderstand,

Gesamtlungenstrombahnwiderstand, Arbeitsindex des rechten und linken Ventrikels. Die Messung der verschiedenen Drucke erfolgte jeweils mit mechano-elektrischen Druckwandlern.

Weiterhin wurden aus den Labordaten und den Herz-Kreislaufgrößen das Sauerstoffangebot, der Gesamtsauerstoffverbrauch, die Sauerstoffextraktionsrate sowie die Shunt-Fraktion Q_S/Q_T berechnet.

Ergebnisse und Diskussion

Ohne auf das Verletzungsmuster der einzelnen Patienten näher einzugehen, läßt sich die Schwere der Polytraumen an folgenden Daten leicht erkennen:

1. Der Volumenersatz innerhalb der ersten 24 Stunden betrug im Mittel 6407 ml (Blut, Humanalbumin-Lösungen, Dextran-Lösungen).
2. 33 Patienten wurden intubiert, davon 27 länger als 24 Stunden. Die mittlere Beatmungsdauer betrug 13,8 ± 2,7 Tage.
3. Trotz intensiver Überwachung und Therapie betrug die Überlebensrate nur 63% (22 von 35 Patienten, wobei 3 Patienten innerhalb von 3 Stunden nach Klinikaufnahme bereits verstarben).

Eine Aufschlüsselung der hämodynamischen Ergebnisse im Hinblick auf überlebende und verstorbene Patienten zeigt folgendes:

1. In den ersten beiden Stunden nach der Klinikaufnahme lag der arterielle Mitteldruck in der Gruppe der Überlebenden signifikant über dem der Verstorbenen, wobei jedoch der systolische Druck in der Gruppe der Verstorbenen im Mittel immer bei oder über 100 mm Hg lag. Bei nur leicht erhöhter Herzfrequenz, die in beiden Gruppen etwa gleich war, ergab sich ein Maximalwert für den Schockindex nach ALLGÖWER von nur 1,1 (Abb. 1).

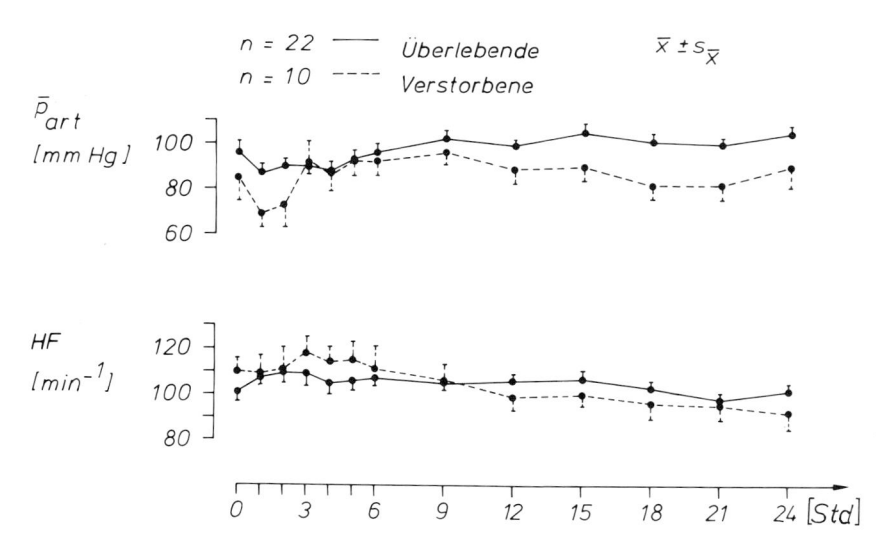

Abb. 1. Veränderungen von arteriellem Mitteldruck (P_{art}) und Herzfrequenz (HF) bei schwer polytraumatisierten Patienten innerhalb der ersten 24 Stunden nach Klinikaufnahme

Im weiteren Verlauf bis zum 7. Tag zeigte sich, daß der arterielle Mitteldruck bei den Überlebenden nur gering über dem der Verstorbenen lag, während die Herzfrequenz bei letzteren vom 3. Tag an höher war.

2. Herzindex und Schlagindex lagen in der Gruppe der Überlebenden deutlich höher als bei den Verstorbenen (Abb. 2). Letztere lagen im Mittel mit ihren Werten zwischen 2-3 l/min·m^2, was nach DIETZMAN, LILLEHEI und Mitarb. auf ein "low cardiac output" hinweist (1).

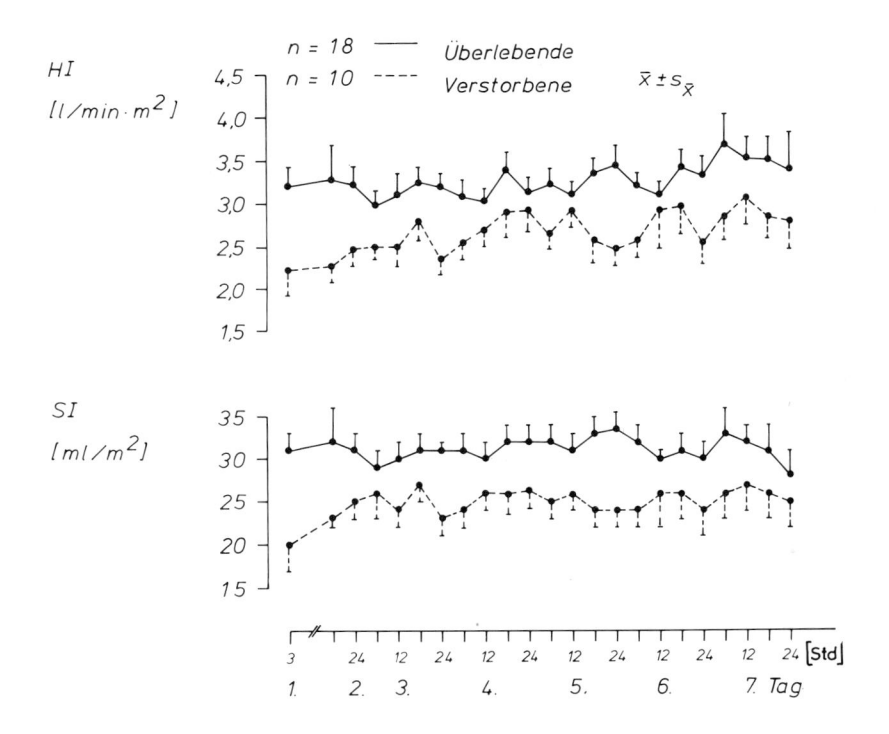

Abb. 2. *Herzindex (HI) und Schlagindex (SI) über 7 Tage bei schwer polytraumatisierten Patienten aufgeschlüsselt nach Überlebenden und Verstorbenen*

3. Der mittlere Pulmonalarteriendruck lag in der Gruppe der Verstorbenen zum Zeitpunkt der Klinikaufnahme bei 24 mm Hg und zeigte im weiteren Verlauf eine deutlich ansteigende Tendenz im Gegensatz zur Gruppe der Überlebenden, bei denen eine leichte Druckabnahme vorlag. Die Veränderungen des rechtsatrialen Drucks verliefen entsprechend denen des Pulmonalarteriendrucks (Abb. 3).

4. Von den hämodynamischen Rechengrößen ist zu erwähnen, daß der periphere Kreislaufwiderstand und der Gesamtlungenstrombahnwiderstand in der Gruppe der Verstorbenen deutlich über den Werten der Überlebenden lagen. Entsprechend den Veränderungen

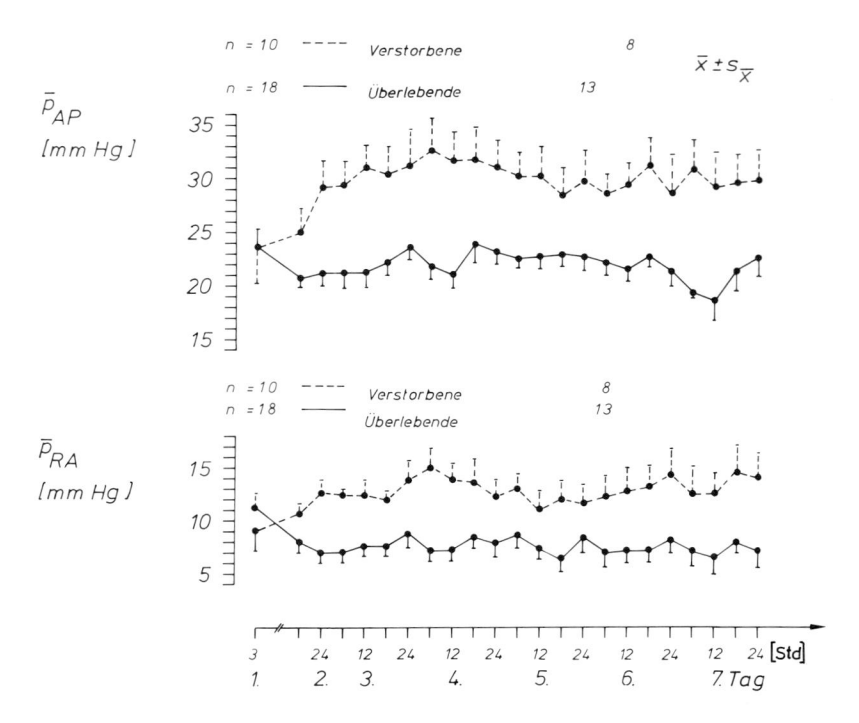

Abb. 3. Verlauf des Pulmonalarteriendrucks (P_{AP}) und des rechtsatrialen Drucks (P_{RA}) nach schwerem Polytrauma

von Blutdruck und Herzindex spiegelt der Arbeitsindex des linken Ventrikels die erhebliche cardiocirculatorische Beeinträchtigung in der Gruppe der Verstorbenen wider.

5. Die Veränderungen im Sauerstoffangebot, Sauerstoffverbrauch, der Sauerstoffextraktionsrate sowie des R-L-Shunts sind in Tabelle 1 zusammengestellt. In der Gruppe der Verstorbenen fiel initial eine signifikante Erhöhung der Sauerstoffextraktionsrate (>50%) und des R-L-Shunts (>40%) auf.

Zusammenfassung

Es wird über hämodynamische Untersuchungen über einen Zeitraum von 7 Tagen bei schwer polytraumatisierten Patienten berichtet.

Die Ergebnisse dieser einjährigen Untersuchungsstudie bei 35 schwer polytraumatisierten Patienten zeigen, daß einfache Herz-Kreislaufgrößen wie Blutdruck, Herzfrequenz und Schockindex nur von sehr begrenztem Informationswert sind. Von besonderer prognostischer Bedeutung dürften der Pulmonalarteriendruck, der Gesamtlungenstrombahnwiderstand, das Herzzeitvolumen und der R-L-Shunt sein.

Tabelle 1. Veränderungen ($\bar{x}$, S, $S_{\bar{x}}$) des Sauerstoffangebots (O_{2AV}, ml/min·m²), des Sauerstoffverbrauchs (V_{O_2}, ml/min·m²), der Sauerstoffextraktionsrate (O_2ext, %) und des intrapulmonalen rechts-links-Shunts (Q_S/Q_T, %) bei schwer polytraumatisierten Patienten, aufgeschlüsselt nach Überlebenden (Ü) und Verstorbenen (V)

		1. bzw. 2. Tag 3. Std 15. Std nach Aufnahme	2. Tag 14.00	3. Tag 14.00	4. Tag 14.00	5. Tag 14.00	6. Tag 14.00	7. Tag 14.00
O_{2AV} (ml/min·m²)	$\bar{x}$ Ü	527,6	514,4	426,8	476,3	471,6	448,7	469,0
	V	336,2	441,9	381,6	376,8	386,9	417,7	440,9
	S Ü	162,8	143,4	64,1	124,6	63,4	132,3	58,2
	V	188,6	133,4	68,3	157,5	146,5	156,9	126,3
	$S_{\bar{x}}$ Ü	42,0	45,4	21,4	50,9	27,9	54,0	33,6
	V	62,9	54,5	24,2	59,5	55,4	70,2	63,1
V_{O_2} (ml/min·m²)	$\bar{x}$ Ü	110,7	99,3	89,7	71,4	97,5	119,4	93,0
	V	88,8	89,1	74,3	111,2	83,3	92,8	143,6
	S Ü	42,6	43,6	30,4	12,0	39,1	54,8	21,9
	V	36,8	29,3	23,4	35,0	35,4	19,4	44,7
	$S_{\bar{x}}$ Ü	11,0	13,8	10,1	4,9	15,9	22,4	12,6
	V	12,3	11,9	8,3	13,2	13,4	8,7	25,8
O_2ext (%)	$\bar{x}$ Ü	27,8	26,0	29,2	22,8	26,7	33,9	26,1
	V	56,5	31,0	28,2	39,4	32,1	30,4	39,2
	S Ü	9,2	4,9	7,4	3,7	5,5	11,1	4,4
	V	10,1	10,3	8,1	17,5	21,7	7,2	16,9
	$S_{\bar{x}}$ Ü	2,3	1,5	2,4	1,5	2,3	4,5	2,2
	V	3,0	3,9	2,7	6,6	7,7	2,9	8,4
Q_S/Q_T (%)	$\bar{x}$ Ü	19,4	19,2	18,4	20,0	20,7	18,9	21,5
	V	40,4	15,3	18,9	18,5	22,4	19,5	18,7
	S Ü	6,9	5,4	6,4	3,8	3,9	5,4	4,7
	V	15,8	6,1	7,7	4,8	9,2	3,9	6,2
	$S_{\bar{x}}$ Ü	1,8	1,7	2,0	1,6	1,6	2,2	2,3
	V	5,6	2,3	2,6	1,8	3,3	1,6	3,1

Summary

Cardiovascular parameters of 35 patients with multiple injuries are monitored over a period of 7 days. Pulmonary artery pressure, pulmonary vascular resistance, intrapulmonary shunts and cardiac output appear to have a significant prognostic value.

Literatur

1. DIETZMAN, R.A., ERSEK, R.A., LILLEHEI, C.W., CASTANEDA, A.R., LILLEHEI, R.C.: Low output syndrome; recognition and treatment. J. thorac. cardiovasc. Surg. 57, 138 (1969)
2. HEMPELMANN, G., TRENTZ, O.A., SCHAPS, D., PIEPENBROCK, S., KOLBOW, H., OESTERN, H.J., STURM, J., TRENTZ, O., WANNSKE, M.: Serial hemodynamics up to seven days in patients with severe polytrauma. In: Shoemaker, W.C., Tavares, B.M.: Current topics in critical care medicine. Basel: Karger (im Druck)
3. HOMANN, B., FABIAN, H.: Erfahrungen mit Heparin in der Erstversorgung Unfallverletzter. In: Rügheimer, E.: Deutsche Gesellschaft für Anaesthesie und Wiederbelebung. Kongreßbericht 1974. Erlangen: Perimed Verlag 1975
4. SCHMIT-NEUERBURG, K.P.: Die Mehrfachverletzung - Besonderheiten der Indikationsstellung zur Knochenbruchbehandlung an den Extremitäten. Langenbecks Arch. Chir. 337, 435 (1974)
5. ZIMMERMANN, W.E., MITTERMAYER, Ch., HIRSCHAUER, M., VOGEL, W.: Schockzustände - Erkennung und Intensivtherapie. Ther. Berichte 44, 105 (1972)

Dr. O.A. Trentz, Institut für Anaesthesiologie der Medizinischen Hochschule Hannover, Karl-Wiechert-Allee 9, D-3000 Hannover 61

28. Vergleichende Untersuchungen des Energiestoffwechsels der Skeletmuskulatur von Mensch, Hund und Ratte während langfristiger Ischämie

H. Molzberger, W. Stock, W. Heugel, H. Welter und W. Isselhard

Chirurgische Universitätsklinik (Dir.: Prof. Dr. Dr. H. Pichlmaier) und Institut für experimentelle Medizin (Dir.: Prof. Dr. W. Isselhard) Köln-Lindenthal

Einer langfristigen Unterbrechung der Durchblutung einer Extremität im Rahmen der Gefäß-, Hand- und Retransplantationschirurgie steht die Gefahr der ischämischen Schädigung des Gewebes entgegen. Die auf ESMARCH zurückgehende Zwei-Stunden-Grenze ischämischer Toleranz ist ein Erfahrungswert, der auch heute noch Gültigkeit besitzt, jedoch nicht allen klinischen Belangen gerecht wird. Tierexperimentelle Untersuchungen zu dieser Fragestellung sind nicht ohne Bedenken auf den Menschen übertragbar. Für den Menschen liegen bisher nur Ergebnisse von Stoffwechseluntersuchungen bis zu 2 Stunden Ischämie vor (2). In der vorliegenden Untersuchung soll das Verhalten der menschlichen Muskulatur anhand biochemischer Parameter in einem extracorporalen Ischämiemodell erfaßt und mit dem von Hund und Ratte verglichen werden.

Material und Methode

Im Rahmen von Eingriffen am Magen und an der Gallenblase bei ansonsten gesunden Männern und Frauen (Alter 23-52 Jahre) wurde aus dem M. rectus abd. ein 1x1 cm großes Gewebestück rasch entnommen, in mehrere Stücke von ca. 500 mg geteilt und entweder sofort nach der Gefrierstoppmethode eingefroren oder einer 1-5stündigen Ischämie unterzogen (Narkose: Fentanyl, Lachgas, Halothan). Bei Wistarratten und Bastardhunden wurde Muskulatur aus dem M. quadriceps femoris in gleicher Technik entnommen und aufgearbeitet (Narkose bei Ratten: Äther und Inactin; bei Hunden: Nembutal, Lachgas, Fentanyl).

Die extracorporale Ischämie wurde durch Einbringen der Gewebeproben in eine Plexiglaskammer erzielt, die mit gasförmigem Stickstoff persuffliert wurde. Die Kammertemperatur wurde durch eine Heizspirale, die über ein Kontaktthermometer gesteuert wurde, auf 30°C konstant gehalten. Die Aufarbeitung zur biochemischen Analyse erfolgte nach eingeführten Methoden. Bestimmt wurden die Gewebsgehalte von ATP, ADP, AMP, Phosphokreatin, freiem Kreatin, Glykogen, Glucose und Lactat nach 0, 1, 2, 3, 4, 5 Stunden Ischämie.

Ergebnisse

Für die menschliche Muskulatur (M. rectus abdominis) wurden folgende Normalwerte ermittelt: ATP 4,68 µmol/g FG, Phosphokreatin 18,35 µmol/g FG.

Während der 5stündigen Ischämie erfolgte ein rapider Abfall von ATP, Phosphokreatin und Glykogen sowie ein Anstieg von Glucose und Lactat. Dabei ergaben sich für das ATP folgende Unterschiede zwischen den drei Spezies: Nach zwei Stunden Ischämie war das ATP in der menschlichen Muskulatur auf 3,18 µmol/g FG, nach fünf Stunden auf 1,15 µmol/g FG abgefallen (Abb. 1).

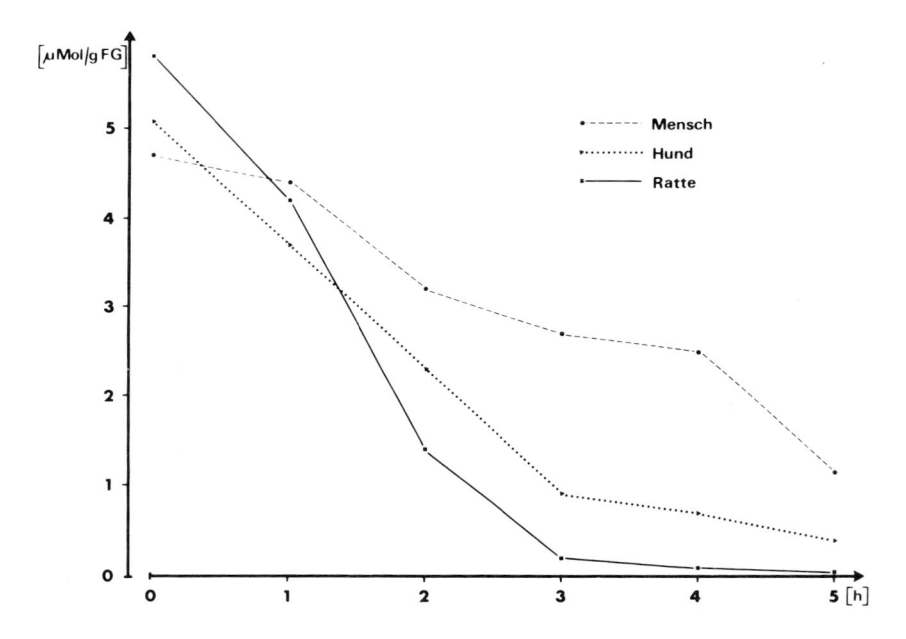

Abb. 1. Verhalten von Adenosintriphosphat (ATP) im Muskelgewebe bei Mensch, Hund und Ratte während 5stündiger Ischämie

Beim Hund waren die entsprechenden Werte mit 2,26 µmol/g FG ebenso wie bei der Ratte mit 1,40 bzw. 0,45 µmol/g FG trotz höherer Normwerte deutlich niedriger. In entsprechender Weise verhielt sich das Phosphokreatin (Abb. 2): Beim Menschen fanden sich nach zweistündiger Ischämie 1,93 µmol/g FG, nach fünfstündiger Ischämie 0,41 µmol/g FG. Bei Hund und Ratte war bereits nach drei Stunden mit 0,13 bzw. 0,28 µmol/g FG die Grenze der Nachweisbarkeit erreicht. Die statistische Auswertung ergab signifikante Unterschiede im ATP-Verhalten zwischen den drei Species bis zu vier Stunden ischämischer Belastung; für das Phosphokreatin waren die Unterschiede zwischen Menschen einerseits und Hund bzw. Ratte andererseits auch nach fünf Stunden noch signifikant unterschiedlich.

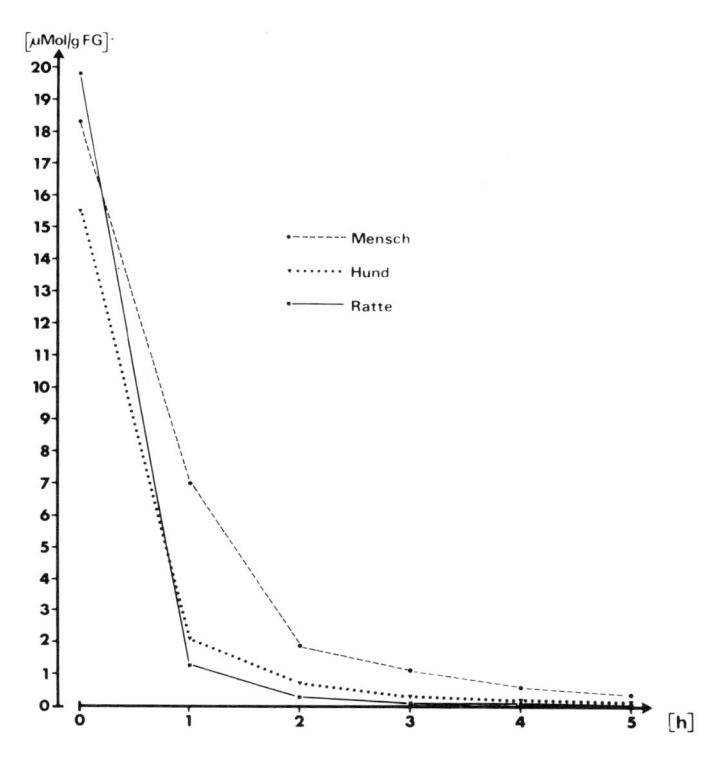

Abb. 2. *Verhalten von Phosphokreatin (PKr) im Muskelgewebe bei Mensch, Hund und Ratte während 5stündiger Ischämie*

Diskussion

ATP und Phosphokreatin haben als energieverteilendes System eine zentrale Bedeutung für den Muskelstoffwechsel. Kommt es während einer Anaerobiose zum Zusammenbruch dieser Metaboliten, so ist die Restitution des Zellstoffwechsels nach Wiederdurchblutung unter anderem abhängig von einer ausreichenden Energiebereitstellung. Die energiereichen Phosphate sind somit ein wesentlicher Parameter für das Ausmaß einer ischämischen Schädigung und für die Erholungsfähigkeit geschädigter Strukturen. Bei Anwendung eines Versuchsmodells ist zu prüfen, inwieweit es den tatsächlichen Verhältnissen - im vorliegenden Fall einer kompletten Durchblutungsunterbrechung - gerecht wird. Der Vergleich der gemessenen Parameter ATP, Phosphokreatin und Lactat mit den durch Tourniquet-Ischämie bei der Ratte erhobenen Befunden zeigt eine recht genaue Übereinstimmung im zeitlichen Verlauf der Veränderungen und in der Größe des ATP- und Phosphokreatin-Zusammenbruchs sowie des Lactatanstiegs. Mit der extracorporalen Ischämie läßt sich demnach eine dem tierexperimentellen Tourniquet-Ischämiemodell ähnliche Situation herbeiführen (4, 5). Aus operationstechnischen Gründen stand für die Untersuchung der menschlichen Muskulatur nur Gewebe aus dem M. rectus abd. zur Verfügung. Der direkte Vergleich von Rectus- und Quadricepsmuskulatur erscheint jedoch aus zwei Gründen zulässig: 1. Die genannten Normwerte des Menschen für ATP und Phosphokreatin entsprechen denen anderer Autoren (3, 1), die Quadricepsmuskulatur untersucht haben. 2. Eigene Untersuchungen zwischen Rectus- und Quadricepsmuskulatur der Ratte ergaben keine signifikanten Unterschiede in den genannten Metaboliten beider Muskelgruppen.

Das Verhalten der energiereichen Phosphate ergab deutlich höhere Werte während ischämischer Belastung für die menschliche Muskulatur: Nach zwei Stunden Ischämie waren noch 68% des normalen ATP-Gehaltes nachweisbar, beim Hund noch 45% und bei der Ratte nur noch 23%. Nach fünf Stunden Ischämie wies die menschliche Muskulatur immerhin noch 25% ihres normalen ATP-Gehaltes auf, beim Hund fanden sich noch 9% und bei der Ratte sogar nur noch 1%. Günstiger war auch der Phosphokreatingehalt der menschlichen Muskulatur mit 10% des Normwertes nach zwei Stunden Ischämie, während beim Hund noch 1,2% und bei der Ratte 0,2% vorlagen. Aus den dargelegten Ergebnissen lassen sich zwei Schlußfolgerungen ziehen:

1. Es bestehen deutliche Unterschiede zwischen den Species Mensch, Hund und Ratte im Verhalten der energiereichen Phosphate der Muskulatur während ischämischer Belastung. Dies ist bei tierexperimentellen Untersuchungen zur Frage der Dauer der Durchblutungsunterbrechung von Extremitäten und zur Erholungsfähigkeit der Muskulatur und insbesondere bei ihrer Übertragung auf den Menschen zu berücksichtigen.

2. Die menschliche Muskulatur zeigt ein deutlich günstigeres Verhalten der energiereichen Phosphate während einer Ischämie der Muskulatur im Vergleich zu Hund und Ratte. Sie weist eine bessere ischämische Toleranz auf. Hieraus läßt sich ableiten, daß auch bei Wiederdurchblutung eine deutlich bessere Ausgangslage im Hinblick auf eine Normalisierung des Muskelstoffwechsels besteht.

Zusammenfassung

In einer vergleichenden Studie wurde Muskulatur von Mensch, Hund und Ratte einer 1-5stündigen Ischämie unterzogen und das Verhalten der energiereichen Phosphate untersucht. Unter vergleichbaren Bedingungen fiel der ATP-Gehalt der menschlichen Muskulatur nach zwei Stunden auf 68%, der des Hundes auf 45% und der der Ratte auf 23%. Nach fünf Stunden waren noch 25% beim Menschen, 9% beim Hund und 1% bei der Ratte nachweisbar. Daraus wird auf ein günstigeres Verhalten der menschlichen Muskulatur während Ischämie geschlossen.

Summary

A comparative investigation was made on muscle tissue of man, dog and rat during ischemia of five hours duration. The content of energy rich phosphates was measured. The ATP level decreased after two hours ischemia to 68% in man, to 45% in the dog, and to 23% in the rat. By five hours it had fallen further to 25% in man, 9% in the dog and only 1% in the rat. It is concluded that human muscle has a higher tolerance to ischemia.

Literatur

1. HALJAMÄE, H., ENGER, E.: Human Sceletal Muscle Energy Metabolism during and after Complete Tourniquet Ischemia. Ann. Surg. 182, 9 (1975)
2. KARPF, M., STOCK, W., GEBERT, E., KRUSE-JARRES, J.D., ZIMMERMANN, W.: Stoffwechselveränderungen und Restitution nach temporärer Tourniquet-Ischämie beim Menschen. Langenbecks Arch. Chir., Suppl. Forum 1974, 307
3. LUJF, A., SCHWARZMEIER, J., MOSER, K.: Über den Adeninnucleotidgehalt normaler menschlicher Muskulatur. Klin. Wschr. 49, 499 (1971)
4. STOCK, W., BOHN, H.J., ISSELHARD, W.: Die Restitution des Energiestoffwechsels der Skeletmuskulatur der Ratte nach langdauernder Ischämie. Res. exp. Med. 159, 306 (1973)
5. STOCK, W., BIERTZ, P., GEPPERT, E., ISSELHARD, W.: Die Konservierung von Hundeextremitäten durch hypotherme Perfusion. Langenbecks Arch. Chir., Suppl. 1976, 307

Dr. H. Molzberger, Chirurgische Universitätsklinik Köln, Joseph-Stelzmann-Straße 9, D-5000 Köln 41

29. Leberstoffwechselveränderungen nach standardisierter Hautverbrennung und intraperitonealer Injektion eines aus verbrannter Mäusehaut isolierten Verbrennungstoxins. Versuche an der isoliert perfundierten Rattenleber

J. Schölmerich, K. Schmidt, B. Kremer, V. Hagmeier, H. Mastari und S. Hermawan

Ernst-Rodenwaldt-Institut, Abt. f. exp. Pathologie (Leiter: Prof. Dr. H.G. Fassbender); Departement für Chirurgie der Universität Basel (Leiter: Prof. Dr. M. Allgöwer) und Chirurgische Universitätsklinik Tübingen (Leiter: Prof. Dr. L. Koslowski)

Nachdem der Schock und die Frühinfektion bei Verbrennungen durch moderne Therapieformen weitgehend beherrschbar geworden sind, ist die sogenannte Verbrennungskrankheit in den Mittelpunkt der Verbrennungsforschung gerückt. Hier steht in den letzten Jahren die Diskussion um mögliche Verbrennungstoxine im Vordergrund. Seit den Arbeiten von BEKHUM und Mitarb. 1951 ([1]) wurde auch von anderen Autoren wiederholt über Veränderungen des Leberstoffwechsels nach Hautverbrennungen berichtet, so insbesondere über die Einschränkung verschiedener Syntheseleistungen der Leber nach Verbrennung. Ziel unserer Untersuchung war es, die Wirkung eines nach Methoden von SCHOENENBERGER ([2]) isolierten Verbrennungstoxins auf den Leberstoffwechsel mit der einer standardisierten Hautverbrennung zu vergleichen und erste Aufschlüsse über den möglichen Wirkungsmechanismus eines solchen Toxins zu erhalten.

Die Versuche wurden an 180-220 g schweren weiblichen Ratten vom Stamm Ch bb Thom durchgeführt. Alle Reagenzien und Chemikalien wurden von den Firmen Boehringer, Mannheim, und Merck, Darmstadt, bezogen. Zur Herstellung des Perfusionsmediums wurde Albumin der Behringwerke, Marburg, und Rinderblut vom Schlachthof Wiesbaden benutzt.

Zur Verbrennung wurde ein Modell von STAEDTLER ([3]) für die Ratte modifiziert. Dabei wurde in Nembutalnarkose bei 9 Tieren 6% der Körperoberfläche für 15 sec mit 250°C bei einem Auflagedruck von 500 g/cm^2 so verbrannt, daß tieferliegende Gewebsschichten nicht betroffen wurden. Die Kontrollen (n = 6) wurden analog präpariert, jedoch nicht verbrannt.

In einer zweiten Gruppe wurde 12 Tieren 15 mg Verbrennungstoxin, homogenisiert in 2,5 ml 0,9%iger NaCl-Lösung intraperitoneal injiziert. Die Kontrollen (n = 7) wurden nur mit NaCl behandelt. 120 Stunden nach der Vorbehandlung wurde die Leber aller Tiere nach 24 Stunden Hunger isoliert perfundiert (4). Die Perfusion wurde über 95 Minuten durchgeführt. In der 60. Minute wurde Lactat (10 mMol/l) zugesetzt. Im Perfusat wurde fortlaufend Glucose, Harnstoff, Lactat, Pyruvat, Acetoacetat und β-Hydroxybutyrat sowie die Aktivität von GOT, GPT, MDH und GlDH bestimmt. In nach 60 und 95 Minuten im Frierstoppverfahren entnommenen Gewebsproben wurden die Konzentrationen an ATP, ADP, AMP, den oben genannten und weiteren Metaboliten des Kohlenhydratstoffwechsels nach Standardmethoden (5) untersucht. Dabei fanden sich bei den Kontrollen jeweils mit den Literaturangaben übereinstimmende Befunde. Sowohl bei den Lebern der verbrannten Tiere als auch bei denen der Toxintiere fiel eine deutliche Einschränkung der Glucoseausschüttung in der Phase ohne Substrat auf. In beiden Fällen wurde die Bildung von Glucose durch die Gabe von Lactat nur unwesentlich gesteigert (Abb. 1 und Tabelle 1).

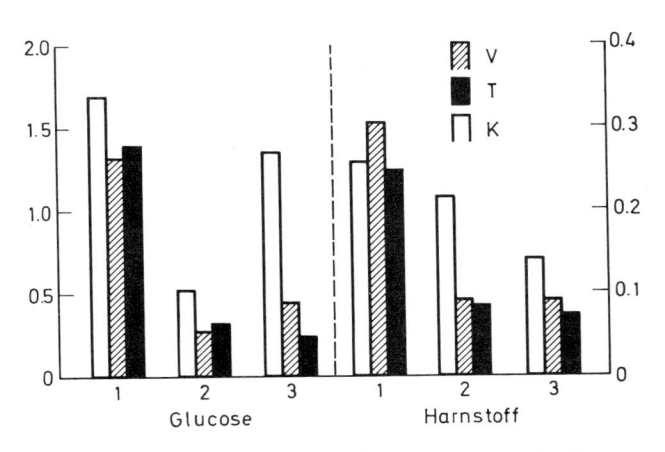

Abb. 1. *Glucoseausschüttung und Harnstoffsynthese während Vorperfusion (1), ohne Substrat (2) und nach Substratgabe (3) in μMol/min/g Leber. Vergleich Kontrolle (K) - Verbrennung (V) - und Toxin (T)*

Der Quotient aus Aufnahme von Glucosepräcursoren und Abgabe von Glucose war bei beiden Gruppen nach Lactatgabe deutlich höher als bei den Kontrollen (Tabelle 1). Die Untersuchung der oben genannten Gewebswerte ergab eine starke Verminderung des Quotienten ATP/ADP bei beiden vorbehandelten Gruppen, während der Gesamtgehalt an Adenonucleotiden praktisch unverändert war (Abb. 2 und Tabelle 2). Die Bestimmung der Redoxquotienten Lactat/Pyruvat und β-Hydroxybutyrat/Acetoacetat hingegen erbrachte unterschiedliche Ergebnisse in beiden Kollektiven (Tabelle 2). Während beide Quotienten bei Toxintieren und Kontrollen annähernd gleich waren, waren sie bei den verbrannten Tieren deutlich erniedrigt. Entsprechende Befunde fanden sich auch im Perfusat. Die Bestimmung der Enzymaktivitäten erbrachte in allen Fällen keine wesentlichen Unterschiede.

Die dargestellten Befunde zeigen, daß sich durch die Gabe des Verbrennungstoxins Stoffwechselveränderungen der Leber nach einer

Tabelle 1. Werte für Glucoseausschüttung, Harnstoffbildung, Ketonkörperbildung und den Quotienten aus Aufnahme von Lactat und Pyruvat und Glucoseausschüttung in µMol/g/min während der verschiedenen Perfusionsphasen. Signifikant von den Kontrollen abweichende Werte unterstrichen

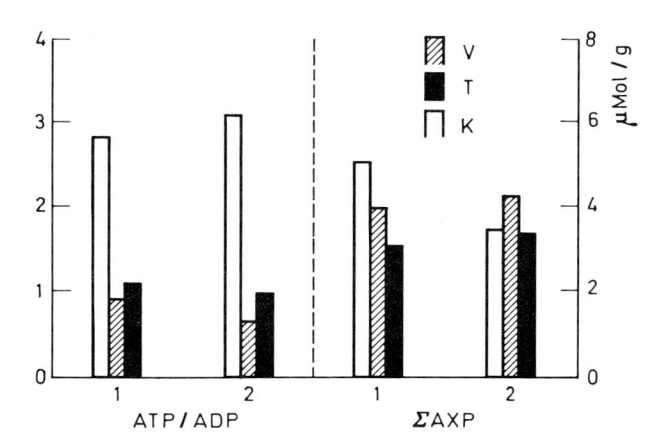

		0-30 min	30-60 min	65-95 min
Glucose				
	K	1,696 ± 0,515	0,515 ± 0,386	1,350 ± 0,853
	T	1,408 ± 0,699	*0,355 ± 0,315*	*0,233 ± 0,465*
	V	1,287 ± 0,410	*0,260 ± 0,074*	*0,440 ± 0,361*
Harnstoff				
	K	0,256 ± 0,079	0,217 ± 0,185	0,136 ± 0,128
	T	0,247 ± 0,108	*0,074 ± 0,057*	*0,073 ± 0,131*
	V	0,313 ± 0,149	0,082 ± 0,093	*0,092 ± 0,032*
Ketonkörper				
	K	0,296 ± 0,076	0,301 ± 0,225	0,012 ± 0,169
	T	0,299 ± 0,043	0,206 ± 0,130	0,048 ± 0,086
	V	0,265 ± 0,266	0,156 ± 0,227	0,110 ± 0,086
Lactat- und Pyruvataufnahme Gkucosebildung				
	K	0,632 ± 0,286	0,618 ± 0,332	1,349 ± 0,378
	T	0,754 ± 0,318	0,839 ± 0,429	*4,349 ± 1,543*
	V	0,736 ± 0,711	0,334 ± 0,968	*3,114 ± 1,211*

Abb. 2. Quotient ATP/ADP und Gesamtgehalt an Adenonucleotiden im Gewebe nach 60 (1) und 95 (2) Minuten Perfusion. Vergleich Kontrolle (K) - Verbrennung (V) - und Toxin (T). Werte in µMol/ g Leberfeuchtgewicht

Tabelle 2. Werte des Energiequotienten ATP/ADP, des Gesamtgehaltes an Adenonucleotiden (μMol/g Leberfeuchtgewicht sowie der Redoxquotienten Lactat/Pyruvat und β-Hydroxybutyrat /Acetoacetat im Gewebe nach 60 und 95 Minuten Perfusion. Signifikant von den Kontrollen abweichende Werte unterstrichen

		60 min	95 min
ATP/ADP	K	2,847 ± 1,749	3,136 ± 1,755
	T	1,108 ± 0,442	1,028 ± 1,004
	V	<u>0,903 ± 0,969</u>	<u>0,656 ± 0,423</u>
Σ AXP	K	5,123 ± 2,584	3,636 ± 0,805
	T	3,020 ± 1,197	3,387 ± 0,739
	V	3,990 ± 1,064	4,382 ± 1,428
Lactat/Pyruvat	K	16,898 ± 6,917	13,444 ± 5,775
	T	9,983 ± 4,419	10,320 ± 3,719
	V	<u>1,879 ± 1,491</u>	<u>2,141 ± 0,832</u>
β-Hydroxybutyrat/ Acetoacetat	K	1,315 ± 1,087	0,549 ± 0,736
	T	0,870 ± 0,630	0,346 ± 0,219
	V	<u>0,353 ± 0,042</u>	<u>0,225 ± 0,118</u>

isolierten Hautverbrennung reproduzieren lassen. Die Wirkung des Toxins könnte nach unseren Ergebnissen auf einer Störung der oxidativen Phosphorylierung beruhen. Die dargestellten Einschränkungen der Syntheseleistungen wären dann als Folge eines ATP-Mangels zu interpretieren. Diese Vorstellung läßt sich gut mit den hier von KREMER und Mitarb. vorgetragenen morphologischen Befunden nach Toxingabe vereinbaren, die eine vacuolige Degeneration der Mitochondrien zeigten. Weitere Aufschlüsse über Ansatzpunkte und Wirkungsmechanismus des Toxins sind von Untersuchungen an isolierten Hepatocyten zu erwarten.

Zusammenfassung

Es wurden 5 Tage nach einer standardisierten Hautverbrennung oder i.p.-Injektion eines spezifischen cutanen Verbrennungstoxins an der Ratte verschiedene Stoffwechselparameter der Leber am Modell der isoliert perfundierten Rattenleber untersucht. Dabei fanden sich bei beiden Gruppen gegenüber den Kontrollen deutlich herabgesetzte Werte des Energiequotienten ATP/ADP bei unverändertem Gesamtgehalt an Adenonucleotiden. Die Bildung von Glucose und Harnstoff war bei beiden Gruppen ebenfalls deutlich herabgesetzt, und die Glucosebildung wurde durch Gabe von Lactat nur unwesentlich stimuliert. Die Befunde sprechen für eine direkte Beeinflussung des Leberstoffwechsels durch ein Verbrennungstoxin, dessen Ansatzpunkt die oxidative Phosphorylierung sein könnte.

Summary

Parameters of liver metabolism were studied in the isolated perfused rat liver 5 days after a standard skin burn or an i.p. injection of a specific cutaneous burn toxin. Decreased values of the energy quotient ATP/ADP compared with normal controls were found. The absolute content of adenonucleotides was unchanged. The excretion of glucose and urea was also decreased in both groups and glucose synthesis after a lactate load was only slightly stimulated. The results show a direct influence of a burn toxin on hepatic metabolism suggesting a possible disturbance of oxydative phosphorylation.

Literatur

1. BERKHUM, D.W., PETERS, R.A.: Observations Upon a Change in an Enzymatic Process in Burns. Quart. J. exp. Physiol. 36, 127 (1950)
2. SCHOENENBERGER, G.A.: Burn toxins isolated from mouse and human skin. Monogr. Allergy 6, 72 (1975)
3. STAEDTLER, K., ALLGÖWER, M., CUENI, L., SCHOENENBERGER, G.A.: Pathophysiologische Untersuchungen an einem Verbrennungsmodell der Maus. Res. exp. Med. 158, 23 (1972)
4. SCHIMASSEK, H.: Perfusion of Isolated Rat Liver with a Semisynthetic Medium and control of Liver Function. Life Sci. 11, 629 (1962)
5. BERGMEYER, H.U. (Hrsg.): Methoden der enzymatischen Analyse. Weinheim: Verlag Chemie 1974

Dr. J. Schölmerich, Ernst-Rodenwaldt-Institut, Abt. f. exp. Pathologie, D-6500 Mainz

30. Vergleichende transmissions- und rasterelektronenmikroskopische Untersuchungen über Leberveränderungen bei Mäusen nach subletaler Hautverbrennung und intraperitonealer Injektion eines spezifischen cutanen Verbrennungstoxins

B. Kremer, H. Frenzel, J. Schoelmerich, M. Allgöwer, A. Schweitzer und G. A. Schoenenberger

Forschungsabteilung des Departementes für Chirurgie der Universität Basel, Kantonsspital, Schweiz; Institut für Pathologie der Universität Marburg; Ernst-Rodenwaldt-Institut, Abteilung für experimentelle und allgemeine Pathologie, Mainz

Thermische Energie unter standardisierten Bedingungen (250°C, 20 sec/3 cm^2 Haut) induziert in Maus- und Menschenhaut die Entstehung eines physikalisch-chemisch weitgehend identischen Lipid-Protein-Komplexes mit letal toxischer Wirkung für Empfängermäuse (4). Der Komplex dürfte das trimere Polymerisationsprodukt seiner ebenfalls isolierten nicht toxischen Vorstufe = NATIV darstellen (3). Aus dem Serum schwerverbrannter Patienten konnte dieses Verbrennungstoxin ebenfalls isoliert werden. Eine pathogene Bedeutung für die posttraumatisch als Spätfolge auftretende Verbrennungskrankheit wird deshalb diskutiert.

Nach Markierung des Toxin-Lipidanteiles und i.p. Applikation fand sich eine hohe Anreicherung der Isotope in der Leber von Mäusen. In der vorliegenden Arbeit wurden Veränderungen der Ultrastruktur der Leber von Mäusen nach einem definierten Verbrennungstrauma und nach intraperitonealer Applikation des aus dem Serum schwerverbrannter Patienten isolierten Toxins untersucht.

Material und Methode

Standardisierte, subletale Hautverbrennung

Die Leber von je 4 Mäusen eines hauseigenen Inzuchtstammes wurden am 1., 2., 3., 5., 7. und 14. Tag nach einer ausschließlich die Haut traumatisierenden, drittgradigen Verbrennung von 5,4% der Körperoberfläche (5) nach Forssmann (1) perfusionsfixiert und raster- und transmissionselektronenoptisch untersucht. Zur Schockbehandlung erhielten die Tiere über 48 Stunden pro Tag 20% ihres Körpergewichtes als Ringerlactat intraperitoneal in verteilten Dosierungen.

Kontrollen. 1, 2, 3, 5, 7 und 14 Tage nach vergleichbaren Pseudomanipulationen und "Schockbehandlung" mit Ringerlactat wurden je 2 Mäuse perfusionsfixiert und ebenfalls mit dem REM und TEM untersucht.

Intraperitoneale Applikation von Verbrennungstoxin

20 Mäuse des gleichen Inzuchtstammes erhielten 15 mg des aus dem Serum schwerverbrannter Patienten isolierten Verbrennungstoxins intraperitoneal injiziert. Je 4 Tiere wurden nach der schon genannten Methode mit Glutaraldehyd am 2., 4. (8 Tiere), 7. und 14. Tag perfusionsfixiert und raster- und transmissionselektronenmikroskopisch untersucht.

Kontrollen. 16 Mäusen des genannten Stammes wurden je 15 mg der nicht toxischen Vorstufe (Nativ) intraperitoneal appliziert. Je 4 Tiere wurden ebenfalls am 2., 4., 7. und 14. Tag nach der Injektion perfusionsfixiert und mit dem REM und TEM untersucht.

Ergebnisse und Diskussion

Leberveränderungen nach subletaler Hautverbrennung

Unsere morphologischen Befunde lassen sich in drei Gruppen besprechen. In den ersten drei Tagen nach Verbrennung findet man focal eine Zerstörung der fenestrierten Anteile der Sinusendothelzellen. Weiterhin kommt es zu einer sinusnahen Vacuolisierung der Leberparenchymzellen. Diese Vacuolen sind überwiegend elektronenoptisch leer und beinhalten nur selten Membranbestandteile. Diese beschriebenen Endotheldefekte und die Vacuolen scheinen uns aus folgenden Gründen durch eine in Folge des primären Verbrennungstoxins auftretende kurze Ischämiephase verursacht zu sein:
1. Sinusnahe Vacuolen sind nach einer mäßigen, hypoxischen Schädigung regelmäßig nachweisbar. Sie gelten als Ausdruck einer energetischen Insuffizienz der Zelle und sind reversibel (2). 2. 24 Stunden nach dem Verbrennungstrauma weisen alle Tiere die erwähnten Befunde auf, während am 3. Tag nur selten Vacuolen und keine Siebplattendefekte gesehen wurden.

Am 5. und 7. Tag nach Verbrennung standen Mitochondrienveränderungen ganz im Vordergrund (Abb. 1). Über die Bildung kleiner intramitochondrialer Vacuolen kommt es zur vollständigen vacuoligen Umwandlung von Mitochondrien. Diese Veränderungen sind durch das primäre Verbrennungstrauma kaum erklärbar und könnten eine Folge der Toxinwirkung darstellen. Das mehrtägige Intervall bis zum Auftreten dieser Mitochondrienveränderungen wird dann erklärbar durch die Resorptionszeit des Toxins aus der verbrannten Haut. Die gezeigten Mitochondrienveränderungen ließen eine Störung des Energiestoffwechsels der Leber erwarten, so daß mit Stoffwechseluntersuchungen am Modell der isoliert perfundierten Leber begonnen wurde.

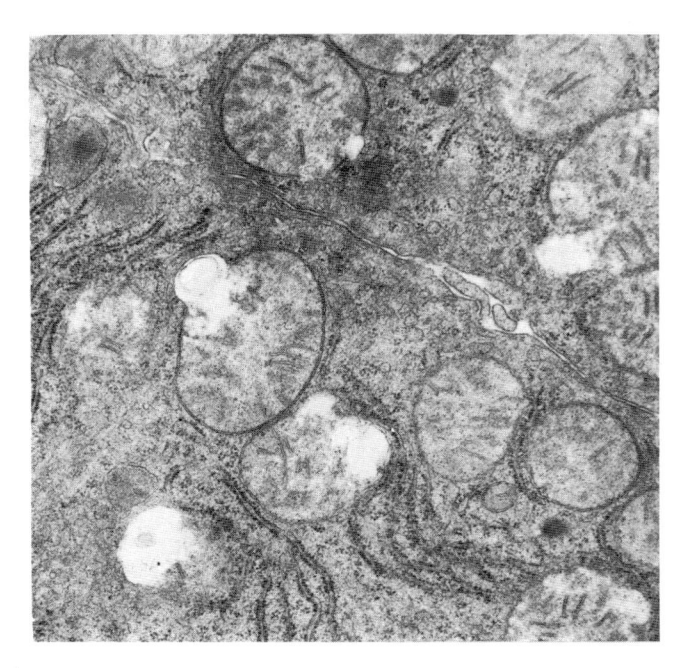

Abb. 1. Intramitochondriale Vacuolisierung 5 Tage nach subletaler Hautverbrennung. Leber, TEM, 21 000:1

Am 14. Tag nach Verbrennung findet sich erneut eine gesteigerte Vacuolisierung im Cytoplasma der Hepatocyten. Die Vacuolen beinhalten jetzt jedoch in der Regel elektronendichtes Material und Membranbestandteile. Dem Vacuoleninhalt und dem späten Auftreten nach könnte es sich hierbei um autophage Vacuolen handeln und damit auch um eine Reaktion auf das Verbrennungstoxin. Geschädigte Leberzellbestandteile können in derartigen Vacuolen abgelagert, enzymatisch abgebaut und letztlich durch Ausschleusung entfernt werden.

Da die Kontrolltiere keine pathologischen Veränderungen zeigten, ließen sich unsere Befunde nach subletaler Verbrennung pathogenetisch vermutlich zwei Ursachen zuordnen:
1. Veränderungen als Folge des primären Verbrennungstraumas: Entstehung elektronenoptisch leerer Vacuolen und Sinusendothelläsionen. 2. Veränderungen in Folge einer spezifischen Toxinwirkung: Intramitochondriale Vacuolisierung und Entstehung autophager Vacuolen.

Leberveränderung nach i.p. Applikation von Verbrennungstoxin

Nach intraperitonealer Applikation von 15 mg NATIV zeigte die Leber der Mäuse weder am 2., 4., 7. noch am 14. Tag eine pathologische Veränderung der Ultrastruktur.

Nach Applikation von 15 mg Toxin intraperitoneal fanden sich am 2. Tag ebenfalls keine pathologischen Befunde der Leberfeinstruktur.

Am 4. und ganz vereinzelt auch am 7. Tag war jedoch die gleiche intramitochondriale Vacuolisierung zu beobachten, die auch nach subletaler Hautverbrennung am 5. und 7. Tag nach dem Trauma aufgetreten war (Abb. 2).

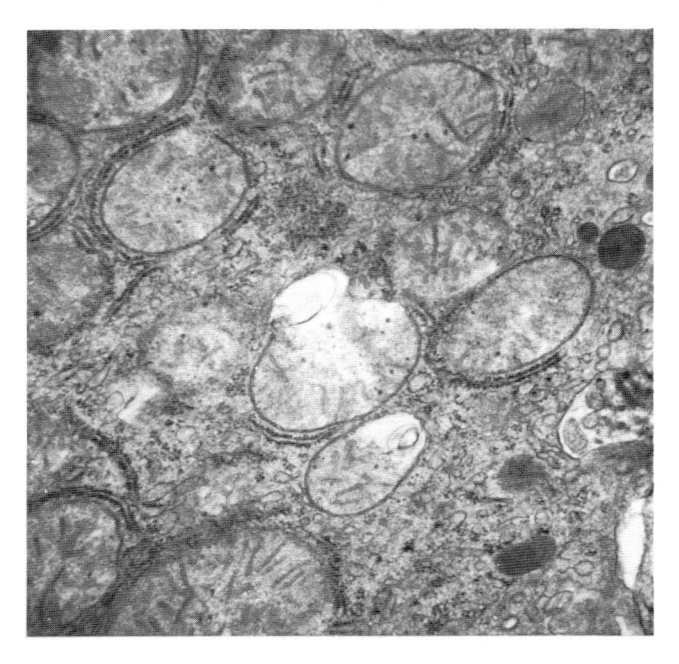

Abb. 2. Mitochondrienalterationen 4 Tage nach intraperitonealer Applikation von 15 mg Verbrennungstoxin. Leber, TEM, 27 000:1

Am 14. Tag nach intraperitonealer Toxinapplikation fanden sich ebenfalls sinusnahe Vacuolen in den Leberparenchymzellen, deren Inhalt ähnlich den Befunden nach subletaler Hautverbrennung aus elektronendichtem Material und Membranbestandteilen bestand.

Zusammenfassend zeigen unsere Ergebnisse, daß das in der Haut unter Einwirkung thermischer Energie durch Polymerisation aus einer nicht toxischen Vorstufe entstehende Verbrennungstoxin an der Leberzelle eine Schädigung der Mitochondrien bewirkt. Das Ausmaß dieser Mitochondrienalteration läßt eine Störung des Leberzellenergiestoffwechsels mit eventueller Hemmung der oxidativen Phosphorylierung erwarten.

Zusammenfassung

Am 1., 2., 3., 5., 7. und 14. Tag nach einer standardisierten Hautverbrennung wurde die Leber von Mäusen auf ultrastrukturelle Veränderungen hin untersucht. Unsere Ergebnisse lassen sich pathogenetisch zwei Ursachen zuordnen:

1. Veränderungen als Folge des primären Verbrennungstraumas, wie das Auftreten elektronenoptisch leerer, sinusnah gelegener Vacuolen in den Hepatocyten und die Entstehung von Siebplattendestruktionen an den Sinusendothelzellen.

2. Als Folge der Einwirkung eines spezifischen Verbrennungstoxins ausgeprägte Mitochondrienveränderungen und die Entstehung autophager Vacuolen.

Der Beweis für diese Annahme konnte in einer zweiten Versuchsserie erbracht werden. Nach intraperitonealer Applikation von 15 mg eines aus dem Serum schwerverbrannter Patienten isolierten Verbrennungstoxins wurde die Leber von je 4 Mäusen am 2., 4., 7. und 14. Tag elektronenoptisch untersucht. In zeitlicher Korrelation fanden sich ebenfalls die unter 2. aufgeführten Veränderungen, während die unter 1. aufgezählten Alterationen nicht zu beobachten waren.

Summary

Ultrastructural alterations of the liver were examined on the 1st, 2nd, 3rd, 5th, 7th and 14th day after a standard burn in mice. Our results can be divided pathogenetically into two groups:

1. Alterations explained by the primary thermal injury including electron-optically empty vacuoles and sinusendothelium destruction.

2. Alteration due to the influence of a specific burn toxin including mitochondrial changes and the formation of autophagic vacuoles.

Evidence of this distinction was produced by a second investigation. Burn toxin isolated from the serum of severely burned patients was injected intraperitoneally (15 mg) into 4 mice. The livers were examined by electron microscopy on the 2nd, 4th, 7th and 14th day. Alterations described in 2 above were not observed in any case of this investigation series. The nature and timing of liver alterations were similar to those described in 2 above. In none of the cases were changes similar to those in 1 above observed.

Literatur

1. FORSSMANN, W.G., SIEGRIST, G., ORCI, L., GIRARDIER, L., PICTET, R., ROUILLER, Ch.: Fixation par perfusion pour la microscopieélectronique. Essai de généralisation. J. Microsc. (Paris) 6, 279-304 (1967)
2. HUEBNER, G.: Die pathischen Reaktionen des Lebergewebes. Eine elektronenmikroskopische Studie. In: Veröffentlichung aus der morphologischen Pathologie, Heft 78, S. 1-186. Stuttgart: Gustav Fischer 1968

3. KREMER, B., RICHTER, I.E., FRENZEL, H., SCHAEFER, U., STAEDT-LER, K., SCHOENENBERGER, G.A.: Rasterelektronenmikroskopische Darstellung eines spezifischen, aus menschlichem Serum isolierten Verbrennungstoxins und seiner nicht toxischen Vorstufe. Microscopica Acta 77, 420-426 (1976)
4. SCHOENENBERGER, G.A.: Burn toxins isolated from mouse and human and human skin. Monogr. Allergy 6, 72 (1975)
5. STAEDTLER, K., ALLGÖWER, M., CUENI, L.B., SCHOENENBERGER, G.A.: Pathophysiologische Untersuchungen an einem Verbrennungsmodell der Maus. Res. exp. Med. 158, 23-33 (1972)

Dr. B. Kremer, Departement für Chirurgie der Universität Basel, Kantonsspital, CH-4004 Basel

31. Angiographische Untersuchungen zum Nierenversagen bei Endotoxinämie

J. Wolter[1], G. Viehweger[1], M. Grün[2] und H. Liehr[2]

Aus der Chirurgischen Universitäts-Klinik Würzburg (Direktor: Prof. Dr. med. E. Kern)[1] und der Medizinischen Universitäts-Klinik Würzburg (Direktor: Prof. Dr. med. H.A. Kühn)[2]

Einleitung

Nierenfunktionsstörungen bei Patienten mit akuten oder chronischen Lebererkrankungen sind pathophysiologisch und pathogenetisch nicht einheitlich definiert. Morphologisch finden sich häufig keine oder nur geringe Veränderungen an den Nieren, die klinische Symptomatik besteht aus Oligurie und mangelnder Natrium-Ausscheidung, die Letalität ist hoch. Eine intrarenale Blutumverteilung zugunsten des Nierenmarkes bei gleichzeitiger Abnahme der Nierenrindendurchblutung wird als letztendlich verantwortlicher Mechanismus für diese Nierenfunktionsstörung angenommen (1). In jüngster Zeit wurden als Ursache dieser zirkulatorischen Veränderungen Endotoxine diskutiert, die aus dem Colon absorbiert, bei Lebererkrankungen aber am RES der Leber nur ungenügend geklärt werden (3, 6): WILKINSON und Mitarb. (6) fanden bei Patienten mit akutem Leberversagen eine Korrelation zwischen Nierenversagen und systemischer Endotoxinämie, LIEHR und Mitarb. (3) bei Patienten mit Lebercirrhose. Ein pathogenetischer Zusammenhang erscheint daher gegeben, insbesondere, da auch experimentell nach operativ angelegter portocavaler Anastomose (PCA) bei der Ratte mit primär gesunder Leber eine verminderte Nierenrindendurchblutung in Verbindung mit einer systemischen Endotoxinämie zu beobachten ist (4). Da bei diesen Tieren aus methodischen Gründen eine weitere Charakterisierung der Nierenperfusionsstörung in Anlehnung an die Untersuchungen von EPSTEIN und Mitarb. (1) nicht möglich ist, wurden angiographische Untersuchungen am Miniaturschwein unter den Bedingungen einer endogenen und exogenen systemischen Endotoxinämie durchgeführt.

Material und Methodik

Als Versuchstiere dienten 17 "Göttinger Miniaturschweine". Die Tiere wurden unter konstanten Umweltbedingungen gehalten: Wasser wurde ad libitum erlaubt, gefüttert wurde eine Standardkost. Das Anlegen einer portocavalen End-zu-Seit-Anastomose erfolgte in Intubationsnarkose. Die Operation entsprach etabliertem methodischem Vorgehen unter Verwendung von Ethiflex (5xo) zur Gefäßnaht. Die Arterialisierung des leberwärtigen Pfortaderstumpfes erfolgte mittels eines konisch zulaufenden Dialysekatheters (Vinyl Katheter, O.D. konisch Ch. 14 auf Ch. 5). Hierbei wurde das kalibermäßig dünnere Ende in die A. iliaca dextra eingebunden, das weitlumigere Ende in den Pfortaderstumpf.

Zur Renovasographie wurde die linke A. femoralis freigelegt und ein Ödman-Ledin-Katheter (5 Ch.) unter Bildwandlerkontrolle in die linke Nierenarterie plaziert. Nach Vorinjektion von 1 ml Kontrastmittel (Meglumin-Jotalamat)[1] wurde eine Serienangiographie von 4 Bildern aufgezeichnet.

Es wurden 3 Versuchstiergruppen gebildet: Gruppe I (n = 3) = unbehandelte Kontrollen, Gruppe II (n = 9) = Tiere mit alleiniger PCA (1-12 Wochen post OP) und Gruppe III (n = 5) = Tiere mit PCA und Arterialisation (ART.), wobei vor Versuchsbeginn die Durchgängigkeit des Iliaca-Pfortaderstumpf-Bypasses durch Aortographie geprüft wurde.

Eine exogene Endotoxinämie wurde erzeugt durch intraaortale Infusion von Endotoxin (E. coli, O/26:B4, Difco Lab. Mich. USA) entsprechend einer in Vorversuchen ermittelten subletalen Dosis von 0,16 mg/kg/KG. Die Renovasogramme wurden jeweils vor und direkt nach Endotoxinapplikation aufgezeichnet, in Gruppe II einmal bereits zusätzlich 14 min nach Infusionsbeginn.

Das Bestehen einer endogenen Endotoxinämie wurde mittels des Limulus-Gelierungs-Tests (LGT) festgestellt. Leukocyten und Thrombocyten wurden im Coulter Counter gezählt.

Ergebnisse

Bei normalen, nicht voroperierten Miniaturschweinen (Gruppe I), zeigte sich nach Endotoxininfusion eine teils diffuse, teils herdförmige Vasoconstriction in der äußersten Nierenrinde. Die rindennahen Areale waren deutlich schwächer gezeichnet, die Aa. arcuatae und Aa. interlobares zeigten Kaliberschwankungen. Die Auffüllung der Nierenrinde mit Kontrastmittel war deutlich verzögert. Alle Tiere überlebten die gegebene subletale Dosis Endotoxin und waren nach 3 Tagen klinisch unauffällig.

In Gruppe II war der LGT bereits spontan schwach positiv; die Nierenangiographie vor Endotoxininfusion war unauffällig, aber nach Endotxingabe wesentlich ausgeprägter verändert als bei Gruppe I und nachweislich bereits 14 min nach Infusionsbeginn zu erkennen. Nach 28 min imponierten die Rindenaufhellungszonen deutlich, jedoch kaum kräftiger als nach 14 min. Klinisch zeigten alle Tiere dieser Gruppe Zeichen einer schweren Intoxikation mit Entwicklung eines Komas mit nachfolgendem Kreislaufversagen bis 36 Stunden nach Beendigung der Endotoxininfusion. Makroskopisch fanden sich bei der Autopsie anämische Schocknieren und Blutungen in nahezu allen Organen.

---

[1] Conray (R) BYK GULDEN, Konstanz, W.-Germany. Methode siehe bei (3).

In Gruppe III ergaben sich nach Endotoxininfusion deutlich abgeschwächte Reaktionen im Vergleich zur Gruppe II, die Parenchymdefektzonen waren nur noch schwach zu erkennen, wobei insgesamt der Effekt ähnlich stark ausgeprägt war, wie bei den Tieren der Gruppe I. Das klinische Bild der Intoxikation fehlte völlig und nach Ablauf von 3 Tagen waren die Tiere verhaltensmäßig nicht mehr von normalen Tieren zu unterscheiden. Alle Tiere überlebten.

In allen Gruppen fand sich nach Endotoxininfusion eine Abnahme von Leukocyten und Thrombocyten (s. Tabelle 1).

Diskussion

Als Zeichen der biologischen Wirksamkeit des infundierten Endotoxins kam es zur Abnahme von Leukocyten und Thrombocyten (Tabelle 1). Die erhobenen Befunde lassen somit den Schluß zu, daß durch Endotoxine bereits an gesunden Tieren eine intrarenale Blutumlaufverteilung induziert wird, wobei als Mechanismus eine Freisetzung biogener Amine durch Endotoxine (5) zu diskutieren ist.

Der Effekt der exogenen Endotoxinämie war bei Tieren mit PCA im Vergleich zu gesunden Tieren deutlich verstärkt. Hierfür muß die bereits vorbestehende und durch LGT nachgewiesene endogene Endotoxinämie verantwortlich gemacht werden. Damit ergibt sich nämlich die Situation, ähnlich dem Shwartzman-Sanarelli-Phänomen. Pathogenetisch bedeutsam ist dabei die herabgesetzte Klärfunktion des RES der Leber infolge der geänderten hämodynamischen Situation durch direkte Einmündung des portalen Blutflusses in die systematische Zirkulation (2). Diese Befunde zeigen somit, daß ein aktiver portocavaler Shunt die Ausbildung eines Shwartzman-Sanarelli-Phänomens präpariert (2).

Nach druckadaptierter Arterialisation der Leber bei PCA ließ sich zwar noch eine sichtbare Drosselung der intrarenalen arteriellen Nierendurchblutung nach exogener Endotoxinämie erkennen, der Effekt war jedoch wesentlich schwächer, als bei den nur portocaval anastomosierten Tieren. Dieser günstige Effekt der Arterialisation kann auf eine verbesserte RES-Funktion der Leber besonders im Hinblick auf die Klärleistung für Endotoxine zurückgeführt werden. Die Bedeutung der Perfusion der Leber über die Pfortader für die Klärleistung des RES scheint wichtig zu sein. Bei direkter Infusion von Endotoxinen in die Pfortader oder in die A. hepatica hat sich gezeigt, daß arteriell infundiertes Endotoxin fast gar nicht, portal infundiertes dagegen gut geklärt wird (WOLTER, unveröffentlicht). Damit erklären sich auch die unterschiedlichen Verträglichkeiten der Endotoxinmengen, denn aufgrund der verbesserten RES-Funktion kommt es daher nicht zu einer disseminierten intravasalen Gerinnung, zu Schock und Tod.

Diese hier gezeigten Endotoxineffekte auf die Niere unter experimentellen Bedingungen lassen sich vergleichen mit den eingangs genannten Befunden unter klinischen Bedingungen (1). Sie sind insgesamt geeignet, Endotoxine in der Pathogenese des funktionellen Nierenversagens zu diskutieren. Weiterhin deuten die Ergebnisse bei den Tieren mit Arterialisation darauf hin, daß es bei der operativen Therapie der portalen Hypertension wichtig ist,

Tabelle 1. Zusammenstellung der klinischen, klinisch-chemischen und radiologischen Befunde bei Zwergschweinen mit und ohne portocavale Anastomosen, sowie zusätzlicher Arterialisation (Art.) vor und nach Endotoxininfusion (subletale Dosis). LGT = Limulus-Gelierungs-Test; ⬇ = verringert

	GRUPPE I (Kontrolltiere n = 3)		GRUPPE II (n = 9)		GRUPPE III (n = 5)	
	Endotoxin		PCA	PCA + ETOX	PCA + Art.	PCA + Art. + ETOX
	vor	nach				
Leukocyten/mm^3	6663 ± 1227	2672 ± 1629	10867 ± 1591	2570 ± 1476	15320 ± 5492	5880 ± 1983
Thrombocyten/mm^3	231000 485000	185900 310000	97900 315000 660000	91300 200200 497000	369600 428600	209000 290500
LGT	∅	+	(+)	+ +	∅	+
Letalität	0 %			100 %		0 %
Radiologische Nierenrindendarstellung	normal	➝	normal	➝ ➝	normal	➝

eine Durchblutung der Leber über das Portalvenensystem zu erhalten, im Rahmen dieser Untersuchungen zumindest im Hinblick auf eine bessere RES-Clearance-Funktion für Endotoxine.

Zusammenfassung

Bei Miniaturschweinen führte eine exogene Endotoxinämie allein bereits an vorher gesunden Tieren zu einer Vasoconstriction in den juxtaglomerulären Nierenarterien und unterstützt damit Überlegungen, daß die verminderte Nierenrindendurchblutung bei Lebererkrankungen mit einer Endotoxinämie erklärt werden kann.

Eine portocavale Anastomose ist eine Situation, in der das RES der Leber als Klärorgan für Endotoxine durch hämodynamische Einflüsse in seiner Funktion eingeschränkt ist. Eine für Normaltiere subletale Dosis von Endotoxin führte hierbei zu wesentlich ausgeprägteren Nierenveränderungen und wurde zur Dosis letalis.

Durch Arterialisation der Leber bei gleichzeitiger PCA kann die RES-Funktion gebessert werden: Eine LD 100 für portocaval anastomosierte Tiere wurde wieder zur LD 0 wie bei Tieren ohne PCA.

Klinisch haben diese Befunde Bedeutung für Patienten mit Nierenversagen und eingeschränkter RES-Funktion bei Lebercirrhose und Leberkoma; denn als pathogenetisch wichtig für die Nierenfunktionsstörung kann eine Endotoxinämie angenommen werden.

Summary

Exogeneous endotoxaemia caused vasoconstriction of the juxtaglomerular arteries in otherwise healthy minipigs. This supports the view that reduced renal cortical blood flow in patients with liver disease can be caused by endotoxin.

After portocaval anastomosis the efficacy of the liver RES to clear endotoxin was decreased due to the haemodynamic disorder. Thus, a dose of endotoxin, which was sublethal to healthy animals, became lethal owing to decreased RES-function. The increased endotoxin toxicity leads to a Shwartzman-Sanarelli-reaction.

A dose of toxin which caused death in all animals with a portocaval shunt alone was not lethal in any animal in which an arterialization procedure was simultaneously performed, suggesting a possible improvement of RES function.

These findings are of clinical importance for patients with renal failure in liver cirrhosis and hepatic failure. They suggest that endotoxaemia is of pathogenetic relevance in the development of functional renal failure.

Literatur

1. EPSTEIN, M., BERK, D.P., HOLLENBERG, N.K., ADAMS, D.F., CHALMERS, T.C., ABRAMS, H.L., MERSILL, J.P.: Renal failure in the patient with cirrhosis. The role of vasoconstriction. Amer. J. Med. 49, 175 (1970)
2. LIEHR, H., GRÜN, M., THIEL, H., BRUNSWIG, D., RASENACK, U.: Endotoxin-induced liver necrosis and intravascular coagulation in rats enhanced by portocaval collateral circulation. Gut 16, 429 (1975)
3. LIEHR, H., GRÜN, M., BRUNSWIG, H., RASENACK, U.: Effekt einer Endotoxinämie auf die renale und intrarenale Hämodynamik bei Ratten mit und ohne portocavale Anastomose. Z. Gastroent. 2, 14, 285 (1976)
4. SCHAUER, A.: Initial liberation of biogenetic amines and effect of further mediators following applications of endotoxins. In: Gram negative bacterial infections, p. 315. Ed. Urbaschek, B., Urbaschek, R., NETER, E.. Wien-New York: Springer 1975
5. WILKINSON, S.P., ARROYO, V., GAZZARD, B.G., MOODIE, H., WILLIAMS, R.: Relation of renal impairment and hemorrhagic diathesis to endotoxaemia in fulminant hepatic failure. Lancet 1974 I, 521

Dr. med. J. Wolter, Chirurgische Univ.-Klinik, Josef-Schneider-Straße 2, D-8700 Würzburg

32. Histamingehalt und Diaminoxidaseaktivität im Dünndarm bei Verschluß der Arteria mesenterica superior

J. Kusche, H. Richter, M. Thermann, H. J. Reimann, R. Hesterberg und W. Lorenz

Abteilung für experimentelle Chirurgie und pathologische Biochemie und Chirurgische Klinik der Universität Marburg/Lahn

Für die klinischen Folgen von Darmhypoxie und -ischämie wurden immer wieder "Darmtoxine" verantwortlich gemacht, aber nur selten wurden sie chemisch identifiziert und ihre Wirksamkeit auch am gesunden Versuchstier nachgewiesen. Eine Ausnahme hierfür stellt das Histamin-Diaminoxidase-System dar, dessen Wirksamkeit im experimentellen A. mesenterica-Schock bei Hund und Kaninchen weitgehend gesichert werden konnte (4). Bei einem standardisierten Modell der intestinalen Ischämie des Kaninchens sollten nun die Fragen geklärt werden, ob Histamin im Efluat des ischämischen Dünndarmes erscheint und ob Histamin und Diaminoxydase-Aktivität im geschädigten Darm eine Veränderung erfahren.

Methodik

Männlichen Kaninchen (Rasse Großsilber 2,4-3,4 kg, i.v. 25-35 mg/kg Pentobarbital) wurde vor dem Beginn einer 90-min-Darmischämie (Methode s. KUSCHE u. Mitarb., (2)) in die obere Mesenterialarterie und Pfortader je ein T-Drain eingebunden und dessen langer Schenkel aus der Bauchhöhle herausgeleitet. Vor der Revascularisation wurden über das T-Drain in die Arterie 500 ml 37°C warme Ringerlösung infundiert und das Perfusat aus dem T-Drain in der V. porta in 100 ml Fraktionen aufgefangen. Das T-Drain war dabei in Richtung Leber verschlossen. Gemessen wurden die O_2-Spannung (Torr) der Mucosa- und Serosaseite des Darmes mit der Platinoberflächenelektrode nach KESSLER und LÜBBERS (1), Histamin als Dihydrochlorid in Darmwand (Dowex 50) und Perfusat (kombiniert) (3) und die Diaminoxidase-Aktivität in Gewebe und Plasma (2).

Ergebnisse

5 min nach Verschluß der A. mesenterica superior fiel die O_2-Spannung an der Serosaseite des Jejunums von 40,4 ± 11,0 Torr auf 2,2 ± 2,0 Torr ab und stieg nach Revascularisation wieder auf 43,3 ± 11,9 Torr an. Auf der Mucosaseite war die initiale O_2-Spannung mit 6,1 ± 5,9 Torr erheblich niedriger als auf der Serosaseite. Während der Ischämiezeit sank sie auf 0 Torr ab und be-

trug 10,0 ± 9,1 Torr 5 min nach Revascularisation ($\bar{x}$ ± S.D.; n = 5). Histologisch waren bereits nach 70minütiger Ischämie im Jejunum Nekrosen der Zottenspitzen sowie ein ausgeprägtes Ödem der Mucosa mit extrem dilatierten submucösen Gefäßen nachzuweisen.

Der Histamingehalt der Darmwand stieg während der Ischämiezeit um 60% an (Abb. 1), fiel aber nach Perfusion und Revascularisation um 23 bzw. 39% ab.

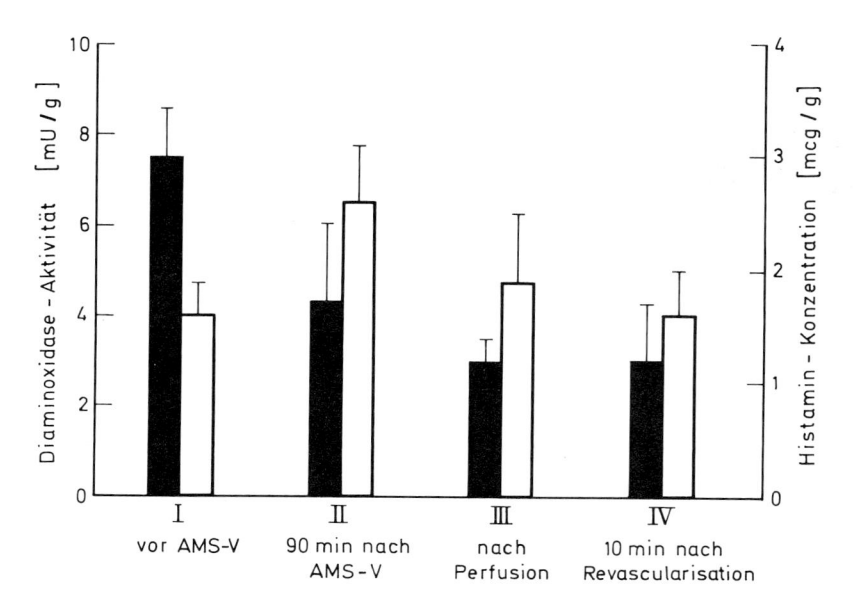

Abb. 1. Einfluß von intestinaler Ischämie, Perfusion und Revascularisation auf die Diaminoxidase-Aktivität ▆ und Histaminkonzentration ☐ des Kaninchendünndarmes. Gewebsentnahme aus dem oberen Jejunum, AMS-V = A. mesenterica superior - Verschluß; $\bar{x}$ ± S.D., n = 5, t-Test für gepaarte Daten; ▆ I / II p<0,005; ☐ I / II p<0,02

Dieser letztere Effekt wurde als Histaminfreisetzung gedeutet und konnte durch die Perfusionsversuche wahrscheinlich gemacht werden. Die Histaminkonzentration war in der ersten Fraktion außerordentlich hoch und fiel im weiteren Verlauf der Perfusion auch nicht auf biologisch unwirksame Werte ab (Abb. 2).

Die Aktivität der Diaminoxidase in der Darmwand (Abb. 1) zeigte im ischämischen Darm einen deutlichen Abfall, der durch Perfusion und Revascularisation verstärkt wurde. Dies war nicht auf eine Freisetzung des Enzyms zurückzuführen, da die Diaminoxidase-Aktivität im Plasma mit 0,02 mU/ml unverändert blieb. Auch fand sich in der Perfusionsflüssigkeit keine Diaminoxidase-Aktivität.

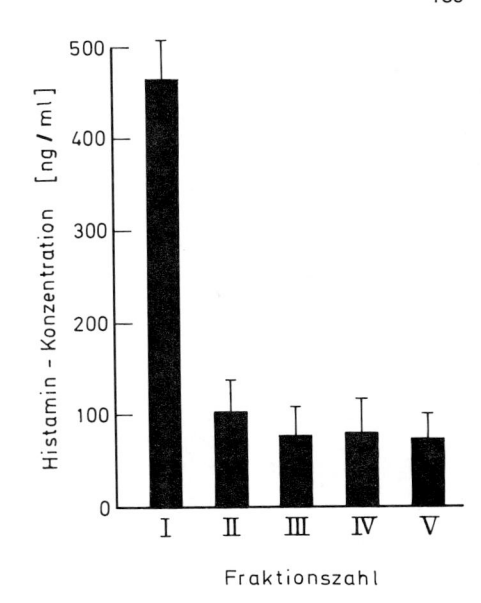

Abb. 2. Histamingehalt der Perfusionsflüssigkeit aus dem ischämischen Darm beim Kaninchen.
I-V: Reihenfolge der Fraktionen; $\bar{x} \pm S.D.$; n = 8; sonstige Bedingungen siehe Methodik

Diskussion

In einem standardisierten Modell von bewiesener intestinaler Ischämie beim Kaninchen zeigten Histamingehalt und Diaminoxidase-Aktivität in der Darmwand Veränderungen, die für Histaminfreisetzung bei gesteigerter Histaminbiosynthese und für einen vermehrten Katabolismus von Diaminoxidase sprach. Da sich im gleichen Versuchsmodell eine Eliminierung des Histamins durch die Perfusion der Mesenterialgefäße verlängernd (5), eine Hemmung der Diaminoxidase-Aktivität (4) dagegen verkürzend auf die Überlebenszeit auswirkte, muß dem Histamin eine schädigende Wirkung und dem Enzym eine schützende Funktion bei akuter intestinaler Ischämie zugeschrieben werden.

Zusammenfassung

Bei intestinaler Ischämie des Kaninchens zeigten Histamingehalt und Diaminoxidase-Aktivität in der Darmwand und im Perfusat Veränderungen, die für Histaminfreisetzung und gesteigerten Abbau von Diaminoxidase sprechen. Damit kommt zu einer gesteigerten Belastung des Organismus die teilweise Ausschaltung eines Schutzenzyms, was beides zum tödlichen Ausgang dieser Erkrankung beitragen kann.

Summary

During intestinal ischemia in rabbits histamine concentration and diamine oxidase activity were altered in the intestinal wall and in the perfusate of mesenteric vessels. The results were interpreted as a histamine release and an increased catabolism of diamine oxidase. Thus, the combination of release of vasoactive histamine and partial elimination of a protective enzyme may contribute to the fatal outcome after mesenteric ischemia.

Literatur

1. KESSLER, M.: In: LÜBBERS, D.W., LUFT, U.: Oxygentransport in blood and tissue. Stuttgart: Thieme 1967
2. KUSCHE, J., RICHTER, H., HESTERBERG, R., SCHMIDT, J., LORENZ, W.: Agents and Actions $\underline{3}$, 148 (1973)
3. LORENZ, W., BENSCH, L., BARTH, H., MATEJKA, H., MEYER, R., KUSCHE, J., HUTZEL, M., WERLE, E.: Z. analyt. Chem. $\underline{267}$, 421 (1970)
4. RICHTER, H., KUSCHE, J., LORENZ, W., REIMANN, H.J., HESTERBERG, R., SCHMIDT, J., FRIEDRICH, A.: Surgery, submitted for publication (1977)
5. RICHTER, H., KUSCHE, J., HESTERBERG, R., LORENZ, W.: Kongressbericht der Österreich. Ges. Chir. 1973, S. 414

Dr. J. Kusche, Abteilung für experimentelle Chirurgie und pathologische Biochemie der Chirurgischen Universitätsklinik Marburg/Lahn, Robert-Koch-Straße 8, D-3550 Marburg/lahn

E. Gastroenterologie

33. Einfluß von portocavaler Anastomose und Leberarterialisation auf die Sauerstoffversorgung der normalen und cirrhotischen Leber

Ch. Brölsch, P. Strehlau, B. Bölling und N. Kessler

Klinik für Abdominal- und Transplantationschirurgie der Medizinischen Hochschule Hannover (Leiter: Prof. Dr. R. Pichlmayr), Max-Planck-Institut für Systemphysiologie, Dortmund (Direktor: Prof. Dr. D.W. Lübbers)

Störungen im Sauerstoffgehalt der Leber können eine entscheidende Rolle spielen beim Auftreten des akuten Leberversagens nach Anlage einer portocavalen Anastomose. Als zusätzliche Faktoren sind die Reduktion des die Leber durchströmenden Gesamtblutes und der Entzug hepatotropher Substanzen für den häufig auftretenden Zusammenbruch der Leberfunktion weiterhin anzusehen. Zur Vermeidung dieser Komplikationen sind verschiedene Formen der Arterialisation des Pfortadersystems entwickelt worden (1, 3). Aufgrund hämodynamischer Messungen ließ sich damit zwar eine Verbesserung der Zirkulation erreichen, aber ob die bei manifester Lebercirrhose bestehende Störung der Mikrozirkulation effektiv verbessert werden konnte, blieb weiterhin unklar. Die Entwicklung der Platin-Mehrdrahtelektrode zur Bestimmung der lokalen Sauerstoffdrucke in parenchymatösen Organen durch LÜBBERS und KESSLER (5) erlaubt eine präzise unblutige Messung des Sauerstoffgehalts der Leber (4) und die Aufdeckung von Gewebehypoxien und Mikrozirkulationsstörungen, wie sie bei verschiedenen intra- und extrahepatischen Zirkulationsstörungen, z.B. bei Lebercirrhose und Shuntoperationen, erwartet werden. Des weiteren kann die Effektivität einer zusätzlichen Blutzufuhr auf die Sauerstoffversorgung der Hepatocyten bestimmt werden. In der vorliegenden Arbeit wurde die Sauerstoffversorgung der normalen und cirrhotischen Rattenleber vor und nach Anlage einer portocavalen Anastomose untersucht und der Einfluß der Arterialisation des Pfortaderstumpfes auf die Leberdurchblutung bestimmt.

Material und Methode

In 25 männlichen Lewisratten wurde eine feinknotige Lebercirrhose durch orale Gabe von 0,3 g Thioacetamid in 10 l Trinkwasser induziert. In 15 cirrhotischen Tieren und 10 normalen Kontrolltieren wurde eine portocavale End-zu-Seit-Anastomose angelegt und in 10 weiteren cirrhotischen Tieren eine zusätzliche Arterialisation des Pfortaderstumpfes mit Hilfe eines isogenen Gefäßtransplantates durchgeführt. Die lokale Sauerstoffkonzentration wurde mit der Mehrdrahtelektrode von KESSLER an drei verschiedenen Oberflächenarealen der Leber bestimmt; und zwar unmittelbar vor und nach der jeweiligen Operation, nach weiteren 24 Stunden und schließlich nach 1 Woche. Die Resultate wurden nach Entwicklung in einem IBM-360-44-Computer als pO_2-Histogramme zusammengestellt und ergaben folgende Übersicht.

Ergebnisse

Das pO_2-Histogramm der normalen Leber ergab eine regelrechte Verteilungskurve der Sauerstoffwerte mit einem O_2-Partialdruck zwischen 17,5 und 25 mm Hg.

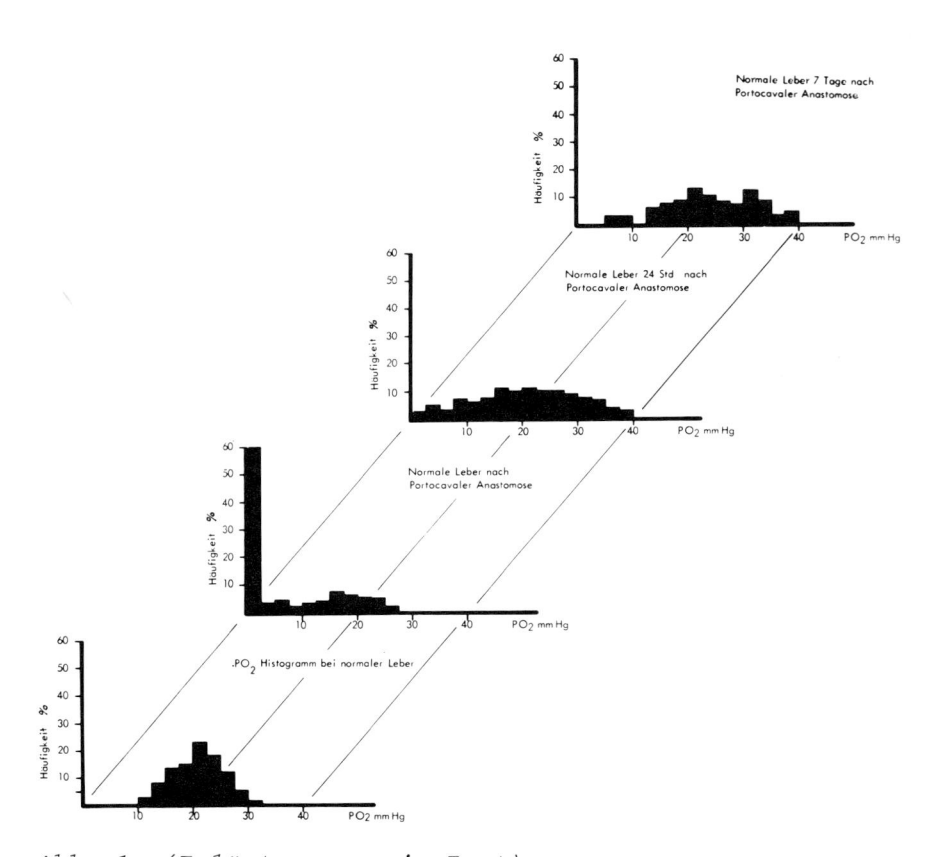

Abb. 1. (Erläuterungen im Text)

Unmittelbar nach Anlage einer portocavalen Anastomose waren nur noch vereinzelt normale O_2-Drucke zu finden. Die Mehrzahl aller Messungen fand sich im hypoxischen Bereich unter 5 mm Hg. Bereits nach 24 Stunden war jedoch eine Tendenz zur Rückkehr zu normalen Sauerstoffwerten nicht zu übersehen. Bereits 62% aller Messungen fanden sich im normal oxygenierten Bereich. 7 Tage nach portocavalem Shunt sind über 78% aller Werte in den Normbereich gerückt und nur ein kleiner Anteil von 18% der Messungen zeigt ein Vordringen in einen Bereich von über 30 mm Hg, was möglicherweise auf das kompensatorische Mehrangebot an arteriellem Blut aus der A. hepatica zurückzuführen ist.

Das pO_2-Histogramm der cirrhotischen Leber zeigte präoperativ ein ähnliches Verteilungsmuster an O_2-Partialdrucken. Unmittelbar nach Anlage einer portocavalen Anastomose jedoch waren über 80% aller Werte im hypoxischen Bereich unter 5 mm Hg. Im Gegensatz zur normalen Leber verblieben diese eindeutigen Gewebshypoxien auch nach 24 Stunden und nur sehr geringe kompensatorische Oxygenierungsanzeichen waren zu verzeichnen. Nach 7 Tagen schließlich fanden sich über 90% aller O_2-Werte im hypoxischen Bereich, so daß eine ausreichende Sauerstoffzufuhr im cirrhotischen Leberparenchym nicht mehr angenommen werden konnte.

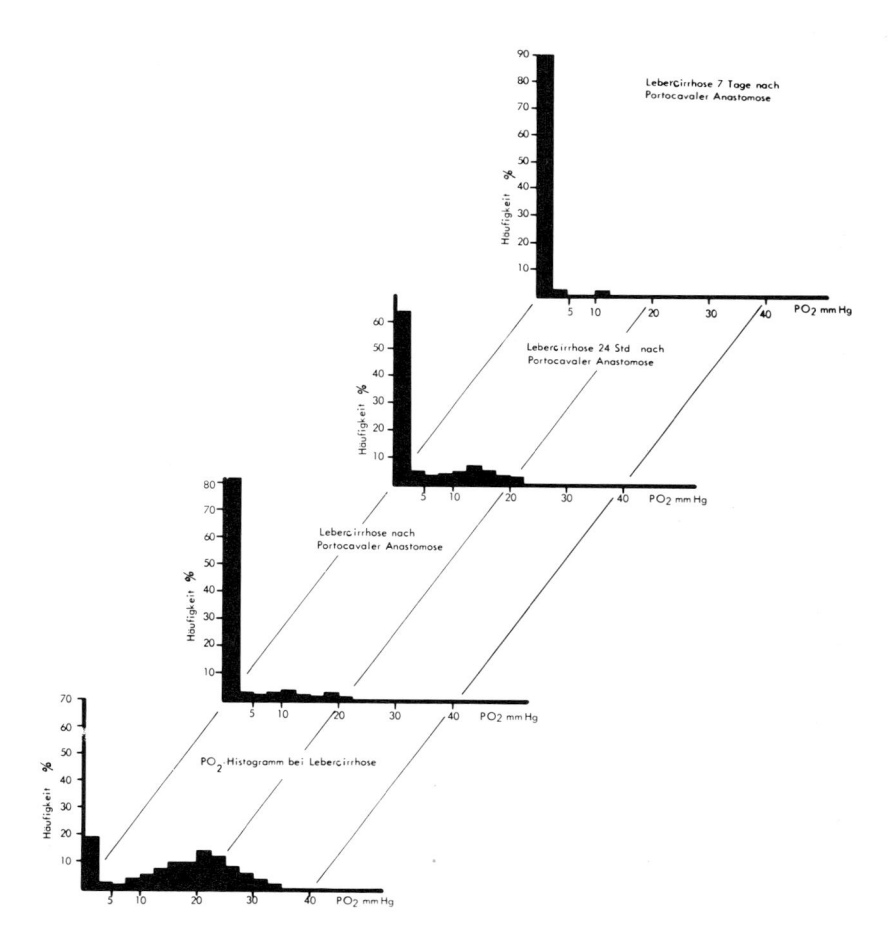

Abb. 2. (Erläuterungen im Text)

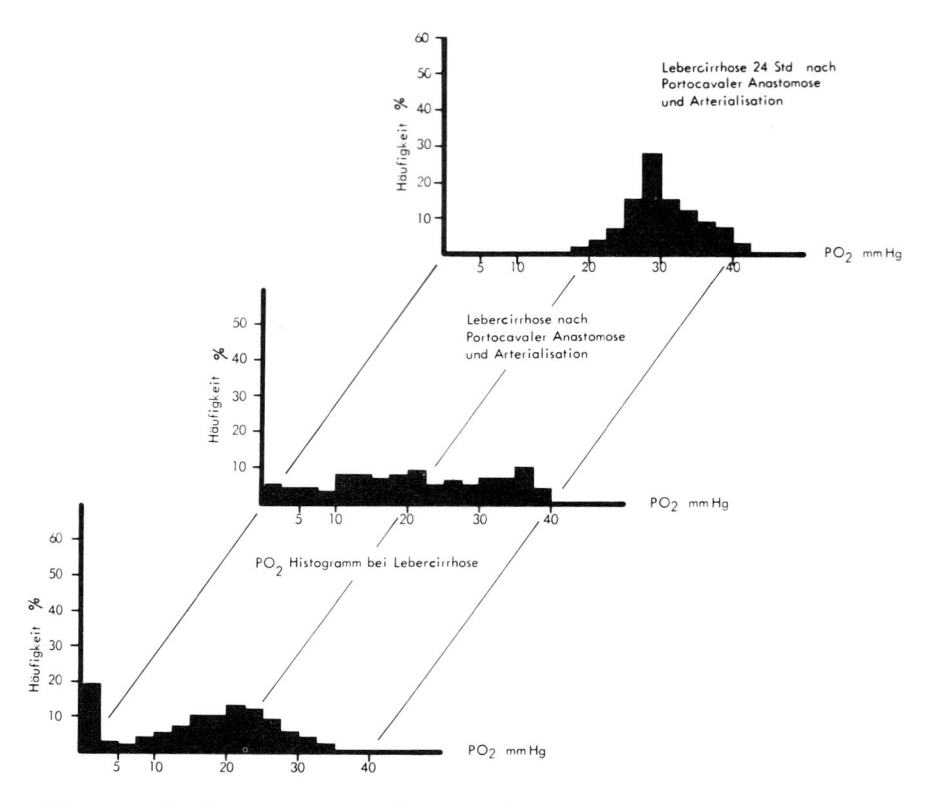

Abb. 3. *(Erläuterungen im Text)*

Ausgehend von der Situation in der cirrhotischen Leber nach portocavaler Anastomose fand sich bei zusätzlicher Arterialisation der Pfortader eine breite Verteilung aller O_2-Partialdrucke, die in ihrer Mehrzahl (über 56%) im normalen Bereich lagen, aber eine Tendenz in den Sauerstoff-übersättigten Bereich erkennen ließen. Verhindert werden konnte dagegen ein Abrutschen der Sauerstoffwerte in den hypoxischen Bereich. Nach 24 Stunden jedoch zeigte sich eine eindeutige Akkumulation aller bisher breit gestreuten Werte im hyperoxischen Bereich. Nimmt man dazu den makroskopisch morphologischen Aspekt der cirrhotischen Leber, der zu diesem Zeitpunkt aus einer hellroten Anfärbung der Oberfläche, einer erheblichen Schwellung des Parenchyms und einer Lymphostase bestand, so lag zu dem frühen Zeitpunkt bereits eine Arterialisation des Gewebes vor.

Diskussion

In der normalen Leber können Sauerstoffmangelzustände, wie sie nach Anlage einer portocavalen Anastomose auftreten, durch Öffnung intrahepatischer Collateralen (2) des arteriellen Blutangebots (6) und durch vermehrte Sauerstoffextraktionskapazität der Hepatocyten überwunden werden. Die cirrhotische Leber ist dagegen zu keinem Zeitpunkt der Untersuchung in der Lage gewesen, den hypoxischen Zustand nach Pfortaderblutentzug zu kompensieren. Es hatte eher den Anschein, daß bei fortgesetzter Hypoxie auch die Sauerstoffextraktionskapazität der restlichen funktionsfähigen Hepatocyten irreversibel geschädigt wird. Trotz einer zum Operationszeitpunkt im Sauerstoffangebot adaptierten Arterialisation ist bei einer schon bestehenden Mikrozirkulationsstörung eine Funktionsverschlechterung durch ein Sauerstoffüberangebot und erhöhten intrahepatischen Druck nicht auszuschließen. Die Bestimmung des lokalen Sauerstoffgehaltes bietet eine wesentliche Hilfe zur Beurteilung des Schweregrades einer Lebercirrhose und der Mikrozirkulationsstörungen, sowie zur Beurteilung des Abfalls des Sauerstoffgehalts nach einer Shuntoperation, was zum Abschätzen von Prognose und Auswahl der zu wählenden Shuntform von Bedeutung sein wird.

Zusammenfassung

Die Anwendung der Platin-Mehrdrahtelektrode zur lokalen Sauerstoffmessung erlaubt eine genaue Feststellung der Veränderung der Durchblutungsqualität in der normalen und cirrhotischen Leber. Während die normale Leber einen Pfortaderblutentzug kompensieren kann, kommt es bei Lebercirrhose zu einer eindrucksvollen Sauerstoffuntersättigung. Die O_2-Minderversorgung kann durch eine Arterialisation verhindert werden. Die Gefahr der Arterialisation liegt aber trotz Sauerstoffadaption während der Operation in einer unkontrollierbaren und unbeeinflußbaren Überarterialisation.

Summary

The application of the Platinum-Multiwire Surface electrode for local oxygen determination permits the determination of microcirculatory changes in the normal and cirrhotic liver. The normal liver is capable of compensating for portal blood deprivation whereas in the cirrhotic liver shunting of portal blood leads to a striking hypoxia of the liver tissue. Lack of oxygen can be prevented by means of arterialization, but despite oxygen adaption at the time of operation uncontrollable hyperoxygenation can occur as well.

Literatur

1. MATZANDER, U.: Verbesserung der Leberdurchblutung nach portocavalen Anastomosen. Ann. Univ. Saraviensis 1965
2. TYGSTRUP, N., WINKLER, K., MELLEMGAARD, K., et al.: Determination of the hepatic arterial blood flow and oxygen supply in man by clamping the hepatic artery during surgery. J. clin. Invest. 41, 447 (1962)
3. MAILLARD, J.N., RUEFF, B., PRANDI, D., et al.: Hepatic arterialization and portacaval shunt in hepatic cirrhosis. Arch. Surg. 108, 315 (1974)

4. SINAGOWITZ, E., RAHMER, H., RINK, R., et al.: Die Sauerstoffversorgung von Leber, Pankreas, Duodenum, Niere und Muskel während des hämorrhagischen Schocks. Langenbecks Arch. Chir., Suppl. Chir. Forum **1974**, 301
5. KESSLER, M.: In: Oxygen transport in blood and tissue, p. 90. Stuttgart: Thieme 1968
6. LUTZ, J., HENRICH, H., BAUEREISEN, E.: Oxygen supply and uptake in the liver and the intestine. Pflügers Arch. ges. Physiol. **360**, 7 (1975)

Dr. med. Ch.E. Brölsch, Klinik für Abdominal- und Transplantationschirurgie der Medizinischen Hochschule, D-3000 Hannover 61

34. Leberdurchblutungsmessungen mit Hilfe der Kineangiodensitometrie

H.-D. Schmidt, H.-D. Pieroth, P. Wendling, H. Brünner und R. Loth

Aus der Chirurgischen Universitätsklinik Mainz (Direktor: Prof. Dr. med. F. Kümmerle) und Institut für Strahlenheilkunde der Universität Mainz (Direktor: Prof. Dr. L. Diethelm)

Da es bisher keine geeignete langfristige konservative Methode zur wesentlichen Beeinflussung des portalen Hochdrucks gibt, stellt sich bei Patienten mit portaler Hypertension die Frage, ob eine operative Therapie anzuwenden und welche Operationsmethode durchzuführen ist. Hieraus ergibt sich das Problem, welche präoperativen Untersuchungen als Gradmesser eingesetzt werden können, um als Entscheidungshilfe zu dienen. Neben der Druckmessung im Portalsystem und den Laborparametern ist die hämodynamische Abklärung von besonderer Bedeutung (1). Hierbei kommt es nicht so sehr auf die Gesamtleberdurchblutung an, sondern auf die zahlenmäßige Erfassung der zwei Kompartimente Pfortaderfluß und Einstrom über die Leberarterie (4).

Da die bisherigen präoperativen Meßmethoden bei cirrhotischem Umbau der Leber entweder zu ungenau oder technisch zu aufwendig waren, wurde zunächst tierexperimentell und dann klinisch die Kineangiodensitometrie, die sich bei der Durchblutungsmessung der Niere und des Herzens bewährt hat, überprüft.

Material und Methode

Bei 12 Beaglehunden wurde in Allgemeinnarkose unter Spontanatmung ein Katheter in eine Mesenterialvene eingeführt und Kontrastmittel in die Pfortader injiziert. Anschließend Kanülierung der Femoralarterie zur Messung des Flows der A. hepatica. Während der gesamten Untersuchung wurde der arterielle Mitteldruck über einen Statham-Druckwandler, der in der A. carotis implantiert wurde, registriert. Die Kontrastmittelpassage wurde kinematographisch mit einer Bildfrequenz von 60-80 Bildern pro Sekunde auf einem 35 mm Film dokumentiert.

Die Messung der zeitlichen Kontrastmittelkonzentration in zwei benachbarten Gefäßquerschnitten, deren Distanz 1-2 cm beträgt, erfolgt mit insgesamt 4 Photoelementen und einer selbst entwickelten densitometrischen Meßeinheit. Dabei wird die Leerlaufspannung der Photoelemente über vier getrennt einstellbare Verstärker mit separatem Dunkelstromabgleich paarweise auf zwei Differenzverstärker geführt. Am Ausgang jeder der beiden Differenzstufen steht somit eine der Extinktion proportionale Meßspannung, die zwischen dem Meßelement über dem Gefäßquerschnitt und einem Referenzelement, das paravasal liegt, registriert wird.

Zur Ausmessung der beiden Zeitkonzentrationskurven wird der Film derart durch einen 35 mm Diaprojektor gezogen, daß der Filmtransport bei der Bildpassage den Photoelementen außerhalb des zu messenden Gefäßquerschnittes schnell, über dem Gefäß selber aber langsam erfolgt. Auf diese Weise werden in jedem Bild simultan die beiden Kontrastmittelkurven über dem Gefäß gemessen.

Während bei der Bestimmung der arteriellen Durchblutungsgrößen bei nicht selektiver Kontrastmittelapplikation eine homogene Kontrastmitteldurchmischung mit dem Blut erreicht wird, tritt vor allem bei der Messung des Pfortaderflows eine deutliche Unterschichtung auf. Unsere Messungen der Kontrastmittelströmungsgeschwindigkeit in der Pfortader über verschiedene Punkte eines Querschnitts haben hierbei unterschiedliche Kontrastmittellaufzeiten ergeben. Aus diesem Grunde haben wir eine aus 22 parallel geschalteten Photodetektoren bestehende Densitometerzeile entwickelt, die es gestattet, den integralen Kontrastmitteltransport durch einen Gefäßquerschnitt zu ermitteln, um damit von dem Problem der Unterschichtung unabhängig zu sein.

Für die exakte Berechnung der Durchblutungsgrößen müssen der Gefäßquerschnitt und die Distanz der beiden Meßpunkte auf dem Gefäß genau bekannt sein. In jedem Fall muß der Vergrößerungsfaktor berücksichtigt werden, der durch zwei metalldichte Buchstaben auf dem Film berechnet werden kann.

Ergebnisse

Die vorläufigen Ergebnisse bei 12 Beaglehunden ergaben einen Mittelwert des Flows der A. hepatica von 168 $\pm$ 10 ml/min. Die Werte für den Flow der Vena portae lagen bei 576 $\pm$ 20 ml/min. Die Gesamtleberdurchblutung betrug 185 ml/100 g/min. Die Flußrelation Vena portae/A. hepatica verhielt sich wie 3,4:1 (Tabelle 1).

Tabelle 1. Gesamtleberdurchblutung (THBF), Stromzeitvolumen der Arteria hepatica und der Vena portae. n = 12, arterieller Mitteldruck 100 $\pm$ 3 mm Hg, Mittelwerte ($\bar{x}$) und Standardabweichung der Mittelwerte (SEM)

	$\bar{x}$	$\pm$ SEM
THBF (ml/100 g/min	185	11
$\dot{Q}_{A.\ hep.}$ (ml/min)	168	10
$\dot{Q}_{V.\ port.}$ (ml/min)	576	20

Anteil der A. hepatica an THBF: 23%

Anteil der Pfortader an THBF: 77 %

Bei 11 Patienten mit einer Lebercirrhose haben wir simultan präoperativ den arteriellen und portalvenösen Flow gemessen, wobei wir arterielle Werte zwischen 300 und 600 ml/min und venöse Werte zwischen 390 und 700 ml/min fanden.

Diskussion

Ein Vergleich der in der Literatur mitgeteilten Leberdurchblutungswerte ist außerordentlich schwierig, da unterschiedliche Versuchsanordnungen benutzt wurden und in situ Untersuchungen selten sind. So fanden LUTZ und Mitarbeiter (3) bei Perfusion der Leber Werte von 100 ml/100 g/min, während sie bei KRAMER (2) mit der Farbstoffverdünnungsmethode 160 ml/100 g/min betrugen. Von allen Autoren wird hervorgehoben, daß Manipulationen im Pfortadergebiet niedrige Durchblutungsvolumina ergeben. So sind die von uns gefundenen relativ hohen Durchblutungswerte von 185 ml/100 g /min damit zu erklären, daß jegliche Irritation des Gefäßsystems vermieden wird.

Die klinische Bedeutung der Kineangiodensitometrie besteht in der Möglichkeit der getrennten präoperativen Messung des arteriellen und portalvenösen Flows, wobei die Untersuchung mit Hilfe der Splenoportographie, die vor jeder Shuntoperation zur Abklärung der Gefäßtopographie durchgeführt werden muß, vorgenommen werden kann. Bei den von uns untersuchten Patienten zeigte sich, daß diejenigen Kranken, die einen verminderten Pfortaderflow hatten, einen portocavalen Shunt gut tolerierten. Bei Cirrhotikern, bei denen präoperativ eine hohe portale Durchströmung der Leber vorliegt, ist die zentrale, termino-laterale, splenorenale Anastomose prognostisch günstiger, da die Reduktion der Leberdurchblutung geringer ist, so daß sich auch die Gefahr der Leberinsuffizienz vermindert.

Zusammenfassung

Bei 12 Beaglehunden wurde in Narkose unter Spontanatmung kineangiodensitometrisch der Flow in der A. hepatica (168 ml/min $\pm$ 10 SEM) und der Pfortader (576 ml/min $\pm$ 20 SEM) gemessen. Die Gesamtleberdurchblutung betrug 185 ml/100 g/min $\pm$ 11 SEM. Die realtiv hohe Lebergesamtdurchblutung ist unseres Erachtens methodisch bedingt.

Die Kineangiodensitometrie ist klinisch gut anwendbar und ermöglicht die wichtige präoperative Beurteilung des portalen und arteriellen Flows bei portaler Hypertension.

Summary

In 12 anesthetized beagle dogs breathing spontaneously flow in the hepatic artery (168 ml/min $\pm$ 10 SEM) and portal vein (576 ml/min $\pm$ 20 SEM) was measured by means of angiodensitometry. Total hepatic blood flow (THBF) was 185 ml/100 g/min $\pm$ 11 SEM. In our opinion this relatively high THBF depends upon the method used.

Cineangiodensitometry is a clinically reliable method. In portal hypertension it allows to preoperatively measure portal and arterial hepatic blood flow.

Literatur

1. BRÜNNER, H., SCHMIDT, H.-D.: Splenorenale Anastomosen. Langenbecks Arch. Chir. 342, 159-166 (1976)
2. KRAMER, K., DRIESEN, G., BRECHTELSBAUER, H.: Lactate elimination and O_2-consumption of the liver in narcotized dogs. Pflügers Arch. ges. Physiol. 330, 195-205 (1971)
3. LUTZ, J., HENRICH, H., BAUEREISEN, E.: Oxygen Supply and Uptake in the Liver and the Intestine. Pflügers Arch. ges. Physiol. 360, 7-15 (1975)
4. PAUMGARTNER, P.: Die hämodynamische Abklärung der portalen Hypertonie. In: Probleme der Hepatologie und Gastroenterologie (H.A. Kühn, Hrsg.). Gräfeling: Demeter 1976

Dr. med. H.-D. Schmidt, Chirurgische Universitätsklinik, D-6500 Mainz

35. Die Änderung des cerebralen Stoffwechsels im Coma hepaticum

J. M. Funovics, D. F. Dedrick, J. E. Fischer und J. E. Biebuyck

Aus der I. Chirurgischen Universitätsklinik in Wien und aus den Departments of Surgery and Anesthesia, Harvard Medical School Massachusetts General Hospital Boston, Massachusetts, USA

Viele der biochemischen Daten, die in letzter Zeit über die Pathogenese des Coma hepaticum gewonnen wurden, sind widersprüchlich: Teils mangels eines geeigneten experimentellen Modells, teils aus methodischen Gründen, womit unerwünschte Nebeneffekte gleichlautende Ergebnisse verhinderten.

In unseren Experimenten wurden zwei wesentliche Aspekte gelöst, die in bisherigen Arbeiten kaum bewältigt wurden: Nämlich die ständige Kontrolle der physiologischen Variablen und die Geschwindigkeit der Gewinnung von Gehirnsubstanz für die biochemischen Untersuchungen. Beides schien deshalb wichtig, weil sowohl der Anstieg vom arteriellen pCO_2 als auch der Abfall der Körpertemperatur Änderungen der Intermediate, der Glykolyse und des Tricarboxylsäurecyclus nach sich ziehen (1, 2, 3).

Material und Methodik

Die Untersuchungen erfolgten an 48 Sprague-Dawley-Ratten beiderlei Geschlechtes: Die Schaffung des Coma hepaticum erfolgte durch das zweizeitige Devascularisationsmodell (portocavaler Shunt und nach 48 Stunden Ligatur der Arteria hepatica), Messung und Kontrolle von Rectaltemperatur (Termistor), arteriellen Blutgasen und arteriellem Blutdruck durch Femoraliskatheter, Blutzucker (Schwanzkanüle) und Körpertemperatur, weswegen die Tiere in Brutkästen gehalten wurden. Die Respiration erfolgte kontrolliert durch einen Harvard-Rodent-Respirator. 6 1/2 Stunden nach Induktion des Coma erfolgte die Tötung der Tiere nach Abnahme aller Blutproben und von Gehirnsubstanz nach der Methode Veech (4): Durch ein kombiniertes Druck- und Saugverfahren können genügende Mengen in weniger als einer Sekunde entnommen und gleichzeitig tiefgefroren werden.

Ergebnisse und Diskussion

1. Blutmetaboliten (Abb. 1): Bei Normalkonzentrationen von Glucose im Blut besteht ein doppelter Anstieg von Lactat, was unmittelbar den Leberausfall widerspiegelt bzw. den gehemmten Prozeß der Umwandlung von Lactat, das in Muskulatur und Erythrocyten gebildet wird, in Glucose im Rahmen der Gluconeogenese.

Tabelle 1

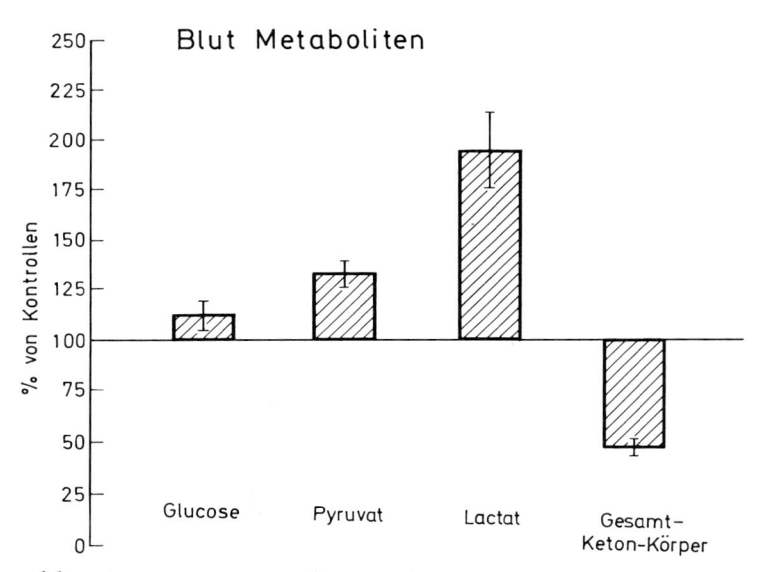

Gehirnenergiereserven	Kontrolle m/g	Coma m/g
Phosphokreatin	3,30 ± 0,09	3,07 ± 0,12
ATP	2,10 ± 0,06	2,02 ± 0,3
Glucose	2,35 ± 0,35	2,99 ± 0,3
Glykogen	4,35 ± 0,6	6,75 ± 0,7*
Stoffwechsel-Metaboliten		
α-Ketoglutarat	0,14 ± 0,006	0,15 ± 0,008
Ammoniak	0,23 ± 0,06	1,3 ± 0,2*
Glutamin	5,37 ± 0,17	21,0 ± 1,8*
Cyclisches AMP	1,53 ± 0,17	1,4 ± 0,2
γ-Aminobuttersäure	1,20 ± 0,13	1,33 ± 0,1
Asparaginsäure	2,72 ± 0,23	1,66 ± 0,18*
Glutaminsäure	9,45 ± 0,35	7,83 ± 0,87*

*p<0,01

Abb. 1. Konzentrationen der Metabolite im arteriellen Blut 6 1/2 Stunden nach Beginn des Coma hepaticum. Vertikalstriche zeigen ± 1 S E M

Der starke Abfall der Ketonkörper ergibt sich ebenfalls partiell durch Wegfall der Oxidation der Fettsäuren infolge des Leberversagens. Da aber die Gehirnzellen nicht nur Glucose, sondern auch Ketonkörper als Energiequelle akzeptieren, ist der Abfall der Ketonkörper im Rahmen des Comas von wesentlicher Bedeutung.

2. Gehirnenergiereserven (Abb. 2): Aus dieser Abbildung geht eindeutig hervor, daß entgegen allen früheren Annahmen keinerlei Ver-

armung des Gehirns an den vier wichtigsten Energiereserven besteht. Während das Glykogen erhöht ist, sind Phosphokreatin, ATP und Glucose im Bereich der Norm und gegenüber den Kontrollgruppen unverändert.

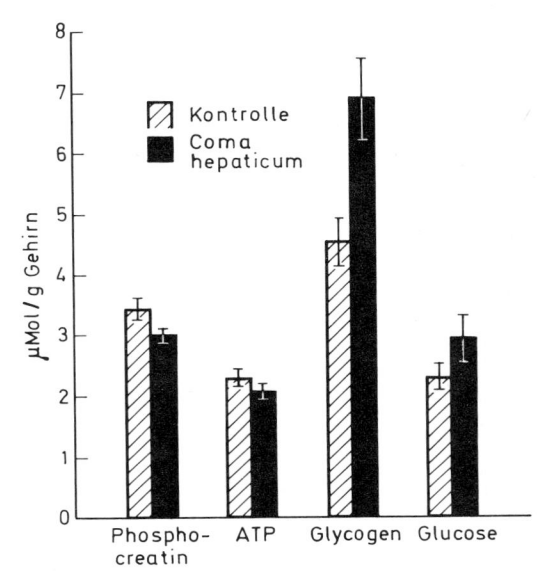

Abb. 2. Die 4 wichtigsten Gehirnenergiereserven

3. "Putative Neurotransmitter-Aminosäuren und Gehirnmetaboliten" (Abb. 3 und Abb. 4): Nach Konstanthaltung der physiologischen

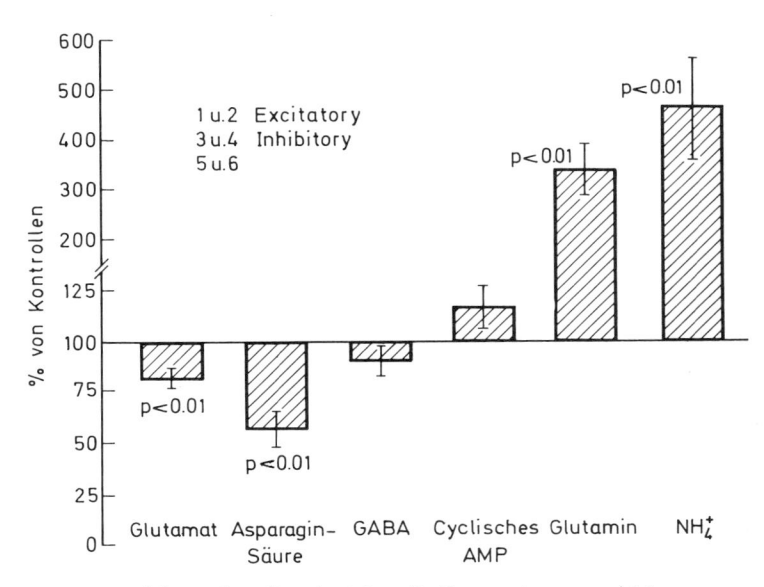

Abb. 3. Die Substanzen, die als "putative" Neurotransmitter angesehen werden, ausgedrückt in % von Kontrollwerten

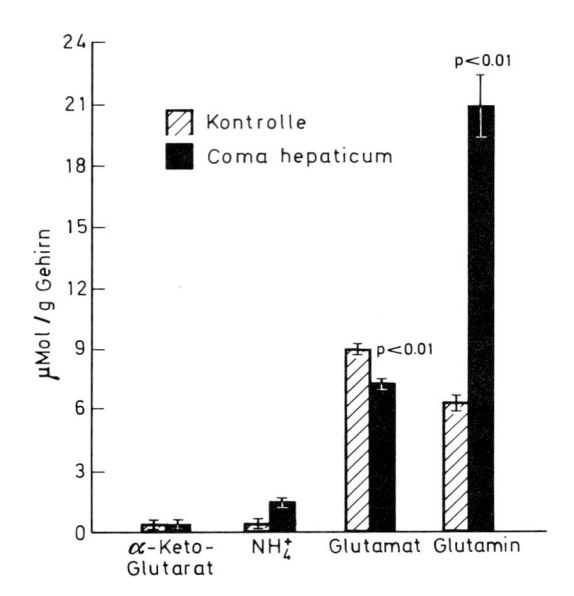

Abb. 4. Gehirnmetabolite im Coma hepaticum und bei Kontrolltieren

Parameter sind die Konzentrationen von α-Ketoglutarat nicht vermindert, womit die Hypothese von Bessmann und Bessmann (5) kaum aufrecht zu erhalten ist, nach welcher die Metaboliten des Tricarboxylsäurecyclus vermindert sein müßten. Auffällig ist indes der gleichbleibende Spiegel von γ-Aminobuttersäure und vom cyclischen AMP. Beiden Substanzen wurde ein "inhibitory effect" im Rahmen der Neurotransmission zugesprochen. Andererseits sind die erregenden Transmitter-Aminosäuren Glutaminsäure und Asparaginsäure beide signifikant erniedrigt, was im Einklang mit der zentralen Hemmung im Coma hepaticum steht.

Zusammenfassung

Nach Konstanthaltung der physiologischen Parameter im experimentellen Coma hepaticum zeigt sich:
1. Keine Verminderung der Gehirnenergiereserven Phosphokreatin, ATP, Glucose und Glykogen.
2. Keine Verminderung von Intermediaten des Tricarboxylsäurecyclus (α-Ketoglutarat).
3. Eine signifikante Abnahme der erregenden Neurotransmitteraminosäuren.

Diese Befunde unterstützen die Annahme, daß Ammoniak keine dominierende Bedeutung im Coma hepaticum hat.

Summary

After controlling the physiological parameters during 6 hours of experimental hepatic coma in Sprague-Dawley rats the results show

1. No shortage of brain energy supply of the four main cerebral energy reserves, the brain glycogen is significantly elevated, and the phosphocreatine, ATP and glucose unaltered.
2. No alterations in intermediates of the glycolytic pathway and the tricarboxylic acid cycle in brain tissue.
3. A highly significant decrease in the brain content of the "excitatory" transmitter amino acids glutamate and aspartate.

These findings do not support the well-known hypothesis of BESSMANN and BESSMANN and later authors on the role of ammonia in the pathogenesis of hepatic coma.

Literatur

1. SCHENKER, S., McCANDLESS, D.W., BROPHY, E., LEWIS, M.S.: Studies on the intracerebral toxicity of Ammonia. J. clin. Invest. 46, 838 (1967)
2. BIEBUYCK, J.F., FUNOVICS, J.M., DEDRICK, D.F., SCHERER, Y.D., FISCHER, J.E.: Neurochemistry of hepatic coma: Alterations in Putative Transmitter amino Acids. In: R. Williams, I.M. Murray: Artificial hepatic Support, p. 51. Lyon: Pitman Medical (Engl.) 1974
3. HINFELT, B., SIESJÖ, B.K.: The Effect of Ammonia on the Energy Metabolism of the Rat Brain. Life Sci. 9, 1021 (1970)
4. VEECH, R.L., HARRIS, R.L., VELOSO, D., VEECH, E.H.: Freeze Blowing: A new Technique for the Study of Brain in Vivo. J. Neurochem. 20, 183 (1973)
5. BESSMANN, S.P., BESSMANN, A.W.: The Cerebral and Peripheral Uptake of Ammonia in Liver Disease with a Hypothesis for the Mechanism of Hepatic Coma. J. clin. Invest. 34, 622 (1955)

Doz. Dr. J. Funovics, I. Chirurgische Univ.-Klinik, Alser Straße 4, A-1090 Wien (Austria)

36. Funktionelle Untersuchungen an der Kardiamuskulatur bei Achalasie

B. Gay[1], H.-P. Bruch[1], E. Schmidt[1], R. Laven[1] und P. Kujath[2]

[1] Chirurgische Univ. Klinik Würzburg (Direktor: Prof. Dr. E. Kern), [2] Pathol. Institut der Univ. Würzburg (Direktor: Prof. Dr. H.W. Altmann)

Das Krankheitsbild der Oesophagusachalasie wird erklärt durch eine Hypo- oder Aganglionose im Bereich des Plexus myentericus. Unter Normalbedingungen antwortet der Magen-Darm-Kanal des Menschen auf einen cholinergen Stimulus mit einer Kontraktion. Der Sympathicus wirkt am Darm über β-Receptoren erschlaffend, während an der Kardia α-adrenerge Tonuserhöhungen und β-adrenerge Tonussenkungen beobachtet werden. Die Hypo- bzw. Aganglionose parasympathischer Nervenplexus verändert das komplizierte Wechselspiel vegetativer Innervation.

Es soll nun untersucht werden, ob der Mangel an parasympathischen intramuralen Ganglienzellen als ausschließliche Ursache für den Kontraktionszustand der Kardia bei Achalasie gesehen werden kann. Weiterhin soll geklärt werden, ob sich die Störung der vegetativen Innervation auf die Trophik der Darmmuskulatur auswirkt und damit Veränderungen physiologischer Parameter bewirkt.

Methodik

Als Untersuchungsmaterial dienten Streifen frischer menschlicher Kardia. Die Präparate (20 Streifen normaler Kardia, 10 Streifen von Kardia bei Achalasie) wurden intra operationem im Gesunden entnommen.

Die Muskelstreifen (ca. 3 mm breit) wurden in einem carbogendurchperlten zirkulierenden Tyrodebad (100 ml) zwischen zwei Haken aufgespannt. Die mechanische Spannung wurde verstärkt und über Linienschreiber registriert. Die Ruhespannung stellten wir für alle Präparate durch Variation der Muskellänge auf etwa gleiche Werte ein. Nach Stabilisierung des Muskelruhetonus erfolgte die Dehnung bzw. die Zugabe der Pharmaka entsprechend der zu untersuchenden Fragestellung. Die Dosiswirkungskurven ließen sich nach der allgemeinen Gleichung:

$$Y = a \cdot e^{b \cdot x} + c$$

approximieren.

Bei kumulativ ansteigenden Dosen von Acetylcholin und Carbachol (10^{-2} µg/ml bis 10 µg/ml) wurden die Dosiswirkungskurven errechnet und daraus die ED_{100} abgelesen. Als jeweilige Bezugsgröße diente die musculäre Reaktion bei Depolarisation in kaliumreicher Lösung (135 mval/l). Für die Berechnung der Ruhedehnungskurve kam die obige Gleichung in spezieller Form zur Anwendung:

$T = a \cdot e^{b \cdot L/L_0} + c$ (a>0, b>0, c<0)
T = Spannung bezogen auf den aktuellen Muskelquerschnitt in dyn/mm^2
L_0 = Muskellänge zu Versuchsbeginn in mm
L = aktuelle Muskellänge in mm

Die Kurvenanpassungen erfolgten nach der Methode der kleinsten Fehlerquadrate mit einem Digitalrechner. Für die Rechnung wurden alle Messungen und Konzentrationsstufen berücksichtigt. Die Reaktion auf Adrenalin und Noradrenalin sowie auf Propranolol wurde bei maximal wirksamen Dosen abgelesen (1 µg/ml). Alle Präparate wurden pathologisch-anatomisch aufgearbeitet, mit HE, Elastica-van Gieson, Gomorri und Kresylviolett gefärbt und untersucht.

Ergebnisse

Die Ruhedehnungskurven und die Kurven der Arbeitsmaxima von Muskelstreifen aus normaler und aganglionärer Kardia zeigt Abb. 1.

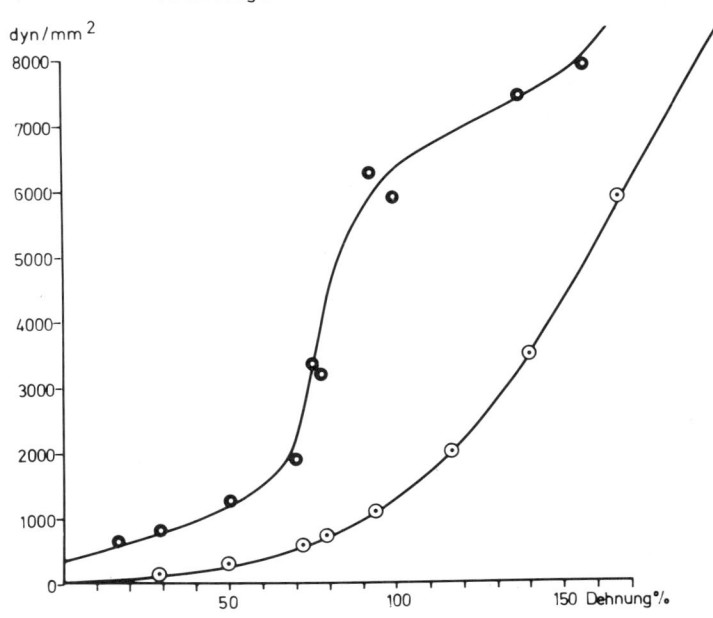

Abb. 1. Ruhedehnungskurve und Arbeitsdiagramm von normaler und aganglionärer Kardiamuskulatur (das Arbeitsdiagramm entspricht einer Originalregistrierung)

Die Spannungszunahme wurde erhöht durch Längenänderung bzw. durch Depolarisation in kaliumreicher Tyrodelösung (135 mval/l). Bei einer Vordehnung von 104 ± 5,6% entsprechend den Verhältnissen am Arbeitsmaximum lag die Vorspannung pro Muskelquerschnitt an normalen und pathologisch veränderten Streifen bei 1250 ± 170 dyn/mm. Die maximale aktive Spannungsentwicklung erreichte 5600 ± 420 dyn/mm.

Die Acetylcholinschwelle war bei der Achalasie stark nach rechts verschoben (Abb. 2). Die maximal wirksame Dosis blieb für normale

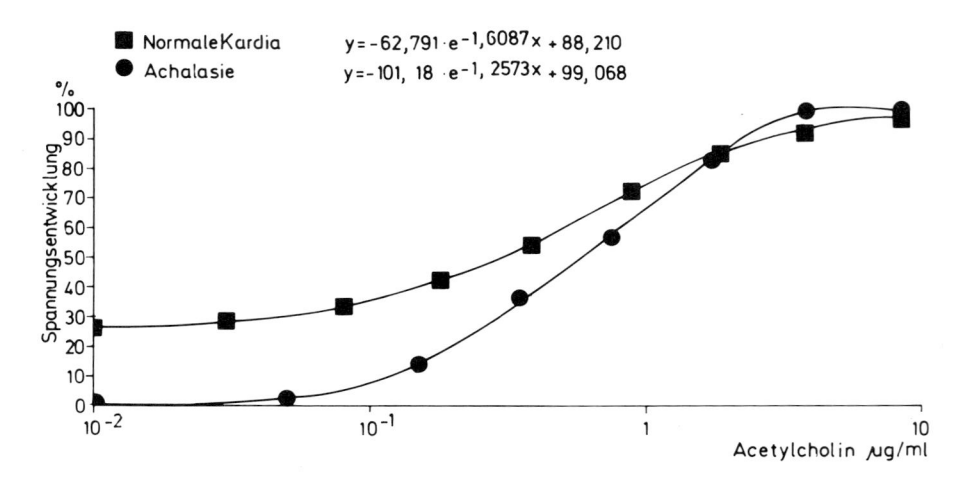

Abb. 2. Acetylcholindosiswirkungskurven an normaler und aganglionärer Kardiamuskulatur (Zugabe des Pharmakon bei kumulativen Dosen)

und aganglionäre Kardia jedoch gleich (2 µg/ml). Die Adrenalinwirkung (1 µg/ml) an der Kardia erschien biphasisch. Primär kontrahierte sich die Muskulatur entsprechend 1-3% der Kontraktion in kaliumreicher Lösung, um dann zu erschlaffen (-2 bis -4%). Dabei war die Erschlaffung an aganglionären Streifen inkonstant. 7 Streifen verhielten sich regelrecht, während 3 Streifen nur mit einer Kontraktion reagierten.

Nach Präinkubation mit dem β-Receptorenblocker Propranolol (1 µg/ml) reagierte die Muskulatur normaler Kardia auf einen adrenergen Reiz (1 µg/ml) praktisch nicht. Aganglionäre Muskelstreifen kontrahierten sich dagegen entsprechend 23 ± 6% einer Kontraktion in kaliumreicher Lösung (Abb. 3).

Diskussion

An normaler und aganglionärer Kardia unterschieden sich die physiologischen Parameter praktisch nicht. In Übereinstimmung mit diesen Ergebnissen findet sich klinisch bei den meisten Achalasiepatienten in Ruhe ein normaler oder nur geringfügig erhöhter Sphinctertonus (1).

Abb. 3. (I) Kontraktion aganglionärer Kardiamuskelstreifen in kaliumreicher Lösung (135 mval/l); (II) Reaktion auf Adrenalin/Noradrenalin (1 µg/ml); (III) Reaktion auf Adrenalin/Noradrenalin (1 µg/ml) nach Blockade der β-Receptoren (Propranolol)

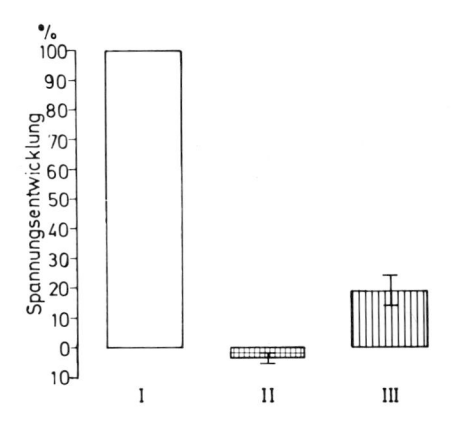

Die Acetylcholinschwelle steigt degegen im Bereich der aganglionären Segmente der Kardia stark an. Die maximal wirksame Dosis bleibt jedoch gleich. Die Befunde am isolierten Kardiamuskelstreifen bei Achalasie stehen im Widerspruch zu den Ergebnissen von COHEN (2) und KRAMER (3), die eine Supersensitivität der aganglionären Kardia gegenüber einem cholinergen Stimulus fordern.

Bezieht man jedoch die sympathische Innervation mit in die Betrachtung ein, werden die unterschiedlichen Beobachtungen deutbar. Bereits TROUNCE (4) und MISIEWICZ (5) wiesen auf eine Schwäche der β-Receptoren bei der Achalasie hin. Am Streifenpräparat normaler und aganglionärer Kardia sieht man nach adrenerger Stimulation einen gleichförmig biphasischen Kontraktionsablauf. Die α-Receptoren scheinen früher anzusprechen, die β-Receptoren dürften jedoch normalerweise überwiegen. Nach Blockade der β-Receptoren findet sich bei normaler Kardia eine geringfügige Kontraktion entsprechend 3 ± 1,2 % der Kontraktion in kaliumreicher Lösung, während die Streifen der aganglionären Kardia mit einer deutlichen Kontraktion (23 ± 4,8%) reagieren. Dieser Befund zeigt eine erhebliche Schwäche der β- und ein Überwiegen der α-Receptoren bei Achalasie. Die Störung der sympathischen Innervation könnte hier ein wesentliches pathogenetisches Prinzip sein und die Unfähigkeit zur Sphinctererschlaffung miterklären.

Da die sympathische Gegenregulation bei der Achalasie erheblich gestört ist, könnte daraus die Supersensitivität der aganglionären Kardia gegenüber cholinergen Stimuli resultieren.

Zusammenfassung

1. Die mechanischen Eigenschaften - Dehnungsverhalten und Kontraktionsvermögen pro Muskelquerschnitt - sind an normaler und aganglionärer Kardia gleich.
2. Die Acetylcholinschwelle aganglionärer Kardiamuskelstreifen ist erhöht. Die maximal wirksame Acetylcholindosis (2 µg/ml) bleibt gleich.
3. Die Achalasie ist gekennzeichnet durch eine erhebliche Schwäche der adrenergen β-Receptoren. Gleichzeitig besteht eine Prädominanz der α-Receptoren.

Summary

1. The mechanical properties - extension behaviour and ability to contract per muscle cross-section - were the same for healthy and aganglionic cardiac sphincter.
2. The acetyl choline threshold is higher in aganglionic muscle strips. The maximum effective acetyl choline dose (2 µg/ml) remained the same.
3. Achalasia is characterized by a considerable reduction of adrenergic β-receptor activity and α-receptor predominance.

Literatur

1. COHEN, J., LIPSCHUTZ, W.: Lower oesophageal sphincter dysfunction in achalasia. Gastroenterology 61, 814 (1972)
2. COHEN, B.R., GUELRUD, M.: Cardiospasm in achalasia: Demonstration of supersensitivity of lower oesophageal sphincter. Gastroenterology 60, 769 (1971)
3. KRAMER, P., INGELFINGER, F.J.: Oesophageal sensitivity to Mecholyl in cardiospasm. Gastroenterology 19, 242 (1951)
4. TROUNCE, J.R., DEUCHAR, D.C., KAUNTZER, R., THOMAS, G.A.: Studies in achalasia of cardia. Quart. J. Med. 26, 433 (1957)
5. MISIEWICZ, J.J., WALLER, S.L., ANTHONY, P.P., GUMMER, J.W.P.: Achalasia of cardia pharmacology and histopathology of isolated cardiac sphincteric muscle from patients with and without achalasia. Quart. J. Med. 38, 17 (1969)

PD Dr. B. Gay, Chirurgische Univ. Klinik Würzburg, Josef-Schneider-Straße 2, D-8700 Würzburg

37. Untersuchungen der arteriellen Durchblutung des Magens bei Verwendung zur langstreckigen Oesophagusersatzplastik

H. J. Buhr, W. Horeyseck, H. D. Röher, J. Schröder und H. Becker

Chirurgische Universitätsklinik Heidelberg (Direktor: Prof. Dr. med. Dr. h.c. mult. F. Linder); Abteilung für Röntgendiagnostik (Vorstand: Prof. Dr. P. Gerhardt); Abteilung für Experimentelle Chirurgie (Komm. Leiter: Prof. Dr. U. Mittmann)

Trotz einschlägiger klinischer Erfahrungen der Verwendbarkeit des nahezu vollständig skeletierten und mobilisierten Magens zum langstreckigen Oesophagusersatz mit Transposition bis in das Halsniveau bestehen nach wie vor Bedenken wegen einer eventuell resultierenden unzureichenden Blutversorgung der zur Anastomose benutzten Magen-Fundus-Region. Im Vergleich zur Verwendung langstreckig interponierter Dünn- oder Dickdarmsegmente vermeidet die totale Magentransposition Mehrfachanastomosen und stellt durch den Verzicht auf eine intrathorakale Nahtvereinigung klinisch eine Risikominderung dar.

Die Zielsetzung der eigenen Untersuchungen gilt dem Nachweis, daß nach Mobilisierung des gesamten Magens mit Bewahrung nur eines arteriellen Zuflusses (A. gastroepiploica dextra) eine genügende Durchblutung auch der entfernt gelegenen Fundusregion gewährleistet ist.

Technik

1. Technovit-Korrosionspräparate des Gesamtmagens nach Füllung der 4 Hauptarterien.
2. Angiographische Darstellung der einzelnen Magenarterien und ihrer Collateralverbindungen untereinander.
3. Messung der Total- und Regionaldurchblutung des Magens mittels radioaktiv markierter Microspheres bei isoliertem Einstrom über die A. gastroepiploica dextra.

Untersuchungsmethode

1. Korrosionspräparate aus Acrylatharz (Technovit). Hundemägen (n = 30) werden bei vollständig erhaltenem Gefäßsystem sofort nach dem Tod entnommen und in Ringerlösung gelegt. Nach Abklingung der Totenstarre wird der Truncus coeliacus freipräpariert. Sämtliche Zuflüsse zu Milz, Leber, Duodenum müssen vollständig unterbunden werden, um eine Verminderung des Perfusionsdruckes bei der arteriellen Füllung mit Technovit zu verhindern. Venenkatheter werden

distal vom Truncus coeliacus in die einzelnen Hauptarterien eingebunden, blasenfrei mit Ringerlösung gefüllt und das gesamte arterielle Gefäßsystem mit dieser Lösung perfundiert. Der Ausguß geschieht mit Glasspritzen, in die 3 verschiedenfarbige Kunststoffe gefüllt werden (A. gastrica sinistra = grün, A. lienalis = blau, A. hepatica = rot). Der Spritzenstempel wird mit Gewichten belastet, die einem Füllungsdruck von 120 bis 150 mm Hg entsprechen. Die Füllungszeit beträgt bei 20°C etwa 40 Minuten. Nach dem Ausguß wird das Magenpräparat in 5%ige Formalinlösung gelegt und bei 50°C findet in 24 Stunden eine vollständige Aushärtung des Kunststoffes statt. Danach wird das Präparat in 35%iger KOH-Lösung 24 Stunden mazeriert.

Nach der gleichzeitigen Füllung aller Arterien wird weiterhin jede einzelne Arterie isoliert mit Kunststoff gefüllt. Dabei werden die nicht zu füllenden Arterien distal vom Truncus unterbunden.

2. Röntgenkontrastdarstellung. Bei der angiographischen Darstellung wird in jede einzelne Magenarterie nach Unterbindung der übrigen Gefäße eine Aufschwemmung von Bariumsulfat injiziert. Die Ausbreitung des Kontrastmittels wird in aufeinanderfolgenden Röntgenaufnahmen festgehalten.

3. Messung der Total- und Regionaldurchblutung mittels radioaktiver Microspheres. Am Hundemagen (n = 4) wird mit 8 μm großen radioaktiven Microspheres, die in den linken Vorhof injiziert werden, bei gleichzeitiger Entnahme von Vergleichsproben bei isoliertem Einstrom über die A. gastroepiploica dextra der totale und regionale Blutfluß am Magen gemessen.

Ergebnisse

Durch die gleichzeitige Füllung aller Hauptarterien wird die Bedeutung der A. gastrica sinistra für die Magengesamtdurchblutung hervorgehoben. Sie zieht entlang der kleinen Curvatur und gibt Äste an die Vorder- und Hinterwand ab. Duodenalwärts anastomosiert sie mit der A. gastrica dextra, die ihr aus der A. hepatica entspringend am Pylorus entgegenkommt. Der Versorgungsbereich der A. gastrica sinistra erstreckt sich vom Cardia- und Fundusgebiet über die nahezu gesamte kleine Curvatur bis zur Vorder- und Hinterwand des Magens. Die A. gastroepiploica sinistra, die aus der A. lienalis entspringt, zieht entlang der großen Curvatur in Richtung Pylorus. Dabei gibt sie Äste an die Magenwand ab. Sie beteiligt sich nicht an der Fundusversorgung. In Magenmitte anastomosiert sie mit der A. gastroepiploica dextra, die aus der A. gastroduodenalis stammt. Bei der isolierten Kunststoffüllung der einzelnen Magenarterien gelingt es, jeweils den gesamten Magen darzustellen. Insbesondere bei der Füllung der A. gastroepiploica dextra kommt es ebenfalls zu einer retrograden Füllung der A. gastrica sinistra über Collateralen in der Magenwand und somit zu einer guten Füllung des Gesamtorgans, einschließlich des Fundus.

Durch die angiographische Darstellung der einzelnen Magenarterien gelingt es, wie bei den Korrosionspräparaten eine adäquate Gefäßversorgung des Gesamtorgans zu zeigen. Bei der Injektion des Kon-

trastmittels in die A. gastroepiploica dextra füllt sich zunächst
die Gefäßarkade an der großen Curvatur. Die Versorgung geht
dann von der großen Curvatur auf die Vorder- und Hinterwand über.
Gleichzeitig füllt sich die A. lienalis und retrograd über Collateralen die A. gastrica sinistra. Über die A. gastrica sinistra
kommt es dann zur Darstellung der Cardia und des Fundus.

Mit Hilfe der radioaktiven Microspheres-Methode kann bei alleiniger Versorgung des Gesamtmagens durch die A. gastroepiploica
dextra noch eine Mucosadurchblutung von 81% gegenüber der Kon-
trolluntersuchung bei einem Zufluß über sämtliche Magenarterien
gemessen werden. Die Muscularisdurchblutung sinkt jedoch auf
57% der Kontrolle ab. Unter diesen Bedingungen erfahren Pylorus-
und Antumregion die stärkste Durchblutungsminderung mit Absinken
auf 54 bzw. 50% für den Mucosaanteil. - Im Fundus bleibt eine
Mucosadurchblutung von 85% erhalten, wo hingegen die Muscularis
auch eine Reduzierung auf 38% erfährt (Abb. 1).

Durchblutungsgrößen des
Hundemagens für die
A. gastroepiploica dextra

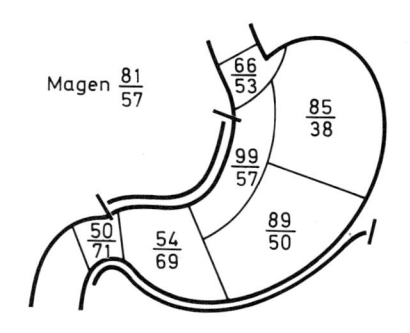

Magen $\frac{81}{57}$ $\frac{66}{53}$ $\frac{85}{38}$ $\frac{99}{57}$ $\frac{50}{71}$ $\frac{54}{69}$ $\frac{89}{50}$

$\frac{Mucosa}{Muscularis}$ in % der Normaldurchblutung

*Abb. 1. Messung des totalen und regionalen Blutflusses am Magen
bei isoliertem Einstrom über die A. gastroepiploica dextra mit
radioaktiven Microspheres*

Diskussion

Mit Hilfe der Korrosionspräparate und der Röntgenkontrastdarstellung gelingt es, eine ausreichende Durchblutung des Gesamtorgans, insbesondere auch des Fundusbereiches im präcapillären
Bereich bei isoliertem Einstrom über die A. gastroepiploica
dextra aufzuzeigen. Bei dieser Füllung sind jedoch höhere Füllungs-
drucke als bei alleiniger Füllung über die A. gastrica sinistra
erforderlich. Die Durchblutungsmessungen im capillären Bereich
mit der Microspheres-Methode zeigen einen deutlichen Abfall der
Muscularisdurchblutung in der Fundusregion gegenüber der Normaldurchblutung. Bei der Mucosaversorgung allerdings kommt es zu

keinem wesentlichen Abfall, ein Umstand, der für die Heilung einer spannungsfreien Nahtvereinigung ausschlaggebend ist. Mit Hilfe aller oben aufgeführten Methoden gelingt der Nachweis, daß auch bei Bewahrung einer über die A. gastroepiploica dextra gespeisten ausreichenden großcurvaturseitigen Magenarkade die adäquate Blutversorgung des Gesamtorgans gewährleistet wird. Selbst die entfernt gelegene kritische Fundusregion bewahrt eine für Anastomosenzwecke ausreichende Mindestdurchblutung.

Zusammenfassung

Mit der Technovit-Korrosionsmethode, Röntgenkontrastdarstellung und Durchblutungsmessungen mit radioaktiven Microspheres werden die Versorgungsgebiete der einzelnen Magenarterien dargestellt. Alle 3 Methoden zeigen, daß eine ausreichende Blutversorgung des Magens bei alleinigem Zufluß über die A. gastroepiploica dextra erhalten bleibt, einschließlich der kritischen Fundusregion.

Summary

The individual supply areas of the stomach arteries are clearly shown by the technovit corrosion method, angiography and measurement of the circulation by radioactive microspheres. All three methods prove that the right gastro-epiploic artery is capable of maintaining an adequate blood supply of the stomach including the critical fundus region.

Literatur

1. HEGER, W., KADEN, F., MITTMANN, U., SCHMIER, J.: Verschiedene morphologische Darstellungen des Koronargefäßsystems des Hundes. Basic Res. Cardiol. 71, 103-112 (1976)
2. SCHLÜTER, O.: Organinjektionen mit Acrylatharz zu Korrosionspräparaten. Präparator 1962, 8
3. BUCKBERG, G.D., LUCK, J.C., PAYNE, D.B., et al.: Some sources of error in measuring regional blood flow with radioactive microspheres. J. appl. Physiol. 31, 598-604 (1971)

Dr. H.J. Buhr, Chirurgische Universitätsklinik Heidelberg, Im Neuenheimer Feld 110, D-6900 Heidelberg

38. Eine weitere Anwendung des Dünndarm-Invaginationsventils

A. P. Weber, P. Buchmann und H. Säuberli

Chirurgische Universitätsklinik A (Direktor: Prof. Dr. Å. Senning), Zürich

Die chirurgische Behandlung des Short-Bowel-Syndrom beschränkte sich bisher auf das Anlegen eines antiperistaltischen Dünndarmsegmentes, wie es experimentell von HAMMER und Mitarb. ([2](#)) und klinisch von GIBSON ([1](#)) eingeführt wurde. Das Verfahren ist beim Menschen mit einer hohen Mortalität belastet. Die technische Einfachheit und Sicherheit des Kockschen Invaginationsventiles ([3](#)) gab Anlaß zur experimentellen Erprobung seiner isoperistaltischen Modifikation im Sinne einer Passage-Bremse für den Speisebrei.

Methodik

An 4 jungen, wachsenden und 4 ausgewachsenen Bastardhunden beiderlei Geschlechts wurden durch eine mittlere mediane Laparotomie 90% des Dünndarmes vom Treitzschen Band an reseziert und eine zweireihige End-zu-End Anastomose angelegt. Weibliche Hunde wurden in derselben Sitzung einer beidseitigen Tubenligatur unterzogen. Als Maß der nun zu erwartenden Resorptionsstörung wurde bei den ausgewachsenen Hunden das Körpergewicht, bei den noch im Wachstum stehenden Hunden Körpergewicht und Stuhlfettausscheidung gewählt.

Nach Auftreten einer Kachexie bzw. eines Wachstumsstillstandes und einer signifikanten Steatorrhoe wurde in einer 2. Sitzung relaparotomiert und 7 cm oral der Valvula Bauhini ein isoperistaltisches Invaginationsventil angelegt: Die Einstülpung erfolgte auf der ganzen Circumferenz vorerst über eine Länge von 1,5 cm. Nach Fixation durch 4 seromusculäre, je 90° auseinanderliegende Einzelknopfnähte wurden weitere 1,5 cm des Darmes invaginiert. Das Invaginat wurde nun mit einer fortlaufenden seromusculären atraumatischen Seidennaht auf der ganzen nicht mesenterialen Circumferenz in seiner Stellung festgehalten. Besondere Beachtung wurde der ausreichenden Durchblutung auch in den antimesenterialen Anteilen des Ventils geschenkt. Nach der Resektionsoperation wurden die Hunde jeweils während 4 Tagen ausschließlich parenteral, anschließend aufbauend wieder oral ernährt. Nach dem Anlegen des Invaginationsventiles wurde schon 24 Std nach dem Eingriff wieder mit der peroralen aufbauenden Ernährung begonnen. Der Verlauf des Körpergewichts wurde wöchentlich festgehalten. Stuhlfettuntersuchungen erfolgten vor der Resektionsoperation, vor der Reoperation zum Anlegen des Invaginationsventiles und durchschnittlich 5 Monate nach Zweitoperation. Die Stuhlsammlung über 72 Stunden wurde im Stoffwechselkäfig vorgenommen, die quantitative Fettbestimmung nach der Methode von VAN DE KRAMER durchgeführt.

Resultate

Gewichtsverlauf (Abb. 1)

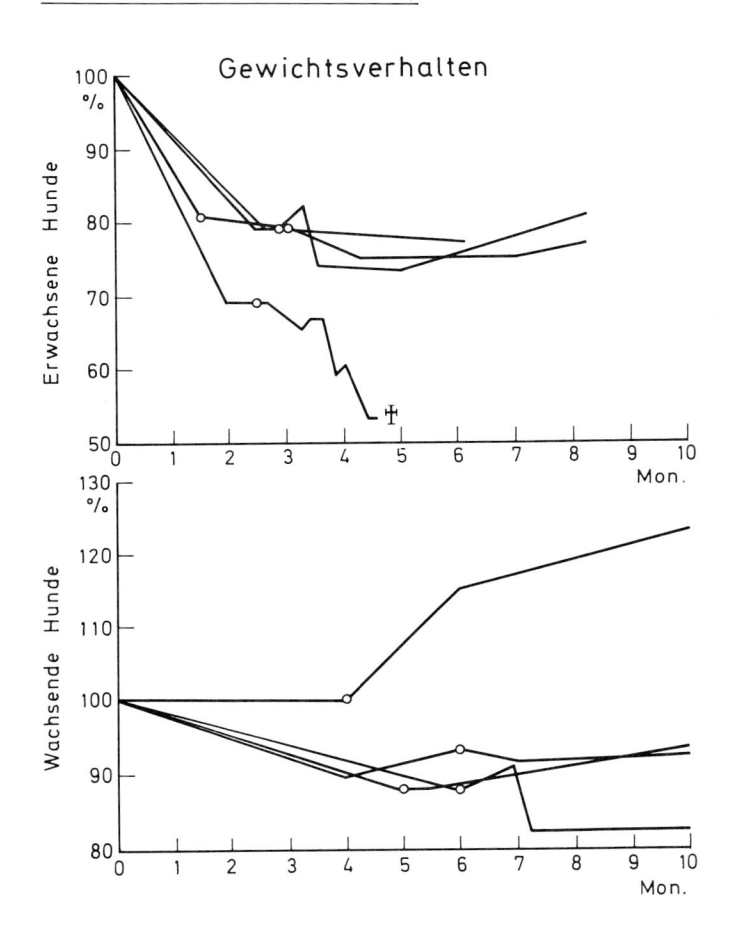

Abb. 1. Gewichtsverlauf in Prozenten des präoperativen Ausgangsgewichts
o = Anlegen des isoperistaltischen Invaginationsventiles

Nach 90%iger Dünndarmresektion verloren die 4 ausgewachsenen Hunde (Ausgangsgewicht 17-27 kg) innerhalb von 3 Monaten durchschnittlich 5 kg ihres Körpergewichts (3,5-7,0 kg). Bei den noch wachsenden Hunden (Ausgangsgewicht 6-12,5 kg) hingegen stellte sich lediglich eine leichte Gewichtsabnahme (durchschnittlich 1 kg) innerhalb von 5 Monaten ein. Alle 8 Hunde wiesen klinisch das Bild der deutlichen Kachexie und Adynamie auf.

Nach Anlegen des Invaginationsventiles blieb das Körpergewicht bei 3 der 4 ausgewachsenen Hunde über weitere 5-6 Monate beinahe konstant. Der Allgemeinzustand besserte sich, die spontane Aktivität nahm zu. In einem Teil sank das Körpergewicht 1 Woche nach Anlegen des Invaginationsventiles erneut ab; das Versuchstier kam innerhalb von 6 Wochen an progredienter Kachexie ad exitum.

Die Autopsie deckte eine Luxation des invaginierten Darmabschnittes im Bereich des Mesenterialansatzes infolge Nahtinsuffizienz auf.

Bei den noch wachsenden Hunden führte das Anlegen eines Invaginationsventiles zu einer leichten Gewichtszunahme in den 3 der Operation folgenden Monaten.

Stuhlfettausscheidung

Die Stuhlfettausscheidung über 72 Std betrug bei den 4 wachsenden Hunden vor Versuchsbeginn durchschnittlich 1,7 g pro 24 Std. Nach 90%iger Dünndarmresektion stieg die tägliche Fettausscheidung innerhalb von 5 Monaten im Mittel um 5,1 g pro 24 Std (3,8-6,7 g) an. 3 Monate nach Anlegen des isoperistaltischen Invaginationsventiles im distalen Restdünndarm sank die tägliche Stuhlfettausscheidung wieder um 4,6 g (1,8-7,3 g), durchschnittlich 2,25 g pro 24 Std.

An Komplikationen beobachteten wir nur die einmalige Luxation eines Invaginationsventiles, sie war ungenügender Nahttechnik zuzuschreiben. Ein Ileus trat in keinem Fall auf.

Diskussion

Erwachsene, 90% dünndarmresezierte Hunde zeigen nach Einbringen eines colonnahen isoperistaltischen Invaginationsventiles keinen weiteren Gewichtsverlust. Bei wachsenden Hunden führt das Verfahren zu einer erneuten leichten Gewichtszunahme. Die intestinale Fettresorption wird um nahezu das Dreifache verbessert.

Der Eingriff ist technisch einfach, kann ohne Eröffnung des Darmlumens vorgenommen werden und erlaubt eine frühzeitige Wiederaufnahme der peroralen Ernährung. Das isoperistaltische Invaginationsventil verzögert die intestinale Passagezeit, ohne eine Subileus-Situation zu provozieren. Die Resultate ermutigen uns, diese Methode unter Hinzuzug weiterer differenzierterer Stoffwechseluntersuchungen weiter zu evaluieren.

Zusammenfassung

Ausgedehnte Dünndarm-Resektionen (70-90 %), wie sie z.B. nach einem Mesenterialinfarkt oder bei einer Ileitis terminalis Crohn indiziert sein können, führen zu einem chronischen Malabsorptions-Syndrom mit seinen Folgezuständen. Durch Anlegen eines Dünndarm-Invaginationsventiles nach Kock in seiner isoperistaltischen Modifikation wird die Verweildauer des Speisebreis im Restdünndarm verlängert und die Resorption verbessert.

8 Bastardhunde wurden einer 90%igen Dünndarmresektion mit End-zu-End-Anastomose unterzogen. Nach durchschnittlich 2-3 Monaten konnten eine deutliche Kachexie sowie eine Steatorrhoe beobachtet werden. Durch anschließendes Einbringen eines colonnahen isoperistaltischen Dünndarm-Invaginationsventiles konnte innerhalb weiterer 6 Monate der Gewichtsabfall gestoppt und die Steatorrhoe zum Verschwinden gebracht werden. In keinem Fall trat ein Ileus auf.

Summary

Extensive small intestine resection (70-90 %) as should be done after mesenteric infarction produces a chronic malabsorption syndrome with its consequences. Applying an invagination valve of the small intestine (Kock) and using the isoperistaltic modification, passage of the chyme is delayed and its resorption improved. A small intestine resection of 90% was done in 8 mongrel dogs. After an average of 2-3 months an obvious cachexia as well as a steatorrhea could be observed. By adapting an isoperistaltic small intestine invagination valve near the colon weight reduction could be stopped during another 6 months and the steatorrhea disappeared. No ileus occured.

Literatur

1. GIBSON, L.D., CARTER, R., HINSHAW, D.B.: Segmental Reversal of Small Intestine after Massive Bowel Resection. J. Amer. med. Ass. $\underline{182}$, 952 (1962)
2. HAMMER, J.M., SEAY, P.H., JOHNSTON, R.L., HILL, E.J., PRUST, F.H., CAMPBELL, R.J.: The Effect of Antiperistaltic Bowel Segments on Intestinal Emptying Time. Arch. Surg. $\underline{79}$, 537 (1959)
3. KOCK, N.G.: Continent Ileostomy. In: Progress in Surgery, Vol. 12, p. 180. Basel: Karger 1973

Dr. A.P. Weber, Kantonsspital Zürich, Chirurgische Universitätsklinik A, Rämistraße 100, CH-8091 Zürich

39. Ein pneumatischer Anus-Praeter-Verschluß

W. Ruf, Ch. Hottenrott und J. Doertenbach

Aus der Chirurgischen Univ.-Klinik Heidelberg (Direktor: Prof. Dr. F. Linder)*

Die am weitesten verbreitete, postoperative Routineversorgung der Patienten mit Anus praeter dürfte der Colostomiebeutel bzw. die Pelotte sein. Wenngleich in den letzten Jahren durch die Einführung gewebeverträglicher Dichtmassen und Klebstoffe Fortschritte erzielt wurden, bleiben wesentliche Nachteile wie das Tragen eines unästhetischen, stuhlgefüllten Plastikbeutels vor dem Bauch, Geruchsbelästigungen, Unverträglichkeit, Hautreizung.

1975 wurde ein Magnetverschluß (1) von FEUSTEL vorgestellt, der an einigen Zentren bei einer kleinen Zahl von Patienten angewendet wurde. Längere Erfahrungen damit fehlen noch. 1953 beschrieb WULF (2) einen Ventilcolostomieverschluß, der jedoch eine realtiv hohe Versagerquote hatte. Die 1974 von KOCK (3) vorgestellte kontinente Ileostomie durch Invagination des präterminalen Ileum hat einen sehr begrenzten Anwendungskreis sowie eine hohe Versagerquote. Die letztlich doch unbefriedigende postoperative Versorgung der Patienten mit Anus praeter veranlaßte uns, nach einem einfachen künstlichen Verschluß zu suchen.

Eine prinzipielle Möglichkeit, einen Anus praeter artifiziell zu verschließen, ist das Blockieren der Darmpassage durch einen in die Öffnung des Anus praeter eingeführten, intraluminal liegenden Ballon. Dies führte an der Chirurg. Univ. Klinik Heidelberg in Zusammenarbeit mit der Firma Koss zur Entwicklung des pneumatischen AP-Okklusers (Abb. 1 u. 2).

Material

Bei dem pneumatischen Okkluser (Abb. 1) handelt es sich um einen Ballon (6), der in die Mündung des Anus praeter eingeführt wird und nach Luftinsufflation den Darm von innen verschließt.

Im einzelnen besteht das System aus dem Okkluserdeckel (3), in den eine Öffnung für das Rückschlagventil (2) zur Füllung und Entlüftung der Blase eingearbeitet ist. Daneben mündet der Entlüftungsschlauch (1). Es handelt sich dabei um eine Gasfistel, die mit dem Darmlumen unter Vorschaltung eines Kohlefilters (8) in Verbindung steht. Auf diese Weise kann nach Bedienung des Ventils

---

* Herrn Prof. Dr. med. Dr. h.c. F. LINDER zum 65. Geburtstag gewidmet.

1 Gasfistel
2 Rückschlagventil
3 Gewölbte Okkluserplatte
10 Fernauslöser für Gas
4 Steckverbindungen für Führungsschlauch
5 Elastischer Adapter
6 Okkluserblase
7 Führungsschlauch
8 Kohlefilter
9 Öffnung für Darmgase

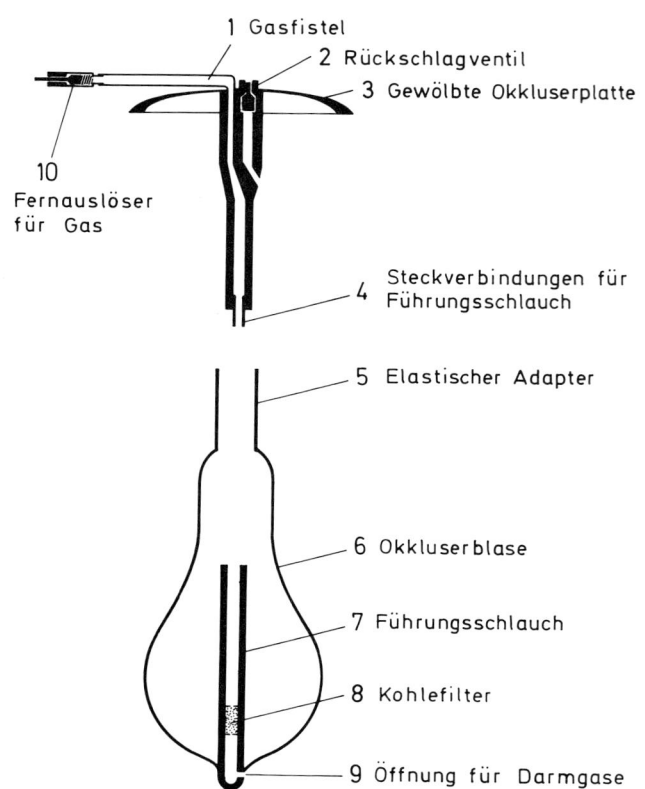

Abb. 1. Schema des AP-Okklusers

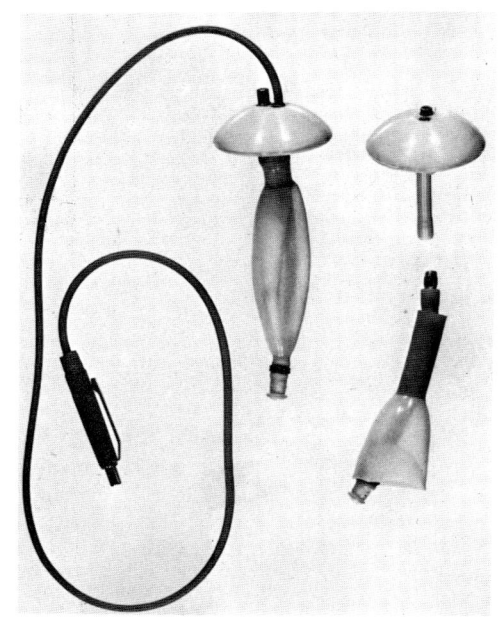

Abb. 2. Modell des AP-Okklusers: Links funktionsbereit, rechts zerlegt

(10) willkürlich Darmgas entlassen werden. Beim neuesten Modell sind zwei Teile vorgesehen, wobei das eine aus der Okkluserplatte und dem elastischen Führungsrohr 1 mit Steckverbindung besteht und der zweite Teil die Okkluserblase (6) und das Führungsrohr 2 (7) enthält. Das letztgenannte Teil ist zum einmaligen Gebrauch gedacht. Durch Zusammenstecken der beiden Teile mittels der Steckverbindung (4) wird der Okkluser bedienungsfertig. Das elastische Adapterrohr (5) kann individuell gekürzt werden, entsprechend der jeweiligen Bauchdeckenstärke.

Methode

Ferkel mit einem Körpergewicht von 10 bis 12 kg erhielten eine Nembutalnarkose mit 25 mg/kg Körpergewicht intraperitoneal und atmeten während der Operation spontan. In der linken Flanke wurde ein endständiger Anus praeter sigmoidalis angelegt. 10 Tage später, also nach Abschluß der Wundheilung, wurde der Okkluser zunächst für kurze Zeit, d.h. täglich etwa 4-5 Stunden appliziert, danach war es möglich, ihn für 12 bis 16 Stunden zu belassen, um ihn nach einer Periode von etwa 4 Stunden, in der die Ferkel Gelegenheit hatten, den Darm zu entleeren, erneut zu applizieren. Unterschiedliche Luftvolumina mit resultierenden Drucken zwischen 40 und 80 mm Hg wurden appliziert.

Materialstudien

Nach anfänglichen Versuchen, die der Selektionierung eines geeigneten Kunststoffes für den Ballon dienten, erwies sich Natur-Latex als günstig. Es vereint in sich die Vorteile hoher Elastizität und Reißfestigkeit und ist bekanntermaßen sehr biokompatibel, hat jedoch den Nachteil, daß nach längerer Einwirkung von Flüssigkeit die Reißfestigkeit nachläßt. Zur Charakterisierung der mechanisch-elastischen Eigenschaften eines Kunststoffes wurde von jedem Ballon ein Druckvolumendiagramm angefertigt. Dabei wird, wie auf Abb. 3 zu sehen ist, das in den Ballon eingegebene Volumen gegen den im Ballon entstehenden Druck aufgetragen. Am Beispiel der oberen Kurve, einer relativ starren Latex-Mischung, ist zu sehen, daß der Druck bereits nach Eingabe eines geringen Volumens sehr stark ansteigt, nach Erreichen eines Gipfels abfällt und danach trotz weiterer Zufuhr relativ konstant bleibt. Bei einem sehr dünnwandigen Latex - untere Kurve - steigt der Innendruck zunächst nur zögernd an, um sich sehr bald auf einem relativ niedrigen Druckniveau zu stabilisieren, d.h. dieser Ballon ist theoretisch so elastisch, daß er während des Aufblasens dem Darmverlauf folgt und nach Eingabe des zur Okklusion notwendigen Luftvolumens hochgradig verformbar bleibt. Diesen theoretischen Erwägungen hat das beschriebene Material in der praktischen Erprobung vollauf entsprochen. Aufgrund von Formstudien erwies sich eine Birnenform, wobei das breite Ende der Birne nach proximal zeigt, als günstig.

Ergebnisse

Bislang wurden 8 Tiere operiert. Bei 7 konnten Verschlüsse ohne Gasfistel mit unterschiedlichem Material erprobt werden. Dabei zeigte sich, daß nach einer Beobachtungszeit von teilweise über

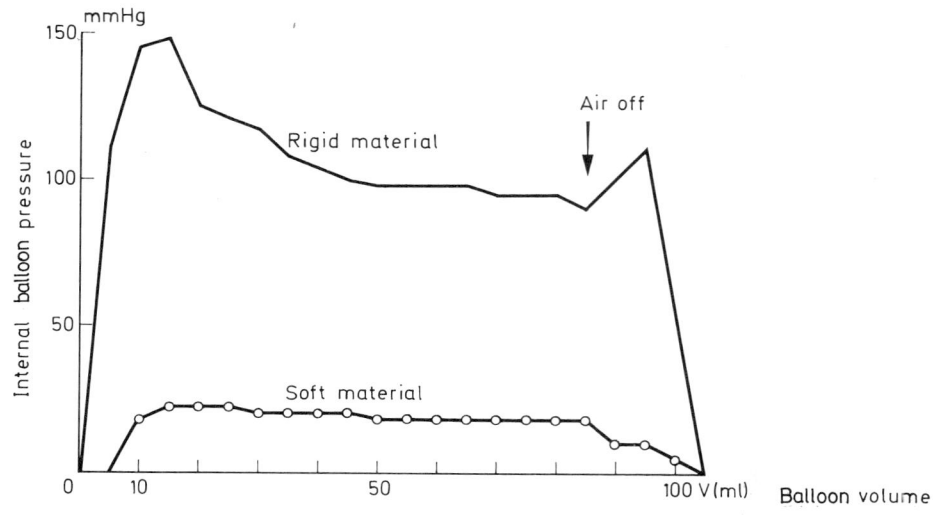

Abb. 3. Druck-Volumendiagramm. Beschreibung s. Text

3 Monaten die Darmwand makroskopisch und mikroskopisch lediglich in 1 Fall geschädigt wurde. Bei diesem Tier wurde der Ballon regelmäßig mit sehr hohen Drucken bis zu 150 mm Hg gebläht. Die übrigen Tiere tolerierten den Okklusor gut. Die Verschlüsse dichteten, wie anhand von Colonkontrasteinläufen gezeigt werden konnte, den Darm flüssigkeits- und gasdicht ab.

Die pathologische Aufarbeitung des Materials ergab bei allen Tieren eine ampullenförmige Dilatation und Hypertrophie der Darmwand in dem Bereich, in dem der Ballon zu liegen kam.

Zusammenfassung

Es wird ein pneumatischer, einfach zu bedienender Anus-praeter-Verschluß beschrieben, der im Tierversuch nach 3monatiger Erprobung keine Schädigungen der Darmwand verursacht hat. Es ist zu erwarten, daß er für die betroffenen Patienten eine große Erleichterung bringen wird und möglicherweise zur Überwindung ihres Invaliditätsgefühles beitragen wird.

Summary

An atraumatic, pneumatic occlusive colostomy appliance has been described which in animal experiments was well tolerated and was effective in preventing leakage. It is hoped that this may improve the unsatisfactory aspects of management in patients using conventional colostomy appliances.

Literatur

1. FEUSTEL, H., HENNIG, G.: Kontinente Kolostomie durch Magnetverschluß. Dtsch. med. Wschr. 100, 1063 (1975)

2. WULFF, H.B.: Erfahrungen mit einem Ventilcolostomieverschluß. Chirurg 21, 3, 153 (1950)
3. KOCK, N.G.: Ileostomy without external appliances. A survey of 25 patients provided with intraabdominal intestinal reservoir. Ann. Surg. 173, 545 (1971)

Dr. W. Ruf, Chirurgische Universitätsklinik Heidelberg, Im Neuenheimer Feld 110, D-6900 Heidelberg

40. Tierexperimentelle Untersuchungen zur Konstruktion kontinenter Ileo- und Colostomien unter Verwendung von BioCarbon-Implantaten

I. Bustamante, G. Kieninger, W. Neugebauer, G. Müller und G. Breucha

Chirurgische Universitätsklinik Tübingen (Direktor: Prof. Dr. L. Koslowski)

In der Stomachirurgie wurden in den letzten Jahren mit der Schaffung der kontinenten Reservoir-Ileostomie nach KOCK und der Erlanger Magnetverschluß-Colostomie wesentliche Fortschritte erzielt. Bei beiden Verfahren treten jedoch in einem nicht geringen Prozentsatz Komplikationen auf, die die erstrebte Kontinenz zunichte machen.

Wir haben deshalb im Tierexperiment versucht, mittels Implantation von BioCarbon-Ringen eine neue Art von kontinenten Ileo- und Colostomien herzustellen.

Material und Methodik

Bei dem glasartigen Kohlenstoffpolymer BioCarbon (chem. Reinheit 99,999%) handelt es sich um einen relativ neuen Materialtyp, der 1963 in England entwickelt wurde. Das Material ist chemisch völlig inert gegenüber allen bekannten Reagenzien. Nachdem es wegen seiner Widerstandsfähigkeit zunächst Anwendung in der Raumfahrt fand, begann man sich seit 1967 mit den potentiellen Verwendungsmöglichkeiten auf dem medizinischen Sektor zu beschäftigen. In der Zwischenzeit wurde die Biokompatibilität von BioCarbon beim Menschen untersucht, wobei ein völlig inertes Verhalten der Implantate gegenüber Haut, Muskulatur und Knochen über einen Zeitraum von drei und mehr Jahren nachgewiesen wurde (1, 2, 5).

Die für die eigenen Untersuchungen verwendeten BioCarbon-Implantate wurden von der Firma Bentley Laboratories, Irvine, Kalifornien, zur Verfügung gestellt. Form und Größe der Implantate wurden in enger Zusammenarbeit entwickelt (3). Die Implantate bestehen aus einem zylindrischen Teil, der auf einer Scheibe sitzt. Der zylindrische Teil, der nach Implantation über das Hautniveau ragt, besitzt im unteren Drittel multiple Perforationen, desgleichen der Scheibenteil, der unter die Fascie versenkt wird. Durch diese Perforationen sprießt das Bindegewebe, wodurch eine feste Verbindung zwischen Bauchwand, Darmwand und Implantat entsteht (4). Der zylindrische Teil trägt am oberen Ende ein Schraubgewinde zum Anbringen eines Schraubdeckels bzw. eines aufschraubbaren Stuhlbeutels. Für die Ileo- bzw. Cöcostomie standen uns Implantate in zwei verschiedenen Größen zur Verfügung (Abb. 1).

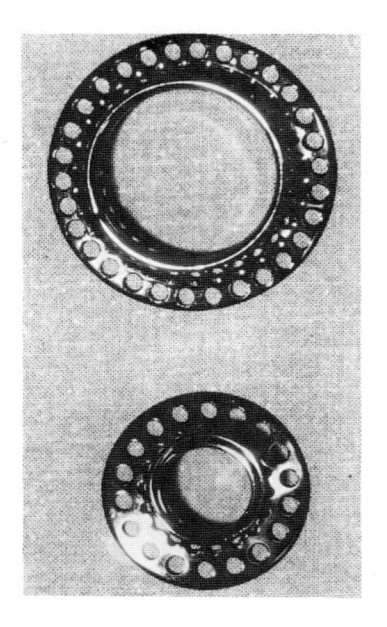

Abb. 1. BioCarbon-Ringe für Ileo- und Colostomie (Prototypen)

Die Untersuchungen wurden an 19 Bastard-Hunden durchgeführt. In einer ersten Versuchsreihe wurden bei 9 Hunden die Ringe zur Testung der Verträglichkeit des Materials lediglich subfascial in die Bauchwand implantiert, wobei der zylindrische Teil über das Hautniveau herausragte. In einer zweiten Versuchsreihe wurden dann bei 10 Hunden mittels der Ringe Ileo- und Cöcostomien angelegt.

In Abb. 2 ist die Implantation eines Ileostomie-Ringes schematisch dargestellt. Zur Vermeidung von zu großen Flüssigkeitsverlusten und von Hautirritationen wurden die Ileostomien am nach Roux ausgeschalteten Dünndarm vorgenommen. Von einer Medianlaparotomie aus wurde das ausgeschaltete Ileum durch den BioCarbon-Ring gezogen und mittels seromusculären Seiden-Einzelknopfnähten rundum an der obersten Perforationsreihe des zylindrischen Implantatteils fixiert, wobei die Fäden lang gelassen wurden. Von einer separaten kleinen Incision aus wurde dann der Ring mit dem überstehenden zugebundenen Ileum so in die Bauchwand implantiert, daß der mit Perforationen versehene Scheibenteil unter die Fascie zu liegen kam, an der er mit Polyglykolsäurenähten fixiert wurde. Vom Abdomen her wurde dann das Ileum mit einigen Nähten am Peritoneum festgenäht. Abschließend wurde der Ringzylinder unter Verwendung der lang gelassenen Darmfixationsnähte ringsum in die Haut eingenäht. Das überstehende Darmende wurde etwas unterhalb des Zylinderrandes abgetrennt.

Die Anlage der Cöcostomien erfolgte nur von einem kleinen Schnitt aus, wobei die im Durchmesser größeren Ringe in analoger Weise

Haut
Fascie
Peritoneum

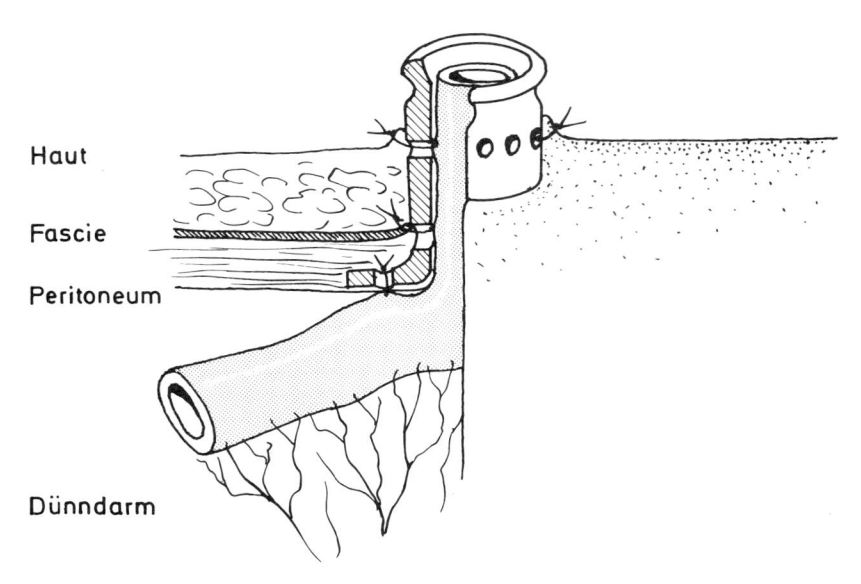

Dünndarm

Abb. 2. Schematische Darstellung der BioCarbonring-Implantation

in die Bauchwand implantiert wurden. Die Eröffnung des in den Ring eingenähten Cöcalpols wurde jedoch erst zu einem späteren Zeitpunkt vorgenommen.

Ergebnisse

Die Ergebnisse beider Versuchsreihen sind in Tabelle 1 zusammengefaßt. Die Prüfung der Biokompatibilität des Materials mittels subfascialer Implantation der Ringe ohne Stomaanlage zeigte bei einer Beobachtungszeit bis zu einem Jahr in nahezu allen Fällen eine reizlose und feste Einheilung.

Von den bei 12 Hunden angelegten Ileo- bzw. Cöcostomien heilten 8 völlig komplikationslos ein, zweimal kam es zu einer subcutanen Infektion, einmal zur teilweisen Hautüberwucherung des Zylinderendes, ein Ring wurde herausgebissen. Die explantierten Ringe zeigten eine gute bindegewebige Durchsprossung der Perforationen von den angrenzenden Geweben her.

Aufgrund der bisherigen tierexperimentellen Ergebnisse erscheint die beschriebene Methode der kontinenten Stomabildung unter Verwendung von BioCarbon-Implantaten erfolgversprechend. Gegenwärtig laufen weitere Hundeversuche mit von der Form her verbesserten Implantaten.

Zusammenfassung

Im Tierversuch wurden ringförmige Implantate aus BioCarbon, einem neuartigen Kohlenstoffpolymer, zur Konstruktion kontinenter Ileo- und Colostomien erprobt. Das Prinzip der Stomabildung besteht

Tabelle 1. BioCarbon-Implantationen

	Operationsart	Implanta-tionsdauer	Einhei-lung	Komplikationen	Bemerkungen
1.	Subfasciale Implantation	1 Jahr	ja	keine	nach 1 Jahr explantiert
2.	"	1 Jahr	ja	keine	nach 1 Jahr explantiert
3.	"	5 Monate	ja	keine	sekund. Colostomie, Ring verloren
4.	"	3 Monate	ja	keine	nach 3 Monaten explantiert
5.	"	3 Monate	ja	keine	nach 3 Monaten explantiert
6.	"	6 Monate	ja	Ring herausgebissen	------
7.	"	6 Monate	ja	keine	nach 6 Monaten explantiert
8.	"	5 Monate	ja	Ring herausgebissen	------
9.	"	5 Monate	ja	keine	sekund. Ileostomie, 6 Monate bestehend
10.	Ileostomie	5 Monate	ja	subcutane Infektion (leicht)	nach 5 Monaten explantiert
11.	Cöcostomie	5 Monate	ja	keine	Coecum nach 2 Mon. eröffnet
12.	"	5 Monate	ja	geringe Hautüberwucherung	"
13.	"	5 Monate	ja	keine	"
14.	"	5 Monate	ja	keine	"
15.	"	5 Monate	ja	Ring herausgebissen	"
16.	"	4 Monate	ja	keine	"
17.	"	4 Monate	ja	keine	"
18.	"	4 Monate	ja	keine	"
19.	Coecumimplantation	1 Monat	(ja)	subcutane Infektion	Tod durch Peritonitis

darin, das Darmende in den Ring einzunähen und diesen subfascial in die Bauchwand zu implantieren. Das äußere Ende des Bio-Carbon-Ringes läßt sich mittels Schraubverschluß hermetisch verschließen. Die bislang bei 19 Hunden vorgenommenen Implantationen zeigten eine hohe Einheilungsrate der Ringe.

Summary

Ring-shaped implants of BioCarbon, a recently developed vitreous carbon polymer, were used for construction of continent ileostomies and colostomies in dogs. The stoma was fashioned by suture fixation of the intestine inside the ring, which was then placed subfascially in the abdominal wall. The exterior of the implant could be hermetically sealed with a screw cap. Implantation in 19 dogs performed so far showed a high rate of incorporation of BioCarbon devices.

Literatur

1. BENSON, J.: Elemental carbon as a biomaterial. J. biomed. Mater. Res. 5, 41-47 (1971)
2. GRENOBLE, D.: Development and testing of a vitreous carbon dental implant. Proc. 18th National SAMPE Symposium, Los Angeles 1973
3. KIENINGER, G., BUSTAMANTE, I., NEUGEBAUER, W., MÜLLER, G.: Experimental studies on constructing continent colostomies and ileostomies using BioCarbon implants. VI. Congress of International Society of University Colon and Rectal Surgeons, Salzburg 1976
4. LONGLEY, J.R., RAVERA, J., RIDDELL, O., JETER, K.: Carbon urinary conduits - animal experiments. Irvine/Calif.: Bentley Lab. Inc. 1976
5. MOONEY, V., HARTMANN, D.B., McNEAL, D., BENSON, J.: The use of pure carbon for permanent percutaneous electrical connector systems. Arch. Surg. 108, 148-153 (1974)

Dr. I. Bustamante, Chirurgische Universitätsklinik Tübingen, D-7400 Tübingen

41. Messung der Magenwanddurchblutung beim Hund mit radioaktiven Microspheres nach trunculärer Vagotomie

J. Lenz, J. Seifert, W. Brendel und F. Holle

Institut für Chirurgische Forschung (Vorstand: Prof. Dr. Dr. h.c. W. Brendel) an der Chirurgischen Universitätsklinik und Chirurgische Poliklinik der Universität München (Direktor: Prof. Dr. F. Holle)

Die trunculäre Vagotomie wird außer zur Behandlung des peptischen Ulcus auch zur Therapie diffuser erosiver Magenblutungen angewandt. Hier ist das Behandlungsergebnis außer von der Reduktion der Sekretion möglicherweise auch von der Beeinflussung der Magenwanddurchblutung abhängig. Es erschien daher sinnvoll, der Frage nachzugehen, wie sich die trunculäre Vagotomie (TV) auf die Durchblutung der Regionen (Corpus, Antrum) und Wandanteile (Mucosa, Muscularis) des Magens auswirkt. Zur Messung der Durchblutung wurden radioaktiv markierte sphärische Partikel nach RUDOLPH und HEYMANN (2) in die arterielle Zirkulation injiziert.

Methodik

In akuten und chronischen Versuchen wurde bei 20 Bastardhunden die basale und die vagal mit 2-Desoxy-D-glucose (250 mg/kg/KG i.v.) stimulierte Magendurchblutung nach transthorakaler TV gemessen. Die Untersuchungen erfolgten in Pentobarbitalnarkose (25 mg/kg KG) und nach Relaxierung mit Succinylbischolin, wobei die Beatmung mit der Starlingpumpe durch Kontrolle des exspiratorischen CO_2 mit dem Uras standardisiert wurde. Abweichungen im Säurebasenhaushalt wurden mit dem Astrup ermittelt und ausgeglichen. Nach Kanülierung der rechten A. femoralis wurde der arterielle Blutdruck kontinuierlich gemessen. Über die linke A. carotis wurde ein Katheter unter Röntgenkontrolle mit der Spitze in den linken Ventrikel zur Injektion der radioaktiven Partikel (15 µ ∅; 3-M-Comp.) vorgeführt. Zur Differenzierung der Messungen im Gewebe waren die Partikel unterschiedlich radioaktiv markiert (^{125}J, ^{51}Cr, ^{85}Sr, ^{65}Zn). Die Messung der Gewebsradioaktivität erfolgte mit einem Multichannel-Gammaspektrometer (Fa. Packard) und die Durchblutung wurde mit Hilfe der Referenzprobentechnik aus der ermittelten Radioaktivität errechnet. Die statistische Absicherung der Ergebnisse wurde mit dem gepaarten t-Test nach Student durchgeführt.

Ergebnisse

Abb. 1. zeigt die Relation der regionalen basalen Magendurchblutung, gemessen in ml/g x min: Die Corpus- und Fundusdurchblutung (0,43 bzw. 0,38) überwiegt den antralen Fluß nur gering (0,33). Am stärksten durchblutet sind die kleine Curvatur im Corpusbereich (0,70) und der proximale Antrumanteil, wo auch die vagalen Fasern einstrahlen. Vergleichsweise hoch ist die Durchblutung des Duodenums (0,96).

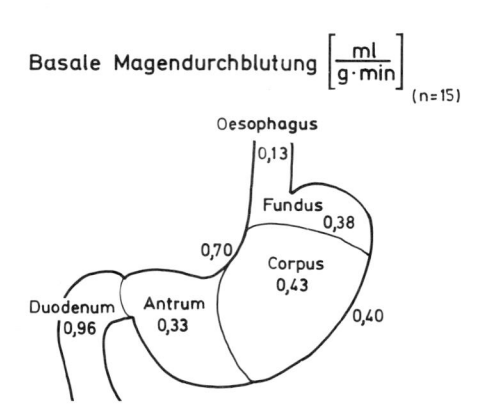

Basale Magendurchblutung $\left[\frac{ml}{g\cdot min}\right]$ (n=15)

Oesophagus 0,13
Fundus 0,38
0,70
Corpus 0,43
Duodenum 0,96
Antrum 0,33
0,40

Abb. 1. Regionale Magendurchblutung im Nüchternzustand

Durch die TV wird die Magenwanddurchblutung im Akutversuch folgendermaßen beeinflußt (Abb. 2): In der Corpuswand sinkt die

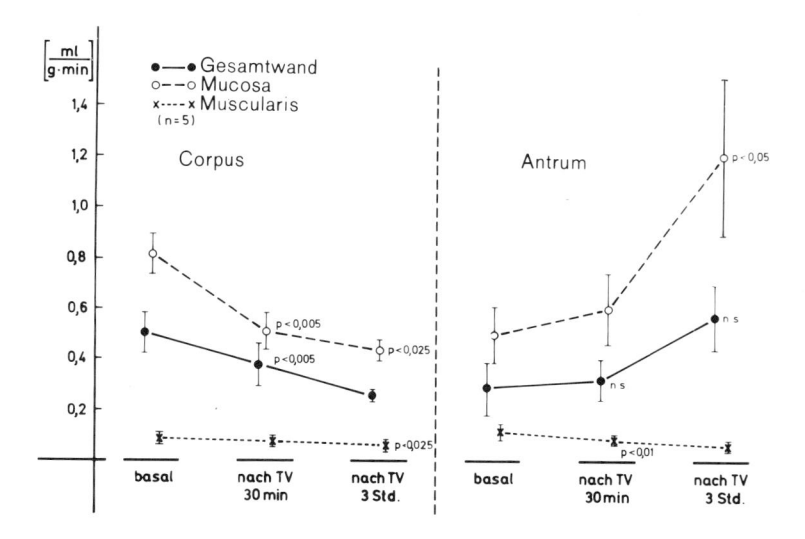

Abb. 2. Magendurchblutung nach trunculärer Vagotomie (1/2-3 Std postop.)

Durchblutung nach 30 min um ca. 35% und bis 3 Stunden nach TV auf über 50%. In der Mucosa laufen die Flußänderungen parallel, während der Abfall in der Muskulatur etwas geringer ist. Im Antrum verhält sich die Durchblutung der einzelnen Wandanteile im Gegensatz zum Corpus nicht gleichförmig: Während der Fluß in der Gesamtwand keine signifikanten Änderungen zeigt, wird er in der Muskulatur um 60% reduziert und in der Mucosa überraschend stark um 140% gesteigert.

Die vagale Stimulation mit 2-Desoxy-D-glucose bewirkt einen starken Flußanstieg in allen untersuchten Wandanteilen: So in der Corpusmucosa von $0,36 \pm 0,12$ auf $1,94 \pm 0,38$ ml/g x min. Die TV senkt die Durchblutung in der Stimulationsphase wieder auf $1,09 \pm 0,23$ ml/g x min. In der Antrummucosa bestätigt sich das schon unter Nüchternbedingungen beobachtete Verhalten: Der nach Stimulation auf $1,32 \pm 0,29$ erhöhte Fluß steigt nach TV weiter auf $2,47 \pm 0,35$ ml/g x min.

In einer weiteren Gruppe wurde die Basaldurchblutung 3 Wochen nach TV mit den Ausgangswerten verglichen (Tabelle 1): Die in den ers-

Tabelle 1. Änderung der Magendurchblutung 3 Wochen nach trunculärer Vagotomie (TV)

		VOR TV	NACH TV	p
CORPUS				
	CORPUSWAND	$0,54 \pm 0,11$	$0,52 \pm 0,15$	n.s.
	CORPUSMUCOSA	$0,83 \pm 0,17$	$0,72 \pm 0,21$	n.s.
	CORPUSMUSKULATUR	$0,18 \pm 0,05$	$0,13 \pm 0,06$	n.s.
ANTRUM				
	ANTRUMWAND	$0,63 \pm 0,11$	$0,37 \pm 0,07$	$p<0,005$
	ANTRUMMUCOSA	$1,19 \pm 0,28$	$0,59 \pm 0,11$	$p<0,01$
	ANTRUMMUSKULATUR	$0,15 \pm 0,04$	$0,12 \pm 0,01$	n.s.

ten Stunden erzielte signifikante Reduktion der Corpusdurchblutung ist nicht mehr nachweisbar und muß als nur flüchtige Reaktion angesehen werden. Im Antrum ist ebenfalls keine Übereinstimmung mehr mit den frühen postoperativen Werten feststellbar. An Stelle der starken Flußerhöhung finden wir jetzt eine signifikante Minderung in der Mucosa und der Gesamtwand.

Zusammenfassung

Die wichtigsten Ergebnisse und Konsequenzen aus diesen Untersuchungen sind:

1. Die trunculäre Vagotomie (TV) beeinflußt die Durchblutung in den verschiedenen Regionen und Wandanteilen des Magens unterschiedlich.

2. Die Durchblutung in der Corpus- und Antrummucosa verhält sich nach TV divergent. Während der Fluß in der Corpusmucosa signifikant sinkt, steigt er in der Antrummucosa signifikant an.

3. Diese anfänglichen Flußänderungen sind nur flüchtige Reaktionen. Nach 3 Wochen findet sich nur eine Verminderung der Antrumdurchblutung, die eine geringe Senkung der Gesamtmagendurchblutung bewirkt. Die Werte im Corpus unterscheiden sich dagegen nicht mehr signifikant vom Ausgangsniveau.

4. Die in den ersten Stunden nach TV auftretende Verminderung der Durchblutung der Corpusmucosa kann als Teilfaktor für die zumindest anfänglich zu beobachtende günstige Beeinflussung erosiver Magenblutungen im Corpusbereich angesehen werden.

Summary

Blood flow in the mucosa of fundus and antrum behave quite contrary after TV: Whereas mucosal flow of the fundus is reduced, mucosal flow of the antrum increases significantly. But 3 weeks after TV flow values of the fundus are in the range of the initial blood flow and are decreased significantly in the antrum. The early diminution of the blood flow in the mucosa of the fundus can be partly responsible for the favourable effect of TV, which is observed on erosive bleedings in this region.

Literatur

1. LENZ, J., SEIFERT, J.: Messung der Magenwanddurchblutung mit radioaktiven microspheres bei unterschiedlichen Funktionszuständen. Vortr. Jahrestag. Ges. Mikrozirkulat. Aachen 9.10.1976
2. RUDOLPH, A.M., HEYMANN, M.A.: The circulation of the fetus in utero. Circulat. Res. 21, 163-184 (1967)

Dr. J. Lenz, Chirurgische Abteilung des Bundeswehrzentralkrankenhauses, Rübenacherstraße 170, D-5400 Koblenz

42. Grundlagenuntersuchung zur Anwendung einer neuen Intensitätsverteilung zur Laserstrahlbehandlung im oberen Verdauungstrakt

H. J. Meyer[1], B. Grotelüschen[1], K. Haverkamp[2] und J. Buchholz[2]

[1] Klinik für Abdominal- und Transplantationschirurgie (Leiter: Prof. Dr. R. Pichlmayr) Department Chirurgie der Medizinischen Hochschule Hannover; [2] Institut für angewandte Physik (Leiter: Prof. Dr. H. Welling), Technische Universität Hannover

Einleitung

Akute Blutungen oder potentielle Blutungsquellen im oberen Verdauungstrakt können durch Laserstrahlen gestillt werden. Bei endoskopischer Therapie mit flexiblen Glasfasersystemen haben sich Argon- und Nd-YAG-Lasersysteme bewährt. Über erfolgreiche klinische Anwendungen wurde bereits berichtet (2, 3, 5). Bei der bisher üblichen Focussierung der Laserstrahlen besteht jedoch die Gefahr einer Wandperforation im Verdauungstrakt. Zur Vermeidung dieser Komplikation und zur Optimierung des Verfahrens wurde in unseren Untersuchungen ein neues Intensitätsprofil untersucht.

Methodik

1. Zur Bestimmung der optischen und thermophysikalischen Eigenschaften der Magenwand von Schweinen wurde der Magen in kalter Ringerlösung konserviert und dann präparativ in die histologisch unterschiedlichen Wandschichten getrennt. Reflexion, Streuung, Absorption und Transmission wurden durch Messung des Streulichtes ($\lambda = 1,06$ µm) über den gesamten Winkelbereich an Vorder- und Rückfläche der jeweiligen Gewebsprobe bestimmt. Die Wärmeleitfähigkeit der unterschiedlichen Wandschichten wurde durch Bestimmung der Temperaturgradienten ermittelt.

2. In einer anderen Versuchsserie wurden gesunde Schweine gastrotomiert, die intakte Magenschleimhaut im Corpus- und Antrumbereich wurde direkt (ohne Lichtfaseroptik) mit einem Nd-YAG-Laser bestrahlt. Variiert wurden hierbei Leistung, Bestrahlungszeit und Intensitätsverteilung. Hierbei gelangte erstmalig ein Laserstrahl mit einem Intensitätsprofil eines "Topfkuchens" zur Anwendung. Darunter verstehen wir eine ringförmige Intensitätsverteilung in der Form eines Gauß-Profils mit zentraler Einsattlung, die durch ein Kegellinsensystem eingestellt wird (1). Anschließend wurden die Tiere zu verschiedenen Zeitpunkten (3-28 Tage postop.) gastrektomiert; die bestrahlten Areale der Magenwand wurden histologisch untersucht.

Ergebnisse

Tabelle 1 zeigt das unterschiedliche optische Verhalten der Magenwand und der histologisch verschiedenen Wandschichten. Wegen erheblicher Vor- und Rückwärtsstreuung im Experiment sind die effektiven Werte von Reflexen, Absorption und Transmission angegeben; darunter sind die über den vollen Raumwinkel integrierten Größen zu verstehen.

Tabelle 1. Optische Eigenschaften der Magenwand und der histologisch unterschiedlichen Wandschichten beim Schwein in Abhängigkeit von der Schichtdicke

Wandschichten	Schichtdicke (mm)	effektive Reflexion (%)	effektive Absorption (%)	effektive Transmission (%)
Magenwand	5,6	22	76	2
(total)	7,5	22	76	2
Mucosa und	2,5	18	66	16
Submucosa	3,8	19	69	12
Muscularis	3,0	10	77	13
	6,5	12	82	6
Serosa	0,3	2	53	45
	0,6	3	67	30

Bei der Messung des thermophysikalischen Verhaltens der präparativ getrennten Wandschichten wurde gefunden, daß die Wärmeleitung der Muscularis gegenüber der Mucosa und Submucosa um den Faktor 2, gegenüber der Serosa um den Faktor 1,3 erhöht ist.

Submucosa und Mucosa bestimmen also im wesentlichen die effektive Reflexion der Magenwand und sind somit für die Erwärmung des Gewebes von besonderer Bedeutung. Weitere Reflexionen an den einzelnen Grenzschichten der Magenwand können damit vernachlässigt werden. Die relativ große Absorption in der Serosa besitzt wegen der nur noch geringen Energie der auftreffenden Strahlung unter unseren Versuchsbedingungen keine relevante Bedeutung; sie bedürfen aber für die Anwendung von Laserstrahlung zu therapeutischen Zwecken bei Läsionen der oberflächlichen Wandschichten klinischer Beachtung.

In der Mucosa und Submucosa kann wegen ihrer geringen Wärmeleitung und der dadurch bedingten stärkeren Temperaturerhöhung eine bessere Coagulationswirkung als in den anderen Wandschichten erwartet werden.

Bei der Bestrahlung intakter Magenschleimhaut von gastrotomierten Schweinen durch unseren Laser mit dem Intensitätsprofil eines Topfkuchens zeigte sich makroskopisch eine gleichmäßige, oberflächliche Coagulationszone im gesamten bestrahlten Gebiet. Auch bei der Bestrahlung mit einer Leistung von 175 Watt für 2 sec auf einem Areal von 1 cm² bzw. bei Dreifacheinwirkung von 60 W für jeweils 1,5 sec mit einem Intervall von 5 sec kam es nicht zur Wandperforation. Histologisch konnten die Befunde bestätigt werden: es fand sich lediglich eine bis zur Muscularis mucosae reichende Nekrosezone. Bei Applikation der Bestrahlung mit ansteigender Leistung bei gleichbleibender Energie zeigten sich auch bei längerer Beobachtung kongruente histologische Befunde (Tabelle 2). Die Zone der thermischen Schädigung erstreckte sich nur auf die Mucosa. Die Coagulationswirkung bei der Laserbestrahlung mit üblicher Strahlfocussierung ist im Intensitätsmaximum grundsätzlich am größten (Abb. 1). Es kann somit im Zentrum des bestrahlten Areals wegen der höchsten Temperaturentwicklung und der stärksten thermischen Schädigung am ehesten zur Wandperforation kommen. Ein Intensitätsprofil, das bei unseren Versuchen zur Anwendung kam, hingegen führt bei entsprechender Bestrahlungszeit ohne zentrales Intensitätsmaximum zu einem gleichmäßig coagulierten, größeren Gewebsareal. Mit diesem Modell ist ein Wärmestrom von der ringförmigen Peripherie in das Zentrum des bestrahlten Gewebes möglich. Die Perforation der Magenwand kann somit verhindert werden. Unsere Untersuchungen konnten dieses Modell bestätigen.

Tabelle 2. Tiefe der thermischen Schädigung der intakten Magenschleimhaut durch Laserstrahlen mit dem Nd-YAG-Laser (Beobachtungszeitraum 3-28 Tage post operationem)

Tiefe der thermischen Schädigung	Leistung (Watt)	Einstrahlungszeit (sec)
nur Mucosa	30	6
nur Mucosa	60	3
nur Mucosa	90	2

Zusammenfassung

Zur Vermeidung von Wandperforationen bei Anwendung von Laserstrahlen im proximalen Gastrointestinaltrakt erwies sich unter Berücksichtigung der optischen und thermophysikalischen Eigenschaften der verschiedenen Wandschichten des Schweinemagens eine neue Intensitätsverteilung in Form eines "Topfkuchens" als geeignet. Es konnte dabei ein relativ großes Areal der Magenwand gleichmäßig coaguliert werden; selbst bei Bestrahlung der intakten Schleimhaut mit einer Leistung von 175 Watt für 2 sec konnte keine Perforation beobachtet werden.

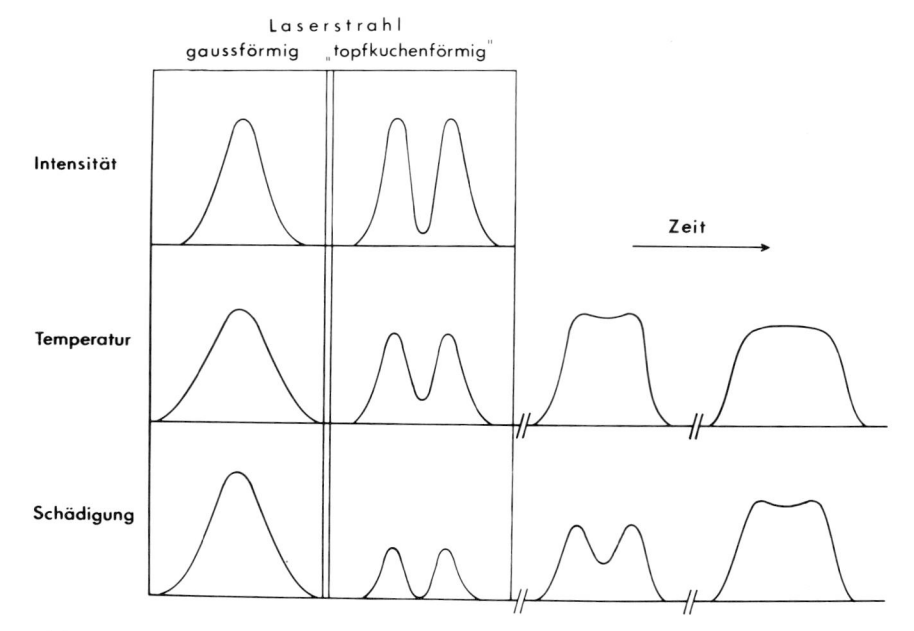

Abb. 1. Temperaturentwicklung und thermische Schädigung bei verschiedenen Intensitätsverteilungen des Nd-YAG-Lasers. (Wellenlänge λ = 1,06 μm)

Summary

A new pattern of intensity distribution of laser beam, in the shape of a "topfkuchen" was found to be satisfactory in avoiding perforation when applied to the gastrointestinal tract. Basic data of the optical and thermophysical properties of the different layers in the stomach of pigs were obtained. Using our distribution pattern of intensity we could see a uniform, superficial zone of coagulation. There were no perforations even after the intact mucosa of the stomach was irradiated by 175 Watts for 2 seconds.

Literatur

1. DRAKE, K.H., et al.: DVS-Berichte 40, 105-109 (1976)
2. DWYER, R.M., et al.: J. Amer. med. Ass. (1976) in press
3. FRÜHMORGEN, P., et al.: Dtsch. med. Wschr. 101, 1305-1307 (1976)
4. HARDY, J.D.: J. appl. Physiol. 9, 257-264 (1956)
5. KIEFHABER, P.: IX. Kongreß der Dtsch. Ges. für Endoskopie, München 1976; im Druck

Dr. med. H.-J. Meyer, Department Chirurgie, Abteilung für Abdominal- und Transplantationschirurgie der Medizinischen Hochschule Hannover, Karl-Wiechert-Allee 9, D-3000 Hannover 1

43. Elektromyographische Untersuchungen des Magens nach selektiv proximaler Vagotomie am wachen Hund

E.-G. Lack, J. F. Bußmann, A. Leist und M. M. Linder

Chirurgische Klinik am Klinikum Mannheim der Universität Heidelberg (Direktor: Prof. Dr. M. Trede)

Einleitung

Der Einfluß der Vagotomie auf die Magensaftsekretion ist hinreichend untersucht, ihre Wirkung auf die Motorik ist jedoch in einigen Punkten noch unklar. Die selektiv proximale Vagotomie verzögert in der postoperativen Phase die Magenentleerung sowohl in der Klinik als auch im Experiment (1). Ergebnisse von elektromyographischen Ableitungen am wachen Hund sollen zur Erklärung der Entleerungsverzögerung beitragen.

Methode

Typische SPV bei 10 Beagle-Hunden, Implantation bipolarer Stahlnadelelektroden in Magen-Corpus und Antrum, Einbringen eines gefüllten Druckmeßballons in das Antrum durch Gastrotomie, Registrierung der Atemschwankungen. An sechs aufeinanderfolgenden Tagen wurden in chronischen Versuchen am wachen Hund die elektrische Aktivität von Corpus und Antrum, die Atemschwankungen sowie der intragastrale Druck unter Stimulation von Pentagastrin, Carbachol und Insulin, sowie unter Nahrungsaufnahme registriert. Pro Tag gelangte jeweils nur eine pharmakologische Substanz zur Anwendung. Jeder medikamentöse Versuch wurde somit doppelt ausgeführt. Nach Abklingen der jeweiligen Substanzwirkung erhielt der Hund eine Fleischnahrung. Die Frequenzen der auftretenden Potentialeinheiten wurden vor, während und nach Einwirkung der Pharmaka ausgezählt und ihre Veränderungen nach dem Wilcoxon-Test für verbundene Stichproben auf statistische Signifikanz überprüft. Auf der Basis der gemessenen Frequenzen wurde außerdem nach dem polynomialen Regressionstest 1. und 2. Grades die Korrelation zwischen dem vagotomierten und nichtvagotomierten Magenabschnitt erstellt.

Ergebnisse

In 79 Einzelversuchen waren 54mal die Corpus- und 44mal die Antrumableitungen auswertbar. Im Gegensatz zu nicht selektiv proximal vagotomierten Mägen ist nahezu jeder Initialspike der elektrischen Grundschwankung von Aktionspotentialen gefolgt. Der normalerweise 0,2 betragende Aktionspotentialindex liegt nach SPV bei 1. Diese Veränderung mag durch den Anstieg des körpereigenen Gastrins nach SPV erklärt werden (2). Da jede Aktionspotentialeinheit in der Regel von einem intragastralen Druckanstieg gefolgt wird (Abb. 1), wäre hiernach eine beschleunigte Entleerung des Magens zu erwarten.

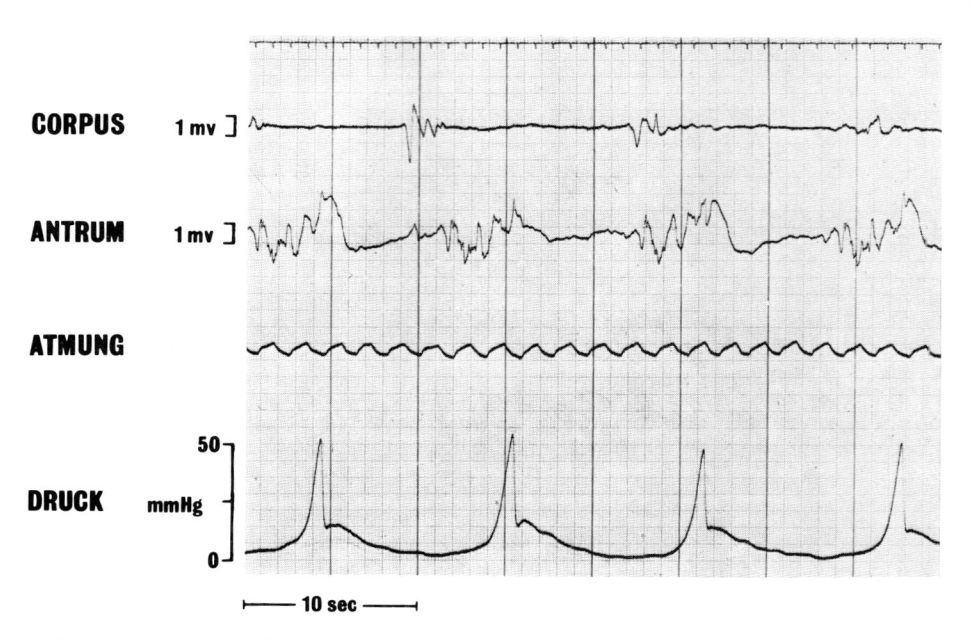

Abb. 1. Originalregistrierung der elektrischen Summenpotentiale von Corpus und Antrum des Hundes nach SPV bei gleichzeitiger Aufzeichnung von Atmung und intragastralem Druck

Andererseits treten, ähnlich wie nach totaler Vagotomie, atypische höherfrequente elektrische Aktivitäten im Antrum auf, welche mit einer motorischen Inaktivität einhergehen (Abb. 2). Diese nehmen am 2. postoperativen Tag 25% der Ableitungszeit ein und steigern sich bis zum 4. postoperativen Tag auf etwa 60%, um bis zum 7. postoperativen Tag konstant zu bleiben (3). Im Gegensatz zum nichtvagotomierten Magen zeigt sich nach SPV eine Entkoppelung zwischen den elektrischen Potentialen des Corpus und Antrum (Abb. 3). Die elektrische Koordinationsstörung macht eine geordnete Peristaltik unwahrscheinlich.

Pentagastrin bewirkte eine statistisch signifikante Frequenzsteigerung der elektrischen Aktionspotentiale im vagotomierten Magencorpus, jedoch nicht im innervierten Magenantrum (Abb. 4). Carbachol und Insulin hatten keine frequenzändernde Wirkung. Nur im unter dem Einfluß des Vagus stehenden Antrum führte Nahrungsaufnahme wie am intakten Magen zu einer signifikanten Frequenzabnahme, im vagotomierten Corpus dagegen änderte sich die Frequenz nicht.

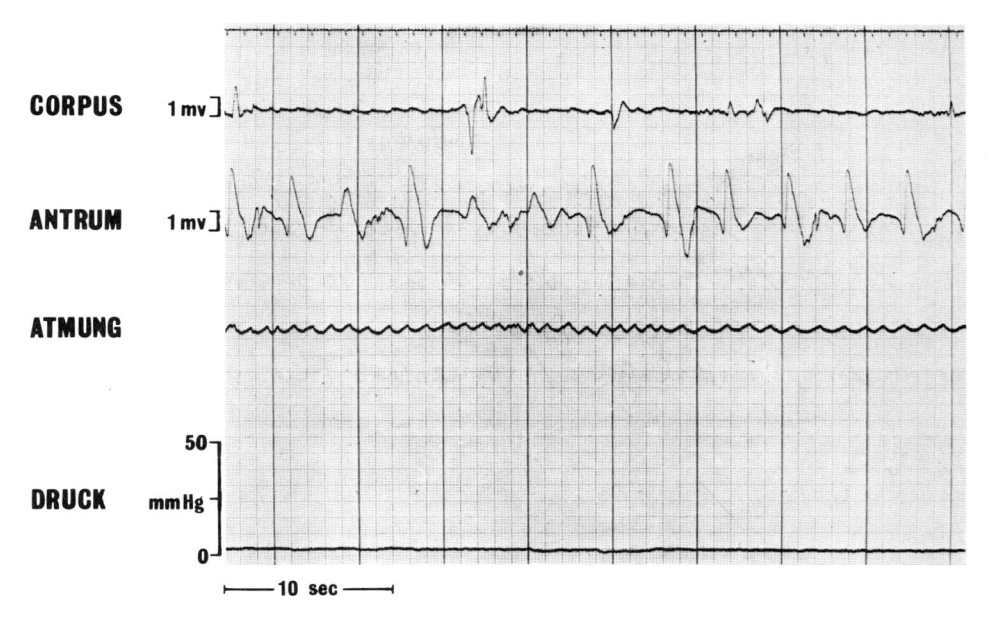

Abb. 2. Atypische, höherfrequente elektrische Aktivität im Antrum ohne intragastrale Druckschwankungen bei Zustand nach SPV. Registrierung wie in Abb. 1

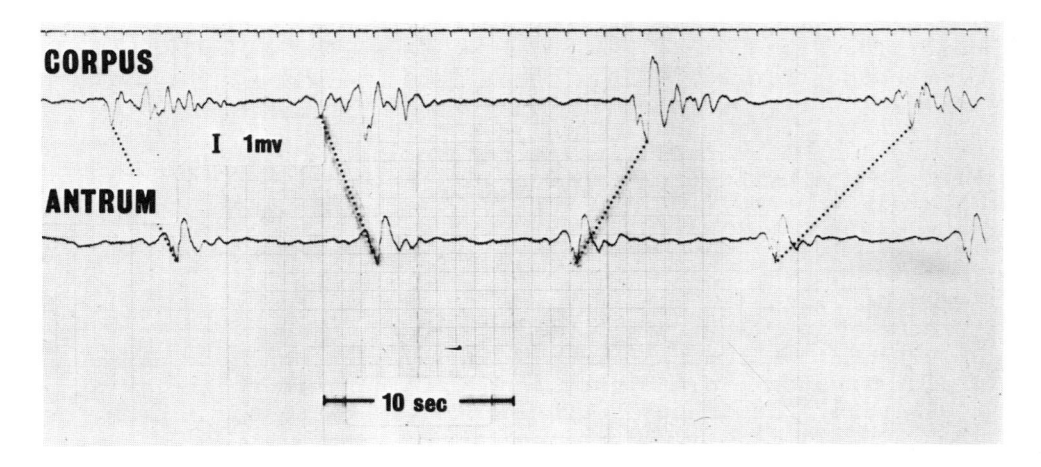

Abb. 3. Desynchronisation der elektrischen Corpus- und Antrumaktivität: Originalaufzeichnung der Myopotentiale nach SPV bei Nahrungsaufnahme

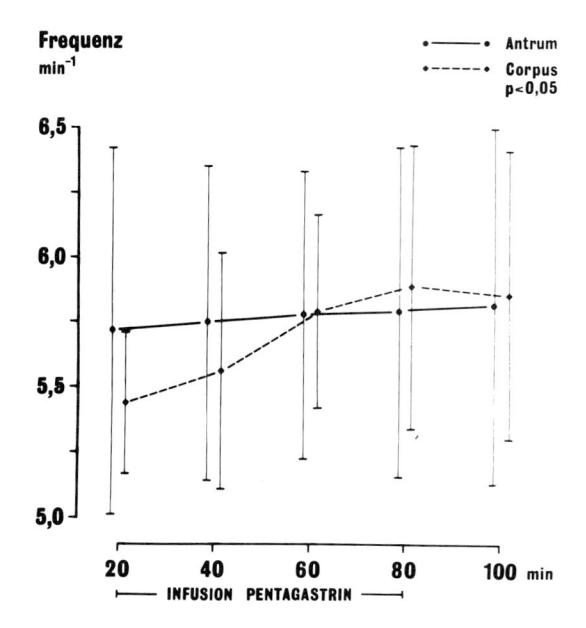

Abb. 4. Frequenzverhalten der elektrischen Summenpotentiale von Corpus und Antrum unter Pentagastrininfusion beim selektiv proximal vagotomierten Hund

Die unkoordinierte elektrische Aktivität von Corpus und Antrum, sowie die unterschiedliche Reaktion dieser beiden Magenabschnitte auf Pentagastrin bzw. Nahrungsaufnahme und die häufig auftretenden atypischen, höherfrequenten Entladungen, welche mit motorischer Inaktivität einhergehen, können die nach SPV klinisch beobachtete, vorübergehende Entleerungsverzögerung erklären. Die vorgelegten elektrischen Phänomene dürften somit bezüglich der Motorik das erste Glied in der pathogenetischen Wirkungskette der Vagotomie darstellen.

Zusammenfassung

In 79 Einzelversuchen an wachen Hunden wurde nach selektiv proximaler Vagotomie die elektrische und mechanische Aktivität des Magens unter Einwirkung verschiedener Pharmaka und Nahrungsaufnahme geprüft:
1. Der Aktionspotentialindex (AP) der elektrischen Magenaktivität liegt bei 1.
2. Vom 2. bis 7. postop. Tage treten auf 60% der Gesamtzeit zunehmend höherfrequente, atypische elektrische Aktivitäten im Antrum auf, die fehlende mechanische Aktivität bewirken.
3. Die normale elektrische Koppelung zwischen Corpus und Antrum ventriculi geht verloren.
4. Pentagastrin steigert die Frequenz der AP-Einheiten lediglich im denervierten Corpus und nicht im innervierten Antrum.
5. Carbachol und Insulin erzielen keine Frequenzänderung.

6. Nahrungsaufnahme setzt im innervierten Antrum die elektrische Frequenz herab.

Die bekannte Magenentleerungsverzögerung nach SPV läßt sich aus den veränderten elektrischen Erscheinungen erklären. Trotz des gesteigerten AP-Index überwiegt offenbar die elektrische Desynchronisation von Corpus und Antrum und das Auftreten höherfrequenter Antrumentladungen.

Summary

Electrical and mechanical activity of the stomach following selective proximal vagotomy (SPV) were studied with 79 single experiments in 10 awake dogs. The influence of several pharmacological agents and feeding was tested:
1. The AP-Index of the gastric electrical activity rises to 1.
2. High frequency, atypical electrical activity resulting in mechanical inactivity increases with the postop. time interval. It reaches 60% of measured time on the 7th postop. day.
3. Normal electrical coupling of corpus and antrum is lost.
4. Pentagastrin increases the frequency of AP-rhythm only in the denervated corpus.
5. Carbachol and insulin have no such effect.
6. Feeding decreases electrical frequency in the innervated antrum.

The altered electrical activity explains the known impairment of gastric emptying following SPV. The electrical desynchronization of corpus and antrum and the increased incidence of high frequency potentials in the antrum seems to overcome the high AP-Index.

Literatur

1. WILBUR, B.C., KELLY, K.A.: Effect of Proximal Gastric, Complete Gastric, and Truncal Vagotomy on Canine Gastric Electric Activity, Motility and Emptying. Ann. Surg. 178, 295-303 (1973)
2. LINDER, M.M., BUSSMANN, J.F., VOGT, G.: The Effect of Insulin, Pentagastrin and Carbachol on the Electric and Mechanical Activity of the Vagotomized Stomach in the Conscious Dog. Vortrag Int. Ges. Chir., Edinburgh 15.9.1975
3. WEBER, J., KOHATSU, S.: Pacemaker Localization and Electrical Conduction Patterns in the Canine Stomach. Gastroenterology 59, 717 (1970)

Dr. E.-G. Lack, Chirurgische Klinik am Klinikum Mannheim der Universität Heidelberg, Theodor-Kutzer-Ufer, D-6800 Mannheim

44. Bewertung der H_2-Receptorenblockade mit Metiamid beim Streßulcus der Ratte*

G. Lang, P. O. Schwille, R. Thun und W. Schellerer

Chirurgische Klinik der Universität Erlangen (Direktor: Prof. Dr. G. Hegemann)

Substanzen mit antagonistischer Wirkung auf die H_2-Receptoren der Belegzelle (Metiamid, Cimetidin) sind derzeit Gegenstand intensiver Forschung im Hinblick auf ihre therapeutische Brauchbarkeit beim peptischen Ulcus. Über die Größe der digestiven Phase der Magensekretion (Säure, Pepsin) beim Streßulcus fehlen zuverlässige Angaben. Umgekehrt ist die Annahme einer Säure-Noxe allein oder zusammen mit Störungen der Mikrozirkulation der Mucosa weit verbreitet. Im gut reproduzierbaren Ratten-Modell (Fesselungsstreß) haben wir die Wirkungen von Streß allein, Metiamid (MT) und einer Kombination beider in Prophylaxe und Therapie studiert. Die Ergebnisse beweisen einen Einfluß auf Magensekretion und Mikrozirkulation.

Methoden

Männliche Sprague-Dawley-Ratten in Gruppen zu je 8-10 wurden mit antraler Thomaskanüle versehen. Das Streß-Modell wurde mehrfach beschrieben (1, 2). In Kürze: Narkosefesselung (Äther), Fixation in Drahtspirale, zusätzliche Rechteck-Impulse, 8 Std Versuchsdauer bei Raumtemperatur. Kontinuierliche Aspiration von Sekret; Mikrotitration freier Säure; spektrophotometrische bzw. radioimmunologische Bestimmung von Pepsin und Gastrin.

In Vorversuchen wurde durch lineare Transformation der Dosiswirkungskurve nach GROSSMANN (3) eine maximale Säurehemmung durch MT (V_{max}) von 94,4 ± 11,0 Prozent errechnet. Wegen der Gefahr toxischer Nebenwirkungen (Knochenmarksdepression etc.) wählten wir Versuchsdosen unterhalb der halbmaximal wirksamen (K_m 1,41 ± 0,36 mg/kg·Std). Die Verabreichung der Wirksubstanzen erfolgte als intraperitoneale Dauerinfusion (4,0 ml/8 Std mit Perfusorpumpe), welche entweder MT zur Prophylaxe, Therapie oder Vehikel enthält. Tiere mit Gallereflux wurden nicht bewertet. Als Indikator der Mikrozirkulation diente die ^{14}C-Aminopyrinclearance (C_{AP}; nur Prophylaxe-Versuch). Dosierung: 0,25 µCi/kg initial, 0,05 µCi/kg·Std als Dauerinfusion. Aus praktischen Gründen wurden als ungestreßte Tiere (Kontrollen) solche betrachtet, welche ungefesselt in einer Plexiglasröhre immobilisiert waren. Der Ulcusindex (U.I.) wurde numerisch ermittelt.

---

* Mit Unterstützung der Dr. Robert Pfleger Stiftung, Bamberg.

Ergebnisse

a) Prophylaxeversuch (Abb. 1): Unabhängig von der MT-Verabreichung (-MT; +MT; 0,25 mg/kg·Std) reduziert Streß freie Säure und Pepsin erheblich und erniedrigt die C_{AP}. MT hemmt Säure und Pepsin im von der Dosis-Wirkungskurve erwarteten Grad (ca. 40 Prozent) auch während Streß, normalisiert jedoch die streßbedingt erniedrigte C_{AP}. Der AP-Quotient bleibt konstant. Serum-Gastrin steigt nur an,

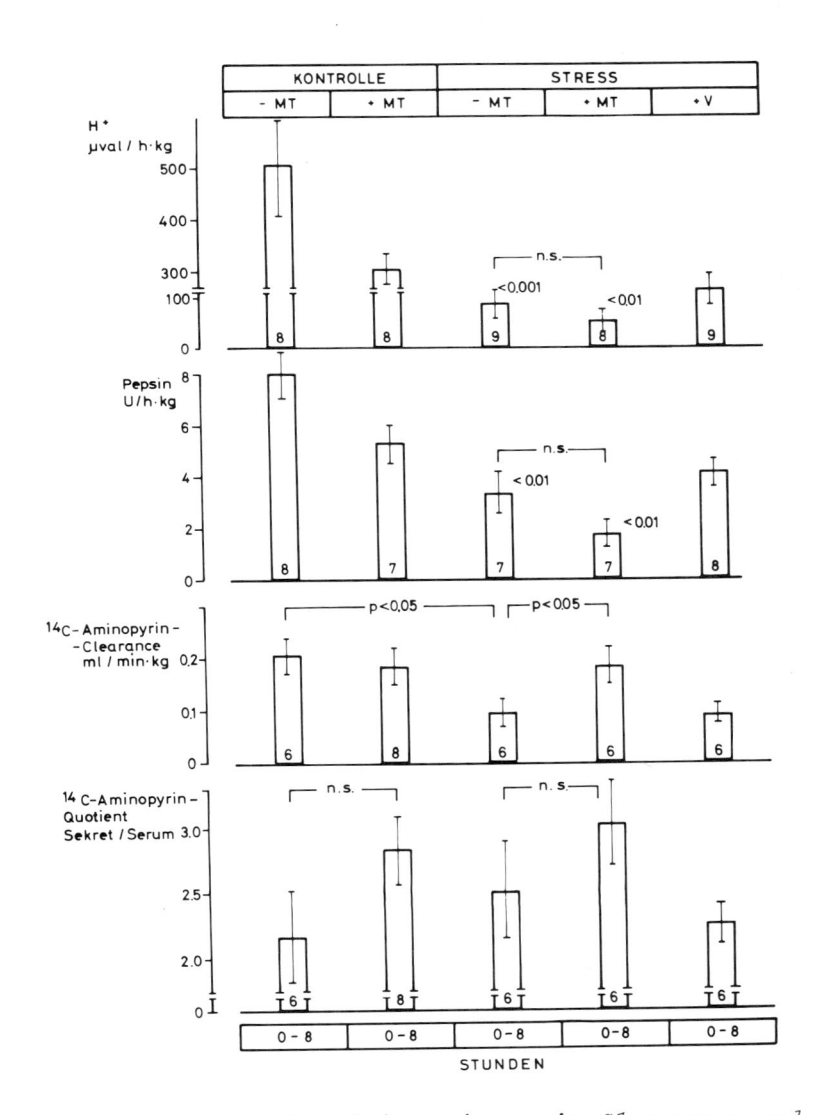

Abb. 1. Magensekretion (Säure, Pepsin), Aminopyrin-Clearance und -Quotient unter Kontrollbedingungen und während Fesselungs-Streß, ohne und mit prophylaktischer Verabreichung von MT (0,25 mg/kg ·Std) oder Vehikel (V). Mittelwerte ± SEM

wenn Magensaft nach außen drainiert wird (Sekretionsversuche). Bei erhaltenem transpylorischem Säure-Transit (Fistelverschluß) ist es unverändert, unabhängig von MT-Verabreichung. Eine Verbesserung der U. I. ist nur mit erhaltenem Säure-Transit erreichbar.

b) Therapieversuch: Die Abb. 2 gewährt Einblick in die Kinetik von Säure- und Pepsinsekretion unter den gewählten Versuchsbedin-

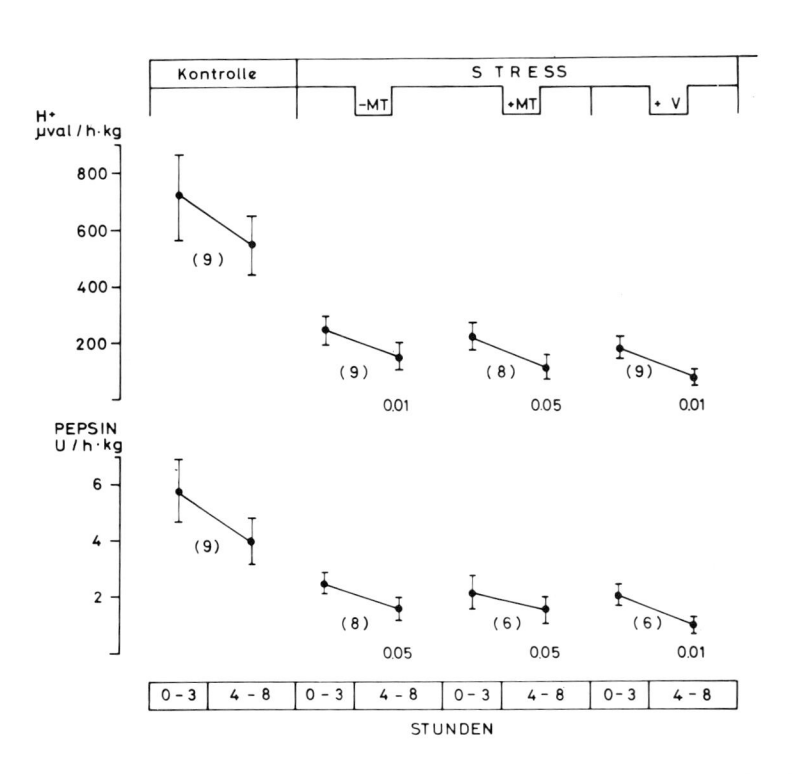

Abb. 2. Magensekretion ohne und mit therapeutischer MT-Verabreichung (1,0 mg/kg·Std) während der 4. und 5. Versuchsstunde. Erklärungen wie in Abb. 1. Die Signifikanzschranken zeigen die Sekretionsänderung während der Versuchszeit an (0-3 gegenüber 4-8 Std). ( ): Anzahl Versuchstiere/Gruppe

gungen (d.h. Kontrolle entspricht bereits einem milden Streß). Die Sekretion fällt während der Versuchsperiode ab, das Niveau während schwerem Streß ist jedoch viel niedriger als unter Kontrollbedingungen. Durch MT-Infusion (1,0 mg/kg·Std) während der 4. und 5. Stunde, d.h. nach Ausbildung der Erosionen ist keine weitere Suppression der Sekretion zu erreichen. Serum-Gastrin ist unverändert; der U.I. bleibt hoch auch unter MT-Gabe bzw. nach Fistelverschluß.

Diskussion

Diese Ergebnisse beweisen, daß die Ulcus-Entstehung im Streß-Modell unabhängig von einer Steigerung der digestiven Phase (Säure + Pepsin) der Magensekretion einsetzt, und daß durch Gabe von H_2-Receptorenblockern (MT) unter gewissen Bedingungen eine Remission des U.I. erreichbar ist. Der anti-ulcerogene MT-Effekt bei erhaltenem Säure-Transit kann nicht allein Ausdruck einer Säure-Hemmung sein, da diese quantitativ stark hinter dem Einfluß von Streß allein zurückbleibt. Eine Steigerung der Mikrozirkulation durch MT sollte diskutiert werden, hätte jedoch die Dissoziierbarkeit von Blutfluß und Säure-Sekretion zur Voraussetzung. Der konstante AP-Quotient in unserer Versuchsserie läßt letzteres fraglich erscheinen. Unabhängig von den zugrunde liegenden Mechanismen spricht der beträchtliche Zuwachs an prophylaktischer MT-Wirkung nach Fistelverschluß für ein saures pH im Duodenallumen als Voraussetzung und rechtfertigt die Untersuchung der Sekretion vasoaktiver Peptidhormone.

Eine therapeutische MT-Wirkung ist bereits 4 Std nach Streßbeginn nicht mehr nachweisbar, obwohl die digestive Phase mit den Daten des Prophylaxeversuchs vergleichbar groß ist. Die Ursachen sind unbekannt. Für die klinische Intensivpflege gefährdeter Patienten ergibt sich die vorläufige Forderung zu prüfen, ob bei prophylaktischer MT-Verabreichung die Dauerabsaugung von Mageninhalt sinnvoll ist.

Zusammenfassung

Im Fesselungsstreß der Ratte werden Säure und Pepsin sowie die Mucosa-Mikrozirkulation gehemmt. Metiamid erbringt eine zusätzliche Sekretionshemmung und verbessert den Blutfluß beachtlich. Die Ulcushäufigkeit ist im Streß hoch. Sie ist niedriger unter prophylaktischer Gabe von Metiamid, am geringsten wenn dabei der gastroduodenale Säure-Transit erhalten ist. Ein therapeutischer Metiamid-Effekt ist nicht nachweisbar.

Summary

Restraint stress in rats inhibits gastric secretion and microcirculation. Secretion is further inhibited by metiamide, but mucosal blood flow is restored to normal. During stress the ulcer incidence is high, lower with prophylactic administration of metiamide and least with the latter and preserved gastroduodenal acid transit. No therapeutic metiamide effect can be detected.

Literatur

1. HOFMANN, P., SCHWILLE, P.O., SAMBERGER, N.M., SCHELLERER, W.: Calcium in der Prophylaxe des Streßulcus der Ratte. Langenbecks Arch. Chir., Suppl. 1976, 228 (1976)

2. SCHWILLE, P.O., SCHELLERER, W., STEINER, H., REITZENSTEIN, M.: Rat gastric mucosal oxygen tension, ulcer index, plasma glucagon and gastrin following restraint stress. Influence of vagotomy and exogenous secretin. Res. exp. Med. 167, 149 (1976)
3. GROSSMAN, M.I.: What do you do with basal in dose-response studies? A suggested answer. Gastroenterology 65, 341 (1973)

PD Dr. Dr. P.O. Schwille, Chirurgische Universitätsklinik mit Poliklinik, Maximiliansplatz, D-8520 Erlangen

45. Akute Magenläsionen und Veränderungen des Histamingehaltes verschiedener Organe beim Immobilisationsstreß*

H. J. Reimann, M. Fischer, M. Reich und W. Lorenz

Abteilung für Experimentelle Chirurgie und Pathologische Biochemie und Chirurgische Klinik der Universität Marburg/Lahn

Die Bedeutung von Histamin in der Streßulcuspathogenese des Menschen ist in letzter Zeit mehr und mehr erkannt worden. Nach schweren Belastungen des Organismus, wie Polytrauma, Verbrennung und ausgedehnten Operationen, kommt es zu solchen Erhöhungen der Plasmahistaminkonzentration, wie sie auch bei i.v. Applikation des Amins im "augmented histamine test" zu hämorrhagischen Erosionen der Magenschleimhaut führen ([1], [2]). Außerdem haben sich Histamin-H_2-Receptorenantagonisten in der Therapie des Streßulcus bereits in kontrollierten Studien bewährt ([3]). Deshalb wurde geprüft, ob beim Immobilisationsstreß, der zu akuten Magenläsionen bei der weiblichen Ratte führt, die Histamingehalte der Magenschleimhaut und verschiedener anderer Organe sich signifikant verändern.

Material und Methodik

880 weibliche Ratten (195-230 g, Stamm Sprague-Dawley Ivanovas SIV 50) wurden nach der Methode von REIMANN und Mitarb. ([4]) einem Immobilisationsstreß durch Eingipsen für definierte Zeiten ausgesetzt. Zur Ermittlung der Veränderungen des Histamingehaltes des Drüsenmagens wurden jeweils 10 Tiere (5 pro Käfig) für 2, 4, 12, 16, 20, 24 und 30 Stunden eingegipst (Beginn 5.30 Uhr am Morgen). Zur Bestimmung des Histamingehaltes verschiedener Organe (Gl. submandibularis, Drüsenmagen, Leber, Milz, Dünndarm, Niere und Lunge) wurde nur eine Zeitperiode von 8 Stunden ausgewählt. Zu diesem Zeitpunkt war eine halbmaximale Streßulcusbildung zu beobachten.

Nach dem Töten der Tiere wurden die hämorrhagischen Läsionen im Drüsenmagen mit der Lupe gezählt. Jeder Einzelwert (Läsionen/Ratte) wurde als Mittelwert aus 5 Tieren errechnet. Der Histamingehalt der Gewebe wurde nach Isolierung des Amins über Dowex 50 fluorometrisch gemessen und als Dihydrochlorid angegeben ([5]). Die Signifikanzprüfung erfolgte mit dem Student-t-Test.

---

* Mit Unterstützung der DFG (SFB 122 "Adaptation und Rehabilitation")

Ergebnisse

Der Histamingehalt des Drüsenmagens blieb auch bei den Kontrolltieren, die lediglich fasteten, nicht über dem Versuchsraum von 30 Stunden konstant, sondern zeigte eine angedeutete tagesrhythmische Schwankung (Abb. 1). Das Minimum trat am Morgen auf, das

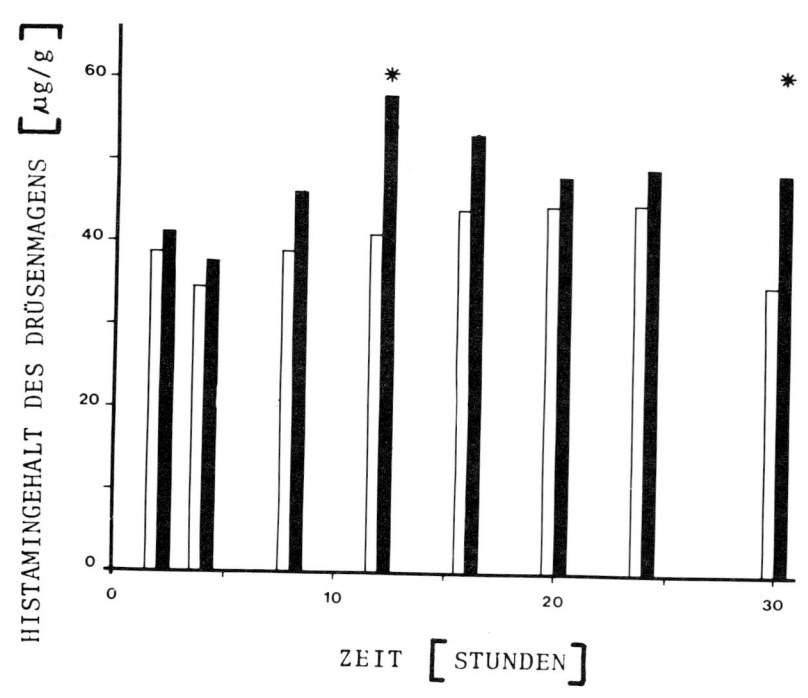

Abb. 1. Histamingehalt des Drüsenmagens der weiblichen Ratte während Immobilisationsstreß. Mittelwerte aus 10 Versuchen an insgesamt 800 Tieren. Die Gewebe von je 5 Tieren in einem Käfig wurden gepoolt. ☐ Kontrolltiere (nur Fasten), ▨ Streßtiere (Fasten und Immobilisation). Signifikanz im Student-t-Test: Kontrolltiere 4 gegen 20 Stunden $p<0,001$, Kontrolltiere gegen Streßtiere bei 12 und 30 Stunden $p<0,005$

Maximum am Nachmittag. Auch die immobilisierten Tiere zeigten Veränderungen des Histamingehaltes im Drüsenmagen zu den verschiedenen Tageszeiten. Im Vergleich zu den Kontrolltieren aber nahm die Histaminkonzentration bei ihnen rascher zu und erreichte um 30% höhere Werte zu den Hauptaktivitätszeiten der Tiere am Nachmittag (8-12 und 30 Stunden nach Streßbeginn) (Abb. 1). Die Hauptaktivitätszeiten waren durch Fütterung in der Eingewöhnungsphase festgelegt.

Die Streßulcusbildung erreichte nach 8 Stunden halbmaximale, nach 16 Stunden maximale Werte (9 hämorrhagische Läsionen/Ratte). Danach verringerte sich die Anzahl der Erosionen wieder und betrug nach 30 Stunden Streßdauer nurmehr 60%. Nach 8 Stunden Immobilisation, dem Zeitpunkt der ersten Hauptaktivität, wurden in einer

zweiten Versuchsreihe die Histamingehalte verschiedener Organe
bestimmt (Tabelle 1). Wie schon in der ersten Versuchsserie
nahm die Histaminkonzentration im Magen um etwa 15% zu, in der
Lunge sogar um 60%. Die übrigen Organe zeigten keine signifikanten Veränderungen des Histamingehaltes.

Tabelle 1. Histamingehalt verschiedener Organe der weiblichen
Ratte nach Immobilisationsstreß von 8 Stunden

Organe	Histamingehalt in µg/g	
	Kontrolltiere $\bar{x} \pm$ S.D.	Streßtiere $\bar{x} \pm$ S.D.
Gl. submandibularis	21,0 ± 7,8	21,3 ± 6,4
Drüsenmagen	26,9 ± 4,5	30,7 ± 4,2
Leber	1,7 ± 1,0	2,2 ± 1,0
Milz	2,1 ± 0,9	2,1 ± 1,7
Dünndarm	17,8 ± 3,8	14,1 ± 4,7
Niere	0,9 ± 0,5	0,8 ± 0,4
Lunge	4,4 ± 1,6	6,9 ± 1,3[+]

[+] Signifikanz mit p<0,005.

Diskussion

Während des Immobilisationsstresses kam es zu signifikanten Erhöhungen des Histamingehaltes im Drüsenmagen der Ratte. Das Maximum der Streßulcusbildung stimmte dabei mit den maximalen Erhöhungen des Histamins nach 12 bzw. 30 Stunden nicht überein.
Dies kann aber nicht ohne weiteres als ein Argument gegen eine
Beteiligung des Histamins bei der Streßulcuspathogenese gewertet
werden. Andere Organe, mit Ausnahme der Lunge, ließen bisher
keine signifikanten Veränderungen im Histamingehalt erkennen.

Im Rattenmagen liegen wenigstens vier celluläre Histaminspeicher
vor, typische und atypische Mastzellen, enterochromaffine und
enterochromaffin-artige Zellen (6). Ihr Histamingehalt muß sich
unter Streßbedingungen keinesfalls gleichsinnig verändern, sondern kann in einem Fall zunehmen, im anderen Fall abnehmen. Die
Erhöhung des Histamingehaltes im Streß spricht für eine gesteigerte Histaminbildung, die auch von SCHAUER und Mitarb. (7) bereits
nachgewiesen werden konnte. Veränderungen im Histamingehalt und
Streßulcusentwicklung brauchen nicht parallel zu verlaufen. Wenn
letztere eine Folge von gesteigerter Histaminbildung ist, muß das
Maximum der Streßulcusentstehung später erwartet werden als die
gesteigerte Histaminbildung und -freisetzung.

Zusammenfassung

Im Drüsenmagen der weiblichen Ratte kam es während des Immobilisationsstresses zu signifikanten Erhöhungen des Histamingehaltes. Diese traten nach 8-stündigem Streß lediglich noch in der Lunge auf, nicht aber in den übrigen untersuchten Organen. Obwohl das Maximum der Streßulcusbildung mit der maximalen Erhöhung des Histamingehaltes zeitlich nicht übereinstimmte, konnte eine Rolle des Histamins bei dieser Erkrankung nicht ausgeschlossen werden.

Summary

In the glandular part of the stomach, the histamine content was significantly increased during stress by immobilization. Following 8 hours of restraint these alterations were observed only in lung tissue, but not in other organs investigated. Although the maximum of stress ulcer formation did not correspond with the maximum increase in gastric histamine content as far as the time course is concerned, a role of histamine in stress ulcer disease cannot be excluded.

Literatur

1. SEIDEL, W., LORENZ, W., DOENICKE, A., MANN, G., UHLIG, R., ROHDE, H.: Histaminfreisetzung beim Menschen und Streßulkuspathogenese. Z. Gastroent. 11, 297 (1973)
2. BEGER, H.G., STOPIK, D., BITTNER, R., KRAAS, E., ROSCHER, R.: Der Einfluß der Leber auf die Plasmahistaminkonzentration. Z. Gastroent. 13, 4 (1975)
3. MacDONALD, A.S., STEELE, B.J., BOTTEMLEY, M.G.: Treatment of stress-induced upper gastro-intestinal haemorrhage with metiamide. Lancet 1976 I, 68
4. REIMANN, H.J., LORENZ, W., FISCHER, M., FROELICH, R., MEYER, H.J.: Histamine and acute haemorrhagic lesions in rat gastric mucosa: prevention of stress ulcer formation by (+)-catechine, an inhibitor of specific histidine decarboxylase in vitro. Agents and Actions 6, (1976) (in press)
5. LORENZ, W., BENESCH, L., BARTH, H., MATEJKA, E., MEYER, R., KUSCHE, J., HUTZEL, M., WERLE, E.: Fluorometric assay of histamine in tissues and body fluids: choice of the purification procedure and identification in the nanogram range. Anal. Chem. 252, 94 (1970)
6. HAKANSON, R., OWMAN, Ch., SJÖBERG, N.-O., SPORRONG, B.: Amine mechanisms in enterochromaffin and enterochromaffin-like cells of gastric mucosa in various mammals. Histochemie 21, 189 (1970)
7. SCHAUER, A., KUNZE, E., FEIFEL, G., PERMANETTER, W., FRAPS, P.: Increased histidine and dopa decarboxylase activity in the rat stomach during restraint ulcer formation. Digestion 11, 12 (1974)

Dr. H.J. Reimann, Abteilung für Experimentelle Chirurgie und Pathologische Biochemie der Chirurgischen Universitätsklinik, Robert-Koch-Straße 8, D-3550 Marburg/Lahn

46. Sympathektomie des Magens: Eine effektive Prophylaxe streßbedingter Magenschleimhautläsionen beim Ferkel[*]

C. Hottenrott, R. Seufert, F. Kühne und L. v. Gerstenbergk

Aus der Chirurgischen Universitätsklinik Heidelberg (Direktor: Prof. Dr. F. Linder)

Obwohl die Pathogenese stressbedingter Magenschleimhautläsionen weiterhin ungeklärt bleibt, kommen bereits verschiedene klinische Verfahren zur Anwendung, die einen prophylaktischen Effekt haben sollen. Besondere Bedeutung hat dabei die Vagotomie erlangt, obwohl ihr im Tierexperiment keine präventive Wirkung zugesprochen werden kann (1). Nicht Säure, sondern Sympathicus-abhängige Ischämie der Schleimhaut scheint der entscheidende pathogenetische Faktor zu sein (2), der die Schleimhautbarriere zerstört und die Schleimhaut für andere aggressive Faktoren angreifbar macht. In dieser Studie wurde daher der Effekt einer Sympathektomie des Magens auf die Entstehung von Stressläsionen überprüft.

Methode

13 Göttinger Miniaturschweine wurden einem hämorrhagischen Schock mit einem mittleren Aortendruck von 40 mm Hg für 3 Stunden unterzogen.

8 Tiere erhielten keine weitere Behandlung und dienten als Kontrolle = Gruppe I.

Bei 7 Tieren erfolgte 14 Tage vor dem hämorrhagischen Schock die bilaterale Splanchnicotomie = Gruppe II.

Bei allen Tieren wurde 3 Tage vor Schockbeginn eine Säure-Sekretionsanalyse mit Bestimmung der Basalsekretion (BAO) und der maximalen Säuresekretion (PAO; 6 µg/kg Pentagastrin s.c.) durchgeführt. Nach Schock-Ende erfolgte Retransfusion des entzogenen Blutes und Tötung der Tiere nach weiteren 24 Stunden. Alle Mägen wurden makroskopisch und histologisch untersucht.

Ergebnisse

Alle nicht behandelten Tiere (Gruppe I) zeigten sowohl makroskopisch als auch mikroskopisch disseminierte, fleckförmige bis confluierende, oberflächliche Magenschleimhautläsionen, vornehmlich

---
[*] Mit Unterstützung der DFG, Sonderforschungsbereich 90, Projekt A 13.

in Corpus und Fundus. 5 Tiere der Gruppe II (Splanchnicotomie) hatten keinerlei makroskopische oder mikroskopische Veränderungen.

Bei 2 Tieren fanden sich lediglich Schleimhautpetechien ohne histologisch nachweisbare Epitheldefekte.
Die Histologie aller Resektate nach Splanchnicotomie zeigte autonomes Nervengewebe.

Vor der Splanchnicotomie betrug die BAO $0,56 \pm 0,35$ mval/l/30 min, und die PAO $2,99 \pm 0,52$ mval/l/30 min.
Nach der Operation änderte sich die BAO nicht signifikant ($0,20 \pm 0,06$ mval/l/30 min), die PAO jedoch stieg auf $5,35 \pm 0,41$ mval/l/30 min an ($p<0,0025$).

Diskussion

Der standardisierte hämorrhagische Schock beim Ferkel stellt ein geeignetes Modell zur Erzeugung von stressbedingten Magenschleimhautläsionen dar. Danach kommt es über sympathicotone Einflüsse zu einer drastischen Durchblutungsreduktion der Schleimhaut von Corpus und Fundus, jenen Arealen, welche die stärksten Veränderungen aufweisen ([2]). Während die prophylaktische Vagotomie in diesem tierexperimentellen Modell keinen Effekt zeigt ([1]), konnte durch die Sympathektomie des Magens in allen Fällen eine effektive Prophylaxe erreicht werden. Dies stützt die durch die gleiche Arbeitsgruppe aufgestellte These, daß Stress nicht über vagotone, sondern über sympathicotone Einflüsse Magenschleimhautläsionen hervorruft.

Summary

15 mini-pigs were bled to a mean aortic blood-pressure of 40 mm Hg, which was sustained for 3 hours.
2 groups were studied:
Control-Group: Shock alone without splanchnicectomy (n = 8);
Test-Group   : Shock after splanchnicectomy 14 days previously (n = 7).

In all animals a stimulated gastric secretion test was performed 3 days before and 8 days after this operation. All animals of the control-group showed severe gastric mucosal lesions after shock. Piglets with splanchnicectomy (test-group), conversely, developed no (5 animals) or only minor changes (2 animals). The efficiency of splanchnicectomy was proved by a stimulated gastric secretion test: Basal acid output did not change after operation, peak acid output however increased significantly.

This study in piglets shows, that splanchnicectomy of the stomach prevents gastric stress-lesions almost completely.

Literatur

1. SEUFERT, R.M., BÜSING, M., V. GERSTENBERGK, L., DOERTENBACH, J., BECKER, H., HOTTENROTT, Ch.: Experimental stress-ulcer prophylaxis in piglets: Antacids, Vagotomy and Vitamin A. 4th World Congress Collegium internationale Chirurgiae digestivae, Davos 1976. In press
2. HOTTENROTT, Ch., SEUFERT, R.M., BECKER, H., JUNGHANNS, K.: Hemodynamic aspects of stress-induced gastric lesions in piglets. 4th World Congress Collegium internationale Chirurgiae digestivae, Davos 1976. In press

Dr. Ch. Hottenrott, Chirurgische Univ.-Klinik Heidelberg, Im Neuenheimer Feld 110, D-6900 Heidelberg

47. Die Freisetzung gastrointestinaler Hormone beim Dumping-Syndrom vor und nach Wiederherstellung der Duodenalpassage

H. W. Börger, A. Schafmayer und H. D. Becker

Aus der Klinik und Poliklinik für Allgemeinchirurgie der Universität Göttingen (Direktor: Prof. Dr. H.-J. Peiper)

Die Bedeutung der gastrointestinalen Hormone für das Auftreten des Dumpingsyndroms ist Gegenstand zahlreicher Untersuchungen gewesen. Für eine unkoordinierte Freisetzung der gastrointestinalen Hormone wird vor allem die fehlende Duodenalpassage angeschuldigt (1). In der vorliegenden Untersuchung haben wir bei Patienten mit schwerem Postgastrektomie-Syndrom (Dumping-Syndrom) vor und nach Umwandlungsoperation in der Modifikation von HENLEY-SOUPAULT das Verhalten der basalen und postprandialen Serumgastrinkonzentration von Gastrin, GIP (gastric inhibitory polypeptide) und Insulin untersucht und mit der von Normalpersonen verglichen.

Material und Methodik

Die Untersuchungen wurden bei 10 magengesunden Normalpersonen sowie 10 Patienten mit ausgeprägter Postgastrektomie-Symptomatik (PGS) nach Billroth II-Resektion vor sowie 3-6 Monate nach Umwandlungsoperation (Umwandlung von Billroth II zu Billroth I) vorgenommen. Die Serumkonzentration von Gastrin, GIP und Insulin wurde vor sowie in 15minütigen Abständen nach Einnahme einer proteinreichen, flüssigen Standardmahlzeit mittels Radioimmunassay ermittelt (2).

Die Ergebnisse sind als Serumgastrinkonzentration zu einem bestimmten Zeitpunkt oder als integrierte postprandiale Hormonausschüttung angegeben (2).

Ergebnisse (Tabelle 1)

Gastrin

Die basale Serumgastrinkonzentration betrug bei der Kontrollgruppe 31 ± 8 pg/ml, bei den Patienten mit Dumping-Symptomatik präoperativ 8 ± 2 pg/ml; nach Wiederherstellung der Duodenalpassage stieg die basale Serumgastrinkonzentration auf 13 ± 2 pg/ml an. Die maximale postprandiale Gastrinausschüttung betrug in der Kontrollgruppe 105 pg/ml, bei PGS präoperativ 15 pg/ml und bei PGS

Tabelle 1

Patienten-gruppe	Integrierte postprandiale Hormonausschüttung		
	Gastrin pg x 150 min/ml	GIP pg x 150 min/ml	Insulin µU x 150 min/ml
Kontroll-personen	8565	13541	5317
PGS prä-op.	435	28103	18120
PGS post-op.	1920	20637	13635

postoperativ 37 pg/ml. Die integrierte postprandiale Gastrinausschüttung lag bei der Kontrollgruppe signifikant höher als bei PGS präoperativ (s. Tabelle 1). Nach Wiederherstellung der Duodenalpassage trat eine signifikante Steigerung der postprandialen Gastrinausschüttung ein.

GIP

Die basalen Serum-GIP-Spiegel betrugen bei der Kontrollgruppe 462 ± 70 pg/ml und unterschieden sich nicht von den Patienten mit Dumping-Symptomen präoperativ (360 ± 60 pg/ml) oder nach Wiederherstellung der Duodenalpassage (390 ± 90 pg/ml). Nach Nahrungsaufnahme stieg die Serum-GIP-Konzentration bei der Kontrollgruppe auf maximal 1 383 ± 128 pg/ml, bei Patienten mit Dumping-Symptomen präoperativ auf 3 421 ± 670 pg/ml und nach Wiederherstellung der Duodenalpassage auf 2 304 ± 470 pg/ml. Die postprandiale GIP-Ausschüttung der Postgastrektomiesyndrom-Patienten wurde durch die Wiederherstellung der Duodenalpassage signifikant gesenkt (s. Tabelle 1).

Insulin

Die basalen Serum-Insulinspiegel der drei Gruppen unterschieden sich nicht. Die Veränderungen der postprandialen Insulinausschüttung erfolgten parallel den Serum-GIP-Spiegeln.

Diskussion

Die vorliegenden Untersuchungen zeigen, daß bei Patienten mit Billroth II-Resektion und ausgeprägter Dumping-Symptomatik sehr niedrige basale Serumgastrinspiegel, normale basale Serum-GIP-Spiegel und normale basale Serum-Insulin-Spiegel vorliegen. Die postprandiale Ausschüttung von Gastrin ist deutlich gegenüber Kontrollpersonen verringert, wird jedoch durch Wiederherstellung der Duodenalpassage weitgehend normalisiert. Die postprandialen Serum-GIP-Spiegel sind bei Patienten mit Billroth II-Resektion und Dumping-Symptomatik deutlich höher als bei Kontrollpersonen und zeigen einen erheblich schnelleren Anstieg. Nach Wiederherstellung der Duodenalpassage wird die GIP-Ausschüttung weitgehend normalisiert. Aus vorausgehenden Untersuchungen ist bekannt, daß das Duodenum eine erhebliche Rolle für die Freisetzung von Gastrin spielt. Die jetzt vorgelegten Untersuchungen deuten darauf hin, daß der Duodenalpassage eine regulierende Funktion bei der Freisetzung von GIP und Insulin zukommt. Für die Entstehung der Dumping-Symptomatik erscheint vor allem der sehr schnelle und extrem hohe Anstieg der Serum-GIP-Spiegel und parallel dazu der Serum-Insulin-Spiegel von Bedeutung.

Zusammenfassung

Bei 10 Patienten mit ausgeprägter Dumping-Symptomatik wurde vor und nach Umwandlungsoperation (Typ Henley-Soupault) die Serumkonzentration von Gastrin, GIP und Insulin gemessen und mit 10 magengesunden Normalpersonen verglichen. Dabei zeigt es sich, daß die PGS-Prä-OPgruppe signifikant niedrigere basale und postprandiale Serumgastrinkonzentrationen als die Kontrollgruppe aufwies. Die postprandiale Serum-GIP-Ausschüttung war dagegen bei Patienten mit Billroth-II-Resektion und Postgastrektomie-Syndrom deutlich höher. Nach Wiederherstellung der Duodenalpassage zeigten alle Serumhormonspiegel eine Tendenz zur Normalisierung. Aus diesen Untersuchungsergebnissen schließen wir auf eine enge Beziehung zwischen einer gestörten Freisetzung von gastrointestinalen Hormonen und Auftreten der Dumping-Symptome.

Summary

Serum gastrin, serum-GIP and serum insulin levels were measured before and after interposition operation (Henley-Soupault) in 10 patients with severe dumping-syndrome (PGS).

The results were compared to those obtained in 10 normal subjects without any gastrointestinal disease.

In the PGS pre-operative group there was a significantly lower serum gastrin concentration compared to normals, while the serum-GIP-concentration was significantly higher. After interposition operation all serum-hormone-levels tended towards normal values. There was no difference between the basal serum insulin levels of the three groups. The change in postprandial insulin release was parallel to the serum-GIP-levels. It is concluded that there is a close connection between disturbed release of gastrointestinal hormones and the dumping syndrome.

Literatur

1. BECKER, H.D.: Pathogenese, Diagnostik und Therapie des Dumping-Syndroms. Chirurg 1977 (in Vorbereitung)
2. BECKER, H.D., REEDER, D.D., THOMPSON, J.C.: Der Einfluß der Hypercalcaemie auf die Magensekretion und die Serumgastrinspiegel beim Menschen. Klin. Wschr. $\underline{52}$, 433 (1974)

Dr. med. H.W. Börger, Klinik und Poliklinik für Allgemeinchirurgie der Universität Göttingen, Gosslerstraße 10, D-3400 Göttingen

48. Der Einfluß der Vagotomie auf den Gastringehalt im Serum und der Antrumschleimhaut sowie der Gastrinzellen

A. Schafmayer, R. Arnold, H. W. Börger, C. Creutzfeldt, H. D. Becker und W. Creutzfeldt

Aus der Klinik und Poliklinik für Allgemeinchirurgie der Universität Göttingen (Direktor: Prof. Dr. H.-J. Peiper)

Alle Formen der Vagotomie führen zu einem Anstieg der basalen und nahrungsstimulierten Serumgastrinspiegel (1). Die Mechanismen dieser Postvagotomie-Hypergastrinämie sind weitgehend unbekannt. In früheren Untersuchungen haben wir zeigen können, daß es nach Vagotomie zu einem Anstieg des Gastringehaltes in der Antrumschleimhaut kommt (2). In der vorliegenden Studie haben wir den Einfluß der trunculären Vagotomie auf die Konzentration der verschiedenen Formen von Gastrin im Serum und in der Antrumschleimhaut, die Zahl der antralen Gastrinzellen und die elektronenmikroskopischen Charakteristika der sekretorischen Granula der Gastrinzellen bei der Ratte untersucht.

Material und Methodik

Bei insgesamt 240 männlichen Wistar-Ratten führten wir eine trunculäre Vagotomie mit Pyloroplastik (TV) durch. Bei Kontrolltieren (K) wurde lediglich eine Pyloroplastik vorgenommen. Acht Wochen nach der Operation wurden die Tiere nüchtern und in gewissen Abständen nach intragastraler Applikation von Nahrung getötet. Dabei wurden Blutproben zur Serumgastrinbestimmung gewonnen. Das Magenantrum wurde entfernt und zur Extraktion von Gastrin, zur immunhistologischen Untersuchung der Gastrinzellen sowie zur ultrastrukturellen Analyse des Dichteindex der Gastrinzellgranula verwandt. Die Verteilung der verschiedenen Gastrinformen in der Antrumschleimhaut wurde mittels Säulenchromatographie über Sephadex-G_{50} ermittelt.

Ergebnisse

Die Ergebnisse sind zusammengefaßt in Tabelle 1 dargestellt. Die basale Serumgastrinkonzentration der Kontrollgruppe betrug 55 $\pm$ 6 pg: Nach trunculärer Vagotomie war es zu einem Anstieg auf 94 $\pm$ 12 pg/ml gekommen. Nach intragastraler Instillation von Nahrung stieg die Serumgastrinkonzentration auf ein Maximum von 82 $\pm$ 12 pg in der Kontrollgruppe und auf 245 $\pm$ 62 pg/ml in der Vagotomie-Gruppe.

Die Gastrinkonzentration in der Antrumschleimhaut betrug in der
Kontrollgruppe 14 ± 3 ng/mg Protein; acht Wochen nach trunculärer
Vagotomie war es zu einem signifikanten Anstieg auf 45 ± 9 ng/mg
Protein gekommen (p>0,01). Zehn Minuten nach Nahrungsaufnahme
war die Antrumschleimhaut-Gastrinkonzentration in der Kontrollgruppe auf 33 ± 12 ng/mg Protein, in der Vagotomie-Gruppe auf
89 ± 16 ng/mg angestiegen. Dreißig Minuten nach Nahrungsaufnahme
waren die Basalwerte in beiden Gruppen wieder erreicht.

Die säulenchromatographische Aufarbeitung der verschiedenen Gastrinformen zeigte, daß die Vagotomie keinen Einfluß auf die pro-
zentuale Verteilung der verschiedenen Gastrine hat.

Die Zählung der Gastrinzellen pro Flächeneinheit wurde an 31
Flächen in der Kontrollgruppe und 40 Flächen in der Vagotomie-
Gruppe während der Basalperiode durchgeführt. Wie aus Tabelle 1
ersichtlich ist, führt die Vagotomie zu einem signifikanten starken Anstieg der Gastrinzellen pro Flächeneinheit.

Tabelle 1. Einfluß der Vagotomie auf die Serumgastrinkonzentration und den Antrumgastringehalt bei der Ratte

	Kontrolle	Vagotomie
Basale Serumgastrin-konzentration pg/ml	55	94
Max. postprand. Serum-gastrinkonzentration pg/ml	82	245
Basaler Antrum-Gastrin-Gehalt μg/mg Protein	13,7	44,9
G_1-Zellen im Antrum pro unters. Abschnitt	16,67	31,72
G-Zellen-Granula Dichte-Index	2,32	2,27

Um eine quantitative Messung der Gastrinzellaktivität zu erhalten,
wurde ein Granuladichteindex entwickelt. Dabei zeigen weniger
dichte Granula, daß Gastrin unmittelbar vorher aus den Granula
ausgeschüttet worden ist, während dichte Granula auf eine gesteigerte Speicherfunktion hinweisen. Die Vagotomie beeinflußte nicht
den Granulaindex, das heißt, den Aktivierungsgrad der verschiedenen Granula.

Diskussion

Von zahlreichen Autoren ist gezeigt worden, daß alle Formen der
Vagotomie zu einem Anstieg der basalen und nahrungsstimulierten
Serumgastrinwerte führen. In den vorliegenden Untersuchungen
können wir zeigen, daß es neben dem Anstieg der Serumgastrinkonzentrationen vor allem zu einem Anstieg in der Gastrinkonzentra-

tion der Antrumschleimhaut kommt. Dieser Gastrinanstieg ist bedingt durch eine exzessive Vermehrung der Gastrinzellen pro Flächeneinheit. Dagegen wird die Aktivität der einzelnen Gastrinzellen nicht beeinflußt. Auch werden die verschiedenen Molekülformen des Gastrins durch die Vagotomie nicht beeinflußt. Ob diese Proliferation an Gastrinzellen bedingt ist durch eine verminderte Säurehemmung, veränderte Motorik im Bereich des Magenantrums oder einen direkten Effekt des Vagus auf die Proliferation der Gastrinzellen, läßt sich an den hier vorliegenden Untersuchungen nicht entscheiden.

Zusammenfassung

Die trunculäre Vagotomie bewirkt einen Anstieg der basalen und postprandialen Serumgastrinspiegel; außerdem bewirkt die TV einen Anstieg des antralen Schleimhautgastringehaltes durch Verdoppelung der G-Zellzahl in der Antrumschleimhaut. Die Aktivität der einzelnen G-Zellen und die verschiedenen Molekülformen des Gastrins werden durch die TV nicht verändert.

Summary

Truncal vagotomy (TV) causes an increase in basal and postprandial serum gastrin levels. Furthermore, TV results in an increase of antral mucosal gastrin content by doubling the antral G-cell-number. The activity of the G-cell and the molecular forms of gastrin are not changed by TV.

Literatur

1. BECKER, H.D., REEDER, D.D., THOMPSON, J.C.: Vagal control of gastrin release. In: Thompson, J.C.: Gastrointestinal hormones. Austin und London: University of Texas Press 1975
2. BECKER, H.D., REEDER, D.D., THOMPSON, J.C.: Effect of vagotomy on gastrin content of gastric fundus and antrum and pancreas in rats. Surg. Forum $\underline{24}$, 359 (1973)

Dr. med. A. Schafmayer, Klinik und Poliklinik der Universität Göttingen, Gosslerstraße 10, D-3400 Göttingen

49. Die Rolle des Duodenums in der Regulation des unteren Oesophagussphincters (UOS)*

G. Lepsien[1], H. F. Weiser[1], R. Siewert[1], H. R. Koelz[2], H. Säuberli[2], F. Largiader und A. L. Blum

[1] Chirurgische Universitätsklinik Göttingen; [2] Kantonsspital und Triemli-Spital Zürich

Einleitung

Eine fleischreiche Mahlzeit führt, wie von mehreren Arbeitsgruppen gezeigt werden konnte (1), zu einem Druckanstieg im unteren Oesophagussphincter (UOS). Wie dieser Druckanstieg zustande kommt, ist zur Zeit noch unklar. Dem Antrum kommt dabei offenbar keine nennenswerte Bedeutung zu (2). Gegenstand dieser Untersuchungen ist, inwieweit das Duodenum eine Rolle in der Regulation der Funktion des unteren Oesophagussphincters spielt.

Material und Methodik

Die Untersuchungen wurden an fünf Bastardhunden beiderlei Geschlechts (15 bis 20 Kilogramm Körpergewicht) durchgeführt. Zu diesem Zwecke wurde folgende Präparation vorgenommen (Abb. 1): In Intubationsnarkose wurde das Duodenum im Pylorusbereich vom Magen abgesetzt. Darüber hinaus wurde im Bereich der ersten Jejunalschlinge circa 15 Zentimeter aboral des Treitzschen Bandes sowie 25 bis 30 Zentimeter aboral des Treitzschen Bandes das Jejunum durchtrennt. Es entsteht so ein circa 10 bis 15 Zentimeter langes Jejunalsegment, das zwischen Duodenum (End-zu-End) und Bauchdecke interponiert wurde. Die Intestinalpassage wurde durch End-zu-End-Anastomose zwischen Magen und abführendem Jejunalschenkel erreicht. Der zuführende Schenkel der ersten Jejunalschlinge wurde End-zu-Seit circa 20 Zentimeter aboral der Gastrojejunostomie in das Jejunum eingepflanzt. Abschließend wurde den Hunden in einer zweiten Sitzung eine Oesophagushalsfistel nach KAMAROW angelegt. Diese spezielle Präparation bietet die Vorteile, daß
1. eine unphysiologische chronische Implantation einer Duodenalfistel vermieden werden kann;
2. eine Perfusion in orthograder Richtung auch des Bulbus duodeni ermöglicht wird.

---

* Unterstützt vom Schweizer Nationalfond; Gesuch-Nr.: 3.298.074.

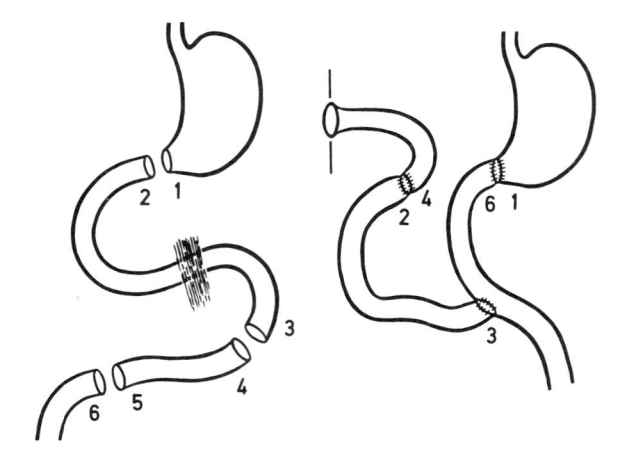

Abb. 1. *Chronische Duodenalfistel durch Jejunuminterponat zwischen Bulbus duodeni und Bauchdecke; Gastrojejunostomie (End-zu-End) und Jejuno-Jejunostomie (End-zu-Seit)*

Zur Untersuchung der Fragestellung wurde eine Perfusion des Duodenums mit 100 ml 20%iger Peptonlösung (pH 5,7) unter gleichzeitiger kontinuierlicher Manometrie im Bereich des unteren Oesophagussphincters durchgeführt. Als Kontrolle dienten die gleichen Hunde bei Perfusion des Duodenums mit 100 ml 0,9%iger NaCl-Lösung beziehungsweise bei Applikation von 100 ml 20%iger Peptonlösung als Bolus über eine Sonde in den Magen. Zusätzlich wurde bei allen Hunden mittels eines Ballons eine graduelle druckkonstante Dehnung des Duodenums vorgenommen.

Die Druckmessungen wurden mittels dauerperfundierter Katheter (Durchmesser 4 mm) mit einer modifizierten Durchzugmanometrie (3) am wachen unsedierten trainierten Hund ausgeführt. Dabei wurden pro Minute jeweils vier Doppelprofile ermittelt, die Auswertung erfolgte in 5-Minuten-Intervallen, das heißt, jeder Wert repräsentiert den Durchschnittswert von 40 Einzelmessungen. Nach der Registrierung von Ruhedrucken über 30 Minuten erfolgte die Applikation der Testlösung. Danach wurden über weitere 60 Minuten die Drucke im unteren Oesophagussphincter gemessen. Blutentnahmen erfolgten bei 0, 30, 60 und 90 Minuten zur Gastrinbestimmung (Radioimmunoassay, CREUTZFELDT, Göttingen). Jeder der Hunde wurde insgesamt dreimal untersucht.

Ergebnisse

Die Instillation von 20%iger Peptonlösung führt zu einem signifikanten ($p<0,001$) Druckanstieg im unteren Oesophagussphincter von $20,1 \pm 1,7$ mm Hg auf $37,6 \pm 4,3$ mm Hg 30 Minuten nach Perfusionsbeginn (Abb. 2). Dieser Effekt tritt 20 bis 25 Minuten nach Beginn der Peptonperfusion ein und hält über die gesamte Versuchsdauer an (60 Minuten - $34,5 \pm 3,8$ mm Hg). Im Vergleich dazu führt die Instillation von 0,9%iger NaCl-Lösung zu keinem Druckanstieg (0 Minuten - $16,6 \pm 3,6$ mm Hg; 30 Minuten - 22,5

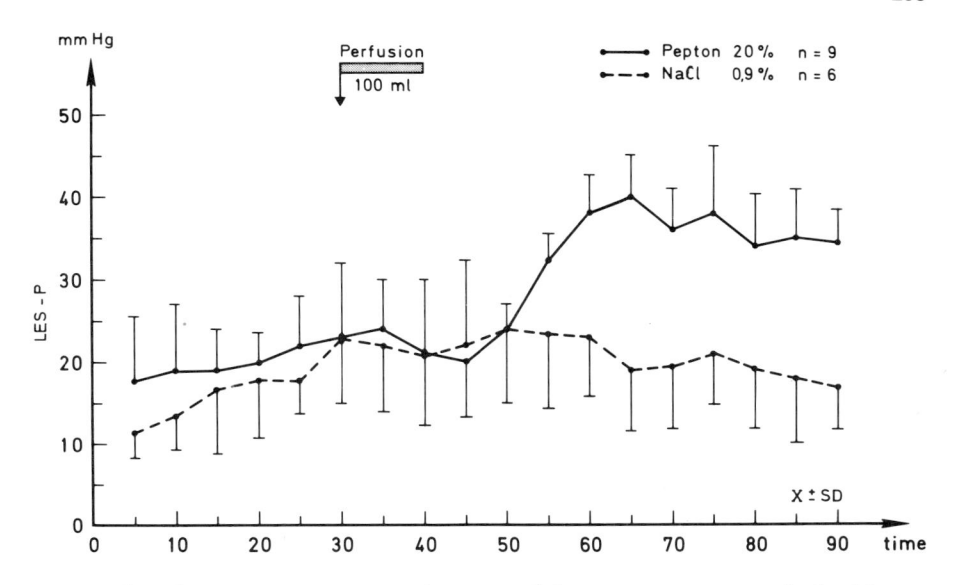

Abb. 2. Drucke im unteren Oesophagussphincter unter Ruhebedingungen und nach Instillation von 100 ml 20%iger Peptonlösung in das Duodenum (durchgezogene Linie) beziehungsweise nach Instillation von 100 ml 0,9%iger NaCl-Lösung in das Duodenum (gestrichelte Linie)

± 7,1 mm Hg; 60 Minuten - 17,0 ± 5,4 mm Hg). Auch nach Applikation der Peptonlösung in den Magen bleibt ein Druckanstieg aus (0 Minuten - 26,6 ± 1,4 mm Hg; 30 Minuten - 25,0 ± 5,2 mm Hg; 60 Minuten - 24,3 ± 3,1 mm Hg). Eine Dehnung des Duodenums allein führt ebenfalls zu keiner Druckänderung im Bereich des unteren Oesophagussphincters. Unter der duodenalen Peptonperfusion kommt es zu einem geringen, nicht signifikanten Anstieg des IR-Gastrin; unter NaCl-Perfusion kommt es zu keiner Änderung des IRG-Spiegels.

Diskussion

Während nach unseren bisherigen Untersuchungen am Hund dem Antrum keine wesentliche Rolle in der Regulation des unteren Oesophagussphincters zukommt (2), konnte in diesen Untersuchungen erstmals eine derartige Rolle für das Duodenum aufgezeigt werden. Eine Instillation von Pepton direkt in das Duodenum führt beim Hund zu einem signifikanten langanhaltenden Druckanstieg im unteren Oesophagussphincter. Dieser Effekt könnte den nach eiweißreicher Nahrung beobachteten Druckanstieg im unteren Oesophagussphincter erklären. Wie diese Regulation erfolgt, muß zur Zeit noch offen bleiben. Nervale wie hormonelle Übertragungsmechanismen sind denkbar, wenngleich die in dieser Studie gemessenen Gastrinspiegel nicht in der Lage sind, die Druckänderungen zu erklären. Mechanische Erklärungen helfen bei der Interpretation nicht weiter. Offen bleiben muß auch, inwieweit diese Ergebnisse auf den Menschen übertragbar sind. Interessant ist aber, daß erste Untersuchungen an Patienten nach Billroth I- beziehungsweise Billroth II-Resektion gleichsinnige Ergebnisse gezeigt haben (4).

Zusammenfassung

Die Instillation von 20%iger Peptonlösung in das Duodenum führt beim Hund zu einem signifikanten Druckanstieg im unteren Oesophagussphincter. Ein vergleichbarer Druckanstieg bleibt nach Instillation von 0,9%iger NaCl-Lösung im Duodenum oder von 20%iger Peptonlösung in den Magen nach Ausschaltung des Duodenums aus. Dem Duodenum kommt nach diesen Untersuchungen eine mögliche Rolle in der Regulation des unteren Oesophagussphincters zu.

Summary

Instillation of a 20% peptone solution into the isolated duodenum causes a significant increase of LES-pressure in the dog. No comparable increase of LES-pressure after instillation of a 0,9% saline solution into the duodenum or of 20% peptone solution into the stomach is observed. As shown in this investigation, it is possible that the duodenum regulates the LES-pressure in the dog.

Literatur

1. Funktionsstörungen der Speiseröhre (R. Siewert, A.L. Blum, F. Waldeck, Hrsg,). Berlin-Heidelberg-New York: Springer 1976.
2. KOELZ, H.R., SÄUBERLI, H., LARGIADER, F., SIEWERT, R., BLUM, A.L.: The antrum does not regulate LES-pressure in the dog. Gut (in press)
3. WALDECK, F.: New procedure for functional analysis of the lower esophageal sphincter (LES). Europ. J. Physiol. $\underline{335}$, 74 (1972)
4. LEPSIEN, G., WEISER, H.F., SIEWERT, R.: Das Druckverhalten im Bereich des unteren Oesophagusphinkters nach Antrektomie vom Typ Billroth I und Billroth II. Z. Gastroent. (im Druck)
5. SIEWERT, R., KOELZ, H.R., LEPSIEN, G., WEISER, H.F., SÄUBERLI, H., LARGIADER, F., BLUM, A.L.: The duodenum regulates the LES-pressure in the dog. Gastroenterology (submitted)

Dr. G. Lepsien, Chirurgische Universitätsklinik Göttingen, D-3400 Göttingen

F. Transplantation

50. Nierenkonservierung durch maschinelle Perfusion und hypotherme Lagerung: Eine Vergleichsuntersuchung

R. Grundmann, J. Eichmann, R. Strümper und H. Pichlmaier

Chirurgische Universitätsklinik (Direktor: Prof. Dr. Dr. H. Pichlmaier) und Institut für Experimentelle Medizin (Direktor: Prof. Dr. W. Isselhard) Köln-Lindenthal

Ziel unserer Untersuchung war es, die heute üblichen Methoden der Nierenkonservierung - maschinelle hypotherme Dauerperfusion (3) - hypotherme Lagerung in einer intracellulären Lösung von 360 mosm/kg (Methode nach COLLINS (1)) - Lagerung in einer Lösung hoher Osmolalität (410-430 mosm/kg, Methode nach SACKS (5)) - miteinander zu vergleichen und zu bewerten. Dabei wurde folgenden Fragen nachgegangen:

1. Wie lang ist die maximal mögliche, sichere Konservierungszeit bei den verschiedenen Verfahren und wie ist die Nierenfunktion unmittelbar nach Transplantation? 2. Verbessert ein Zusatz von Furosemid zum Perfusat - wie von PANIJAYANOND (4) und FERNANDO (2) vorgeschlagen - die Ergebnisse der einfachen hypothermen Lagerung? 3. Wie ausgeprägt ist die Ödembildung bei den verschiedenen Konservierungsverfahren?

Material und Methodik

Einfache hypotherme Lagerung. Bastardhunde von 20-25 kg Körpergewicht wurden beidseits nephrektomiert, die Nieren (n = 72) mit den von SACKS (SACKS I und II) bzw. COLLINS entwickelten Lösungen (modifizierte COLLINS-C_3-Lösung der Fa. Biotest) blutleer gespült und anschließend in diesen Lösungen für 24-72 Std bei 4°C im Eisschrank gelagert. Nach entsprechender Konservierungszeit wurden die Nieren beidseits einem Empfängertier in einer Allotransplantation an die Halsgefäße implantiert und die Sofortfunktion der Nieren für 6 Std nach Transplantation durch PAH- und Inulin-Clearance kontrolliert. Die Nieren waren mehrfach gewogen worden: zum einen unmittelbar nach Entnahme (= Anfangsgewicht), zum anderen nach Beendigung der hypothermen Lagerung (= Endgewicht 1). Danach wurden alle Nieren mit 50 ml einer Ringer-Mannit-Lösung perfundiert, um so während der Lagerung verlorengegangenes Füllvolumen zu ersetzen und nochmals gewogen (= Endgewicht 2).

Wie eingangs erwähnt, wurde versucht, durch Furosemidzusatz die Ergebnisse zu verbessern. Hierzu wurde der COLLINS- bzw. SACKS-Lösung Furosemid in einer Konzentration von 40 mg bzw. 1 g/l zugesetzt (s. Ergebnisse).

Maschinelle Dauerperfusion. 17 Hundenieren wurden für 72 Std maschinell hypotherm perfundiert, als Perfusat wurde eine Humanalbuminlösung verwendet. Der Perfusionsdruck betrug 20-25 mm Hg, weitere Einzelheiten siehe (3). Die Transplantationstechnik sowie die Bestimmung der Sofortfunktion erfolgten wie oben beschrieben.

Ergebnisse

Einfache hypotherme Lagerung. Die Mittelwerte der PAH- und Inulin-Clearance in den verschiedenen Versuchsgruppen sind in Tabelle 1 aufgeführt. Nieren, die in einer COLLINS- oder SACKS-Lösung gelagert wurden, zeigten ein beinahe identisches Verhalten und unterschieden sich nicht in ihrer Sofortfunktion nach Transplantation. Auch gab es keine Unterschiede, ob eine SACKS I- oder SACKS II-Lösung verwendet wurde. Die Sofortfunktion der Nieren verschlechterte sich mit der Länge der Konservierungszeit, d.h. es wurden bessere Clearance-Werte nach 24 Std als nach 48 Std oder 72 Std Konservierungszeit beobachtet. Der Furosemidzusatz verbesserte die Ergebnisse nicht (Tabelle 1).

Maschinelle Dauerperfusion. Die Perfusions- und Funktionsdaten dieser Nieren wurden bereits veröffentlicht (3). Alle Nieren nahmen unmittelbar nach Transplantation ihre Funktion auf, die mittlere PAH- und Inulin-Clearance betrug 101,2 $\pm$ 69,9 und 20,7 $\pm$ 15,8 ml/min/100 g. Einen Vergleich der Sofortfunktion der Nieren nach hypothermer Lagerung bzw. maschineller Perfusion zeigt Abb. 1.

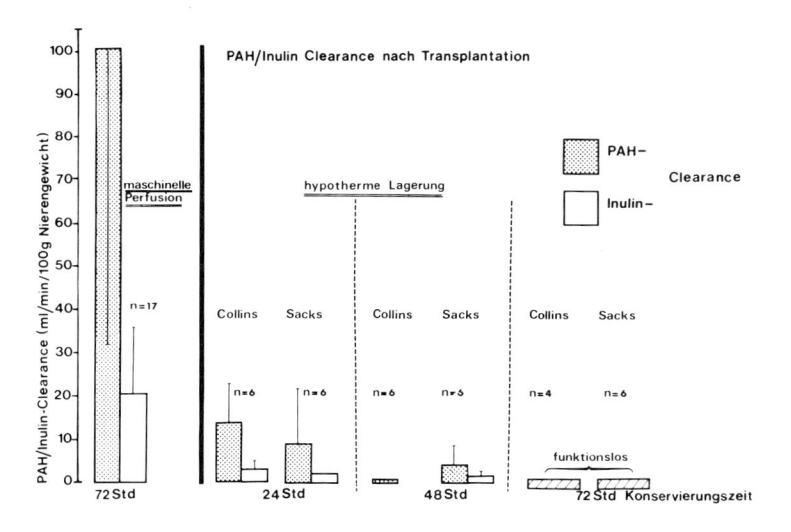

Abb. 1. Sofortfunktion der Niere nach maschineller Perfusion und hypothermer Lagerung

Tabelle 1. Sofortfunktion nach hypothermer Lagerung

		24 Std Konservierungszeit		48 Std Konservierungszeit		72 Std Konservierungszeit	
		PAH Clearance (ml/min/100 g)	Inulin Clearance (ml/min/100 g)	PAH Clearance (ml/min/100 g)	Inulin Clearance (ml/min/100 g)	PAH Clearance (ml/min/100 g)	Inulin Clearance (ml/min/100 g)
COLLINS	ohne FUROSEMID	$\pm$14,21 9,34 n = 6	$\pm$2,94 1,97	$\pm$0,6 0,9 n = 6	$\pm$0,25 0,4	0 n = 4	0
SACKS I		$\pm$9,53 11,28 n = 3	$\pm$2,28 1,85	$\pm$5,1 5,0 n = 4	$\pm$2,06 1,93	0 n = 3	0
SACKS II		$\pm$13,28 17,86 n = 3	$\pm$2,63 2,37	$\pm$2,57 0,37 n = 2	$\pm$1,5 0,91	$\pm$1,07 1,87 n = 3	$\pm$0,27 0,48
COLLINS	+ 40 mg FUROSEMID	$\pm$10,59 10,60 n = 6	$\pm$2,45 2,55	$\pm$2,04 1,87 n = 6	$\pm$0,68 0,9		
SACKS I		$\pm$10,49 7,75 n = 3	$\pm$3,87 3,24	$\pm$6,37 0,49 n = 2	$\pm$2,04 2,14	0 n = 2	0
SACKS II		$\pm$10,15 6,32 n = 3	$\pm$3,05 1,66	$\pm$2,16 2,25 n = 4	$\pm$0,87 1,12	0 n = 1	0
COLLINS	+ 1 g FUROSEMID			0 n = 4	0		
SACKS I				0 n = 2	0	0 n = 1	0
SACKS II				0 n = 2	0	0 n = 2	0

Nierengewicht nach Konservierung (Abb. 2). Es ergaben sich keine Unterschiede zwischen Nieren, die nach COLLINS oder SACKS konserviert wurden. Auch unterschieden sich die hypotherm gelagerten Nieren nicht von denen, die maschinell perfundiert wurden: in allen Gruppen wurde nach 72 Std Konservierungszeit die gleiche Ödembildung gefunden. Dies galt allerdings nur für "Endgewicht 2", unmittelbar nach Lagerung ("Endgewicht 1") hatten die Nieren scheinbar an Gewicht verloren (= fehlendes Füllvolumen).

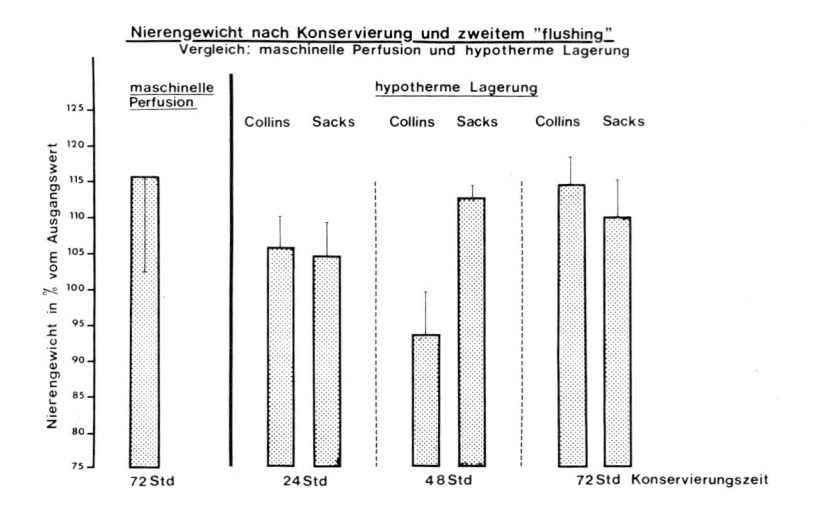

Abb. 2. Nierengewicht nach maschineller Perfusion und hypothermer Lagerung. Alle Nieren wurden am Ende der Konservierung mit 50 ml Ringer-Mannit durchspült

Folgerungen

1. Die Lösungen nach COLLINS und SACKS sind einander gleichwertig (keine Unterschiede in der Sofortfunktion der Nieren nach Transplantation oder in der Ödembildung). Für beide Verfahren müssen 24 Std als die Grenze der sicheren Konservierungszeit angesehen werden.
2. Auf den Magnesiumzusatz zu den Auswaschlösungen kann verzichtet werden: es fanden sich keine Unterschiede zwischen SACKS I- (kein Magnesium) und SACKS II-Lösung (enthält 16 mval Magnesium/l).
3. Ein Furosemidzusatz zur Auswaschlösung verbessert die Ergebnisse nicht: im Gegenteil, der Zusatz von 1 g/l wirkt sogar toxisch.
4. Nieren, die maschinell für 72 Std perfundiert wurden, funktionierten signifikant besser als Nieren, die nur für 24 Std hypotherm gelagert wurden.

Zusammenfassung

72 Hundenieren wurden für 24 bis 72 Std unter Hypothermie gelagert, wie von COLLINS bzw. SACKS beschrieben wurde. Die Sofortfunktion der Nieren wurde durch PAH- und Inulin-Clearance kontrolliert. Für beide Methoden erwiesen sich 24 Std als das Maximum der sicheren Konservierungszeit, der Zusatz von Furosemid zur Auswaschlösung verbesserte die Ergebnisse nicht. Die Ergebnisse der einfachen hypothermen Lagerung wurden mit denen der maschinellen Dauerperfusion verglichen: es zeigte sich, daß die Nierenfunktion nach 72 Std maschineller Perfusion signifikant besser war als nach 24 Std hypothermer Lagerung.

Summary

72 dog kidneys were stored under hypothermia as described by COLLINS and SACKS between 24 and 72 hrs and then transplanted. The immediate function of the kidneys was measured by PAH and inulin clearances. 24 hrs proved to be the maximum safe preservation time with both methods. The immediate function of the kidneys stored under hypothermia could not be improved by the addition of furosemide to the flushing solution.

These results were compared with those gained by mechanical perfusion of the organ: kidney function after 72 hrs of hypothermic mechanical perfusion was significantly better than after 24 hrs of hypothermic storage.

Literatur

1. COLLINS, G.M., BRAVO-SHUGARMAN, M., TERASAKI, P.I.: Lancet 1969 II, 1219
2. FERNANDO, O.N., NEWMAN, S.P., HIRD, V.M., SAMPSON, D.G., WILLIAMS, H.S., HOPEWELL, J.P., READ, P.R., MOORHEAD, J.F.: Transplantation 16, 374 (1973)
3. GRUNDMANN, R., RAAB, M., MEUSEL, E., KIRCHHOFF, R., PICHLMAIER, H.: Langenbecks Arch. Chir. 338, 299 (1975)
4. PANIJAYANOND, P., CHO, S.I., ULRICH, F., NABSETH, D.C.: Surgery 73, 368 (1973)
5. SACKS, S.A., PETRITSCH, P.H., KAUFMAN, J.J.: Lancet 1973 I, 1024

Dr. R. Grundmann, Chirurgische Universitätsklinik, Joseph-Stelzmann-Straße 9, D-5000 Köln 41

51. Die Gluconeogeneseleistung der perfundierten Rattenleber nach Konservierungen in verschiedenen Temperaturbereichen*

F. A. Zimmermann[1], O. Köhler[1], H. Feldmeier[1] und R. Scholz[2]

[1] Kinderchirurgische Klinik (Dir.: Prof. Dr. W.Ch. Hecker) im Dr. von Hauner'schen Kinderspital der Universität München,
[2] Institut für Physiologische Chemie, Physikalische Biochemie und Zellbiologie der Universität München

Hypothermie hat für den Organismus zahlreiche Konsequenzen, die im Detail noch nicht erforscht sind. Im allgemeinen nehmen Stoffwechselleistungen exponentiell mit der Temperatur ab. Es ist aber bekannt, daß einzelne Funktionen eines Organs unterhalb einer bestimmten Temperatur aufhören, während andere, wenn auch verlangsamt, noch weiterbestehen. Solche Erfahrungen legen den Schluß nahe, daß die einzelnen Vorgänge unterschiedlich von der Temperatur beeinflußt werden. So erscheint es denkbar, daß es unterhalb bestimmter Temperaturen zu Störungen in der Koordination von Stoffwechselvorgängen kommt, welche die Vitalität eines Organs zeitlich begrenzen können. Das Ziel unserer Untersuchungen war, das Verhalten einiger Stoffwechselprozesse der Leber während verschiedener Grade der Hypothermie näher kennenzulernen und herauszufinden, bei welchen Temperaturen die günstigsten Konservierungsbedingungen bestehen.

Methodik

Lebern von männlichen Wistar-Ratten wurden im nicht rezirkulierenden System mit KREBS-HENSELEIT-Bicarbonatpuffer, pH 7,4, durch die V. portae durchströmt. Einzelheiten der Methodik wurden bereits ausführlich an anderer Stelle dargelegt (5). Es soll betont werden, daß es nicht beabsichtigt war, ein Perfusionsmodell zur Transplantation zu schaffen, sondern ein Modell zur Untersuchung von Stoffwechselvorgängen in der Hypothermie aufzubauen.

Ergebnisse

Aus den arterio-venösen Differenzen der Perfusatkonzentrationen von Metaboliten wurden die Geschwindigkeiten folgender Stoffwechselprozesse berechnet: Glykolyse, Glykogenolyse, Ketogenese, CO_2-Produktion, Pyruvat-Decarboxylierung und Gluconeogenese aus Lactat + Pyruvat, Alanin und Fructose. Die Ergebnisse wurden im Arrhenius-

---

* Mit Unterstützung der DFG, Sonderforschungsbereich 51 "Medizinische Molekularbiologie und Biochemie", Teilprojekt D 20.

Tabelle 1. Temperaturabhängigkeit von katabolen und anabolen Stoffwechselprozessen. Aktivierungsenergien verschiedener Stoffwechselwege, berechnet mit Hilfe des Arrheniusdiagramms, d.h. der Logarithmus der Produktionsgeschwindigkeit wurde als Funktion der reziproken absoluten Temperatur aufgetragen ($E_a = R \cdot 2,3 \cdot \frac{\log V}{1/T}$)

Stoffwechselweg	Substrat	Wechsel der Aktivierungsenergie (°C)	Aktivierungsenergie oberhalb kJ/Mol	unterhalb kJ/Mol
Katabole Prozesse				
Glykolyse	Glucose (46 mM)	—		59
Fructolyse	Fructose (10 mM)	—		96
Ketogenese	Octanoat ((0,5 mM)	22°C	38	
CO_2-Produktion	Octanoat-1-^{14}C (0,5 mM)	22°C	46	
	Pyruvat-3-^{14}C (1,2 mM)	—		59
Pyruvat-Oxidation	Pyruvat-1-^{14}C (1,2 mM)	—		80
Anabole Prozesse				
Gluconeogenese	Lactat + Pyruvat (4 mM + 0,5 mM)	22°C	50	80
		11°C	80	150
	Alanin (18 mM)	22°C	50	80
		11°C	80	150
	Fructose (10 mM)	22°C	42	216

Diagramm dargestellt (1). Aus den Steigungen der so ermittelten
Geraden wurden die Aktivierungsenergien und die Q_{10}-Werte der
einzelnen Stoffwechselprozesse berechnet (Tabelle 1). Es zeigt
sich, daß nicht alle Prozesse in dieser Darstellung linear mit
der Temperatur abnehmen, sondern es zu Änderungen in den Aktivierungsenergien unterhalb von 22°C kommt. Die Werte der Aktivierungsenergien waren unterhalb dieser "kritischen" Temperatur
höher als oberhalb. Solche Diskontinuitäten wurden vorwiegend
bei Stoffwechselprozessen beobachtet, die an Mitochondrienmembranen gebunden sind. Ausschließlich im Cytosol ablaufende Prozesse
(z.B. Glykolyse) zeigen dagegen eine lineare Abhängigkeit von
der Temperatur über den Bereich von 37° bis 1°C. Von verschiedenen Autoren (Übersicht bei LYONS (3)) wurden ähnliche Beobachtungen bei der Untersuchung isolierter Enzymsysteme gemacht. Verantwortlich für diesen Phasenwechsel konnte die Lipidfraktion in
den Mitochondrienmembranen gemacht werden, die bei einer Temperatur von ca. 22°C von einem liquid-kristallinen in einen gelartigen
Zustand übergeht. Mit unseren Untersuchungen konnte gezeigt werden, daß sich Stoffwechselwege, gemessen an ganzen Organen, während der Hypothermie ähnlich verhalten wie isolierte Enzymsysteme.
Diese Beobachtungen stehen im Einklang mit Untersuchungen an poi-
kilothermen Tieren. Isolierte Enzyme und Organellen, die man Tieren während der Phase des Winterschlafes entnommen hatte, zeigten
Linearität in Arrhenius-Diagramm, während in der aktiven Phase
der Tiere bei den entsprechenden Untersuchungen Diskontinuitäten
beobachtet wurden (4). Diese Tiere besitzen die Fähigkeit, den
Stoffwechsel für lange Zeit tiefen Temperaturen anzupassen, so
daß er während der Hypothermie kontinuierlich verlangsamt wird.
Von dieser Stoffwechselbalance hängt es nun offensichtlich ab,
daß ein Gewebe während seiner Kälteexposition keinen Schaden
nimmt. Andererseits können im Falle von Diskontinuitäten durch
unterschiedliche Geschwindigkeiten aufeinanderfolgender Stoffwechselprozesse Metaboliten akkumulieren. In der Unfähigkeit von
Zellen, auf die Dauer solchen Akkumulierungen saurer Metaboliten
zu widerstehen, wird ein Hauptgrund in der Schädigung kältekon-
servierter Gewebe gesehen (3). Der Wahl einer geeigneten Konservierungstemperatur, bei der Stoffwechselvorgänge zwar verlangsamt,
in ihrer Koordination aber wenig beeinträchtigt werden, muß demnach eine entscheidende Bedeutung zukommen.

Als Parameter für die Leistungsfähigkeit der Leber nach einer
Konservierungsperiode wurde die Gluconeogenese aus Lactat + Pyruvat und Alanin ausgewählt. Die Gluconeogenese ist ein komplexer
Prozess, an dem Reaktionen im Cytosol und im Mitochondrium beteiligt sind und der einen hohen Energiebedarf hat. Das Funktionieren
dieses anabolen Prozesses setzt somit einen hohen Grad von Koordination im intermediären Stoffwechsel voraus (2). Bei der Untersuchung der Temperaturabhängigkeit fanden wir zwei kritische Tem-
peraturbereiche, bei denen die Aktivierungsenergien plötzlich zu-
nahmen. Bei der Gluconeogenese aus Lactat + Pyruvat betrug die
Aktivierungsenergie von 37°-22°C 50 kJ/Mol, im Bereich von 22°-
11°C 80 kJ/Mol und unter 11°C 150 kJ/Mol (Abb. 1).

Lebern wurden über 24 Stunden bei 11°C bzw. bei 4°C perfundiert.
Bei einer Ausgangsleistung von 100 µMol/g/Std bei 37°C wurden nach
einer Konservierung bei 11°C noch 65 µMol/g/Std gemessen, während
nach einer Konservierung bei 4°C die entsprechende Syntheseleis-

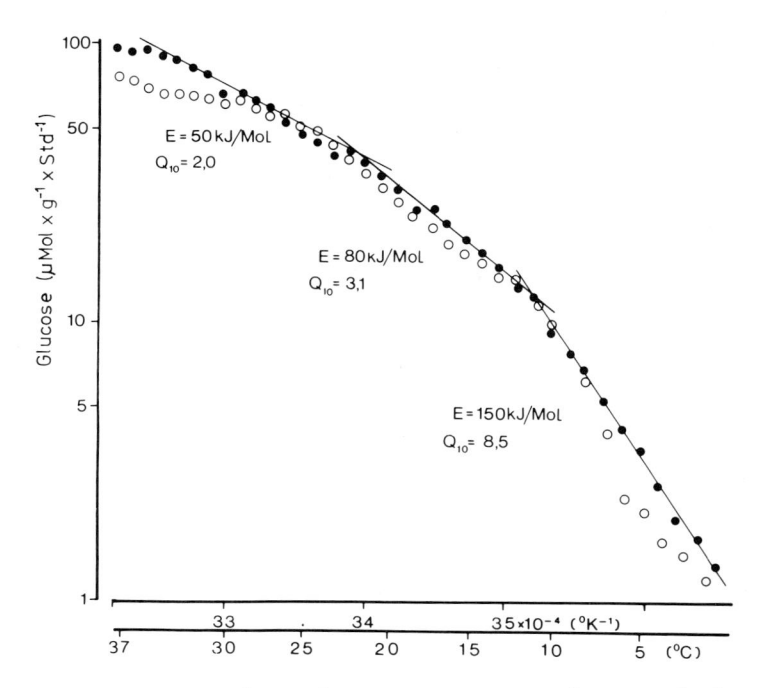

Abb. 1. Temperaturabhängigkeit der Gluconeogenese. Die Geschwindigkeit der Glucoseproduktion aus 4 mM Lactat + 0,5 mM Pyruvat wurde im Arrhenius-Diagramm dargestellt

tung auf 40 µMol/g/Std vermindert war (Abb. 2). Nach diesen Untersuchungen scheint eine Konservierungstemperatur von 11°C für die Aufrechterhaltung der Funktionen günstiger zu sein als eine Konservierung bei tieferen Temperaturen. Entsprechende Untersuchungen bei 23°C stehen noch aus.

Möglicherweise kann man in der Erforschung optimaler Konservierungsbedingungen erst dann einen echten Fortschritt erwarten, wenn es gelingt, ein bislang hypothetisches "kryoprotektives Agens" wechselwarmer Tiere näher zu beschreiben oder die Zusammensetzung der Lipidfraktion der Mitochondrienmembran zu verändern, die wie von RAISON (4) nachgewiesen, verantwortlich für Diskontinuitäten der Stoffwechselwege in der Hypothermie mit Koordinationsstörungen und ihren Folgen ist.

Zusammenfassung

Experimente an perfundierten Rattenlebern haben gezeigt, daß die Geschwindigkeiten wichtiger metabolischer Prozesse unterschiedlich temperaturabhängig sind. Prozesse, die im Cytosol ablaufen, zeigen im Arrhenius-Diagramm eine linaere Abhängigkeit im Bereich von 37° bis 1°C. Dagegen weisen Prozesse, die an Mitochondrienmembranen gebunden sind, einen Bruch in dieser linearen Abhängigkeit bei ca. 22°C auf. Bei der Gluconeogenese wird ein weiterer Bruch im Bereich von 11°C beobachtet. Lebern, die nach 24stündiger Per-

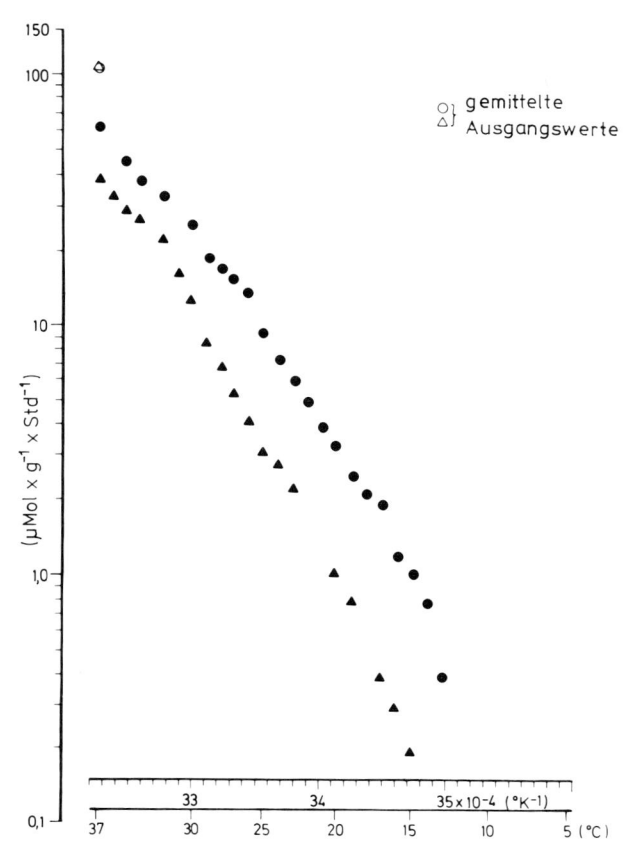

Abb. 2. Gluconeogenese aus Lactat + Pyruvat nach 24stündiger Perfusion bei 11°C (•) und bei 4°C (▲)

fusion bei 11°C wieder auf 37°C erwärmt wurden, zeigten eine höhere Stoffwechselleistung als solche nach Konservierung bei 4°C. Die Bedeutung gleichmäßig verlangsamter Stoffwechselprozesse während der hypothermen Konservierung wird am Beispiel der wechselwarmen Tiere diskutiert.

Summary

Experiments with perfused rat livers have shown that rates of various metabolic processes are influenced by changes in temperature in different ways. Cytosolic processes exhibit a linear temperature dependence when plotted in an Arrhenius-diagram in the range between 37° and 1°C. In contrast, processes which are bound to mitochondrial membranes show phase changes at 22°C. Furthermore with gluconeogenesis another phase was observed at 11°C. After 24 hours of perfusion at 11°C the livers produced more glucose from gluconeogenic precursors when perfused at 37°C than after perfusion at 4°C. The importance of the balance of metabolism during hypothermia is discussed by comparison with metabolism of poikilothermic animals.

Literatur

1. DAWES, E.A.: Quantitative problems in biochemistry. 5th Ed., p. 66. Churchill: Livingstone
2. HEMS, R., et al.: Biochem. J. 101, 284 (1966)
3. LYONS, J.M.: Cryobiology 9, 341 (1972)
4. RAISON, J.K., LYONS, J.M.: Proc. nat. Acad. Sci. (Wash.) 68, 2092 (1971)
5. ZIMMERMANN, F.A.: Res. exp. Med. 168, 57 (1976)

Dr. F. Zimmermann, Kinderchirurgische Klinik im Dr. von Hauner'schen Kinderspital der Universität München, Lindwurmstraße 4, D-8000 München

52. Stoffwechselaktivitäten isolierter Hepatocyten als Vitalitätsparameter in der hypotherm konservierten Leber

P. Neuhaus, Ch. E. Broelsch, A. J. Coburg und H. Bojar

Klinik für Abdominal- und Transplantationschirurgie der Medizinischen Hochschule Hannover (Leiter: Prof. Dr. R. Pichlmayr) und Institut für Physiologische Chemie II der Universität Düsseldorf (Leiter: Prof. Dr. W. Staib)

Die Wiederaufnahme der Gesamtfunktion einer transplantierten Leber im Empfängerorganismus ist bislang als entscheidendes Vitalitätskriterium des Organs nach durchgeführter Konservierung anzusehen. Zwar sind Konservierungszeiten von 48 Stunden mit nachfolgender erfolgreicher Transplantation beschrieben worden (2), aber die schlechten postoperativen Ergebnisse und die Vielfalt der einzelnen Leberfunktionen lassen die Vermutung zu, daß es bei bestimmten Konservierungsverfahren und länger dauernder hypothermer Konservierung zur Schädigung von Einzelfunktionen kommt, die in ihrer Akkumulation zum Gesamtversagen des Organs führen können. Es scheint daher notwendig zu sein, Einzelfunktionen und deren Veränderungen nach entsprechender Ischämiezeit und bei bestimmten Konservierungsmethoden zu erfassen.

Im Tierexperiment boten die Untersuchungen isolierter Hepatocyten die Möglichkeit, die Vitalität einer Leberzelle anhand ihres energiefordernden Stoffwechsels nach erfolgter Konservierung und zu verschiedenen Zeiten hypothermer Lagerung zu kontrollieren. Dabei wurden Syntheseleistungen der Leberzellen als Parameter ihrer Vitalität herangezogen, wie die Bildung von Glucose aus Lactat, Pyruvat, Alanin und Fructose und die Synthese von Glykogen aus entsprechenden Substraten (3).

Die Isolierung intakter menschlicher Hepatocyten wurde kürzlich von BOJAR und Mitarb. (4) durchgeführt. Sie eröffnet die Möglichkeit, die Vitalität menschlicher Hepatocyten mikroskopisch und anhand einzelner Syntheseleistungen nach erfolgter Konservierung zu beurteilen und erlaubt darüber hinaus eine Qualitätsprüfung der klinischen Organperfusion, wie sie im Falle einer nachfolgenden Transplantation durchgeführt worden wäre.

Material und Methode

5 menschliche Leberorgane wurden anläßlich routinemäßig durchgeführter Organentnahmen für Transplantationszwecke den Spendern mit entnommen. Die Präparation und Organperfusion erfolgte, wie sie für eine unmittelbar folgende Lebertransplantation vorausge-

setzt wird. Über die Vena portae wurden durch einfache Schwerkraftperfusion initial 1.500 ml 2 bis 4°C kalte Ringer-Lactat-Lösung perfundiert und anschließend 4 l 4°C kalte Collins-Lösung. Die Perfusionsgeschwindigkeit entsprach einem Flow von 600 ml/min in der Vena portae. Anschließend wurden die Organe in steriler eiskalter Kochsalzlösung gelagert.

Nach der von BOJAR (4) beschriebenen Methode erfolgte die weitere Isolierung der Hepatocyten und Bestimmung der Stoffwechselaktivitäten, und zwar in 2 Fällen unmittelbar nach der Vorperfusion, in 1 Fall nach einer kalten Ischämiezeit von 2 Stunden und in 2 Fällen nach insgesamt 6 Stunden kalter Ischämiezeit. Mit einem hydrostatischen Druck von 20 bis 25 cm H_2O wurden die isolierten Organe mit 40 l calciumfreier Krebs-Ringer-Phosphatpufferlösung (PH 7,4) ohne Rezirkulation durchströmt. Anschließend erfolgte eine Perfusion mit 10 l calciumfreier Bicarbonatlösung (PH 7,4) ebenfalls ohne Rezirkulation. Schließlich erfolgte eine 45minütige Rezirkulationsperfusion mit 6 l calciumfreier Krebs-Ringer-Bicarbonatlösung bei einer Temperatur von 37°C. In dieser Lösung befanden sich 500 mg/l Kollagenase und 150 mg/l Hyaluronidase. Aus dem enzymatisch aufgeschlossenen Organ wurden anschließend in verschiedenen Schritten parenchymale und nicht - parenchymale Leberzellen isoliert. Die Beurteilung der Vitalität der gewonnen Hepatocyten erfolgte durch Anfärben der isolierten Parenchymzellen mit Trypanblau. Die Beurteilung der Syntheseleistung der Hepatocyten erfolgte anhand ihrer Stoffwechselaktivitäten in Bezug auf die Neubildung von Glucose und die Glykogensynthese. Zur Bestimmung der Gluconeogenese wurden die Parenchymzellen (3,25 mg Protein) in einem ml Krebs-Ringer-Bicarbonatpufferlösung unter Zugabe von 10 mmol/l verschiedener Substrate für 1 Stunde inkubiert. Dabei wurde einmal ohne Substrat inkubiert, des weiteren aber mit L-Alanin, L-Lactat, Pyruvat und Fructose.

Zur Bestimmung der Glykogensynthese wurden Parenchymzellen (9,75 mg Protein) in 3 ml Krebs-Ringer-Bicarbonatpufferlösung 90 Minuten lang bei 37°C mit verschiedenen Substraten von 10 mmol/l inkubiert. Bei den Substraten handelte es sich um L-Alanin, L-Lactat und Fructose.

Ergebnisse

Die in der beschriebenen Weise isolierten menschlichen Hepatocyten zeigten im Phasenkontrastmikroskop morphologisch intakte, in größeren Zellpopulationen zusammenhängende, freie Parenchymzellen von typisch sphärischer Form. Über 90% aller gewonnenen Zellen zeigten sich im Trypanblau-Test als vital. Auch nach 6 Stunden kalter Ischämiezeit änderten sich am morphologischen Bild und and der Gesamtausbeute vitaler Zellen wenig. Aus jedem einzelnen Leberorgan konnten über 250 bis 300 g isolierte Hepatocyten gewonnen werden.

Bei einer Ischämiezeit bis zu 2 Stunden lag die Neubildung von Glucose aus L-Lactat und Pyruvat in einem Bereich zwischen 15,1 und 17,4 µmol/60 min x g Protein, während aus L-Alanin nur 12,5 µmol/60 min x g Protein neu gebildet wurden. Die Neubildung von Glucose aus Fructose überstieg dagegen einen Wert von 105,0 $\pm$ 5,3 μmol/60 min x g Protein. Nach 6 Stunden kalter Ischämiezeit des Organs trat bezüglich der Gluconeogenese aus Alanin, L-Lactat und Pyruvat eine Aktivitätsverminderung um 50% auf, die bei der Glucosebildung aus Fructose einen Absolutwert von 52,4 ± 4,9 μmol/60 min x g Protein nicht überschritt.

Die Glykogensynthese der isolierten Hepatocyten zeigte ein ähnliches Verhalten. Nach einer Ischämiezeit bis zu 2 Stunden fanden sich nach Zugabe von L-Alanin 6,1 ± 0,6 mg/90 min x g Protein neugebildeten Glykogens, nach Zugabe von L-Lactat 6,9 ± 1,7 mg/90 min x g Protein, sowie nach Zugabe von Fructose 15,8 ± 1,4 mg/90 min x g Protein. Nach 6 Stunden Ischämiezeit waren die Syntheseleistungen der Hepatocyten prozentual auf über 60% reduziert und zeigten bei der Glykogensynthese aus Fructose einen Wert, der nicht über 4 mg/90 min x g Protein lag.

Diskussion

Aus menschlichen Leberfragmenten und Punktaten sind bisher nur sehr wenig epitheliale Zellen gewonnen worden (1), deren biochemische Aktivität nur unzulänglich charakterisierbar war. Erstmals konnten jetzt aus menschlichem Lebergewebe Hepatocyten isoliert werden und einige energiefordernde Prozesse des Kohlenhydratstoffwechsels, wie Gluconeogenese und Glykogensynthese, nachvollzogen werden. Dabei konnte auf entsprechende Erfahrungen mit isoliert perfundierten Rattenlebern und Hepatocyten zurückgegriffen werden (3). Die Menge von neugebildeter Glucose und Glykogen aus menschlichen Leberzellen demonstriert eindeutig die Unversehrtheit und Prüfbarkeit dieser Stoffwechselvorgänge. Dabei ist zu berücksichtigen, daß die Absolutwerte der Gluconeogenese und Glykogensynthese aus den verschiedenen Substraten sicher beeinflußbar sind durch eine vorausgegangene Infusionstherapie oder eine präterminale Stressituation vor der Organentnahme. Hier müssen weitere Untersuchungen eine umfangreichere Basis schaffen. Dennoch reflektieren die angegebenen Syntheseleistungen und ihre Veränderungen einen sehr empfindlichen Hinweis auf den Vitalitätszustand der Hepatocyten und die Unversehrtheit intracellulärer Organellen. Insbesondere ist das Vorhandensein energiereicher Phosphate zur Gluconeogenese notwendig und Störungen in diesem Bereich lassen sich ebenfalls anhand einer veränderten Glucoseneubildung erfassen. Auch nach 2 Stunden kalter Ischämiezeit zeigten sich keine wesentlichen Schwankungen in den Zellaktivitäten, während nach 6 Stunden bereits - zumindest im Bereich des Kohlenhydratstoffwechsel - eindeutig Funktionsverschlechterungen auftraten. In wieweit sich diese Veränderungen durch entsprechende Konservierungsmedien oder durch Perfusionseinflüsse beheben lassen, bleibt noch ungeklärt. Weiterhin ist noch unklar, ob die beschriebenen Veränderungen im transplantierten Organ reversibel sind, oder ob und in welcher Form sie zu einem möglichen Gesamtversagen des Organs beitragen. Als Einzelfaktoren sind sie so wichtig zu nehmen, daß - entgegen einiger erfolgreicher Hinweise auf Langzeitkonservierung - längere Ischämiezeiten vermieden werden sollten. Die derzeit klinisch durchgeführte hypotherme Organkonservierung durch Schwerkraftperfusion mit einer hohen initialen Perfusionsgeschwindigkeit hat sich als voll ausreichend erwiesen für eine unmittelbar folgende Transplantation.

Zusammenfassung

Aus einer menschlichen Leber sind erstmals vitale Hepatocyten isoliert worden. Die Vitalität der Parenchymzellen wurde durch Trypanblau-Test und durch phasenkonstrastmikroskopische Darstellung geprüft. Energiereiche Stoffwechselvorgänge wie Gluconeogenese und Glykogensynthese konnten nach hypothermer Konservierung nachgewiesen werden. Eine deutliche Einschränkung dieser Prozesse läßt sich nach einer Ischämiezeit von 6 Stunden nachweisen. Die Erfassung des zeitlichen und quantitativen Auftretens von Zellschäden während hypothermer Organkonservierung zur Lebertransplantation anhand der Veränderungen im Energiestoffwechsel sind Einzelvitalitätskriterien, die entscheidende Hinweise zur Prüfung von Organ- und Perfusionsqualität liefern können.

Summary

Vital hepatocytes have been isolated from an adult human liver for the first time. Vitality of the parenchymal cells was examined by trypanblue staining, morphological appearance and energy-requiring metabolic functions such as gluconeogenesis and glycogen synthesis. Following a cold ischemic time of 6 hours metabolic activity had decreased considerably.

Literatur

1. GUILLOUZO, A., OUDEA, P., LeGUILLY, Y., et al.: An ultrastructural study of primary cultures of adult human liver tissue. Exp. & Mol. Pathol. 16, 1 (1972)
2. SUNG, D.T.W., WOODS, J.E.: Fourty-eight-hour preservation of the canine liver. Ann. Surg. 179, 422 (1974)
3. BOJAR, H., BALZER, K., REINERS, K., et al.: Isolierung intakter Leberparenchymzellen durch eine modifizierte enzymatische Methode. Z. klin. Chem. klin. Biochem. 13, 25 (1975)
4. BOJAR, H., BASLER, M., FUCHS, F., et al.: Preparation of parenchymal and non-parenchymal cells from adult human liver. J. clin. Chem. clin. Biochem. 14, 527 (1976)

Dr. med. P. Neuhaus, Klinik für Abdominal- und Transplantationschirurgie, Medizinische Hochschule, D-3000 Hannover 61

53. Der Einfluß des Splenektomie-Zeitpunktes auf die Verlängerung der Überlebenszeit nach Nierentransplantation bei der Ratte*

G. Dostal

Aus der Abteilung für Allgemeine Chirurgie (Direktor: Prof. Dr. F.W. Eigler) des Universitätsklinikums Essen

Die Splenektomie als immunsuppressive Maßnahme im Rahmen der Nierentransplantation beim Menschen ist umstritten. Bei einer Zusammenfassung der in der Literatur bekannten Resultate überwiegen eher negative Ergebnisse. Dies könnte durch die Wahl des Zeitpunktes der Splenektomie bedingt sein. Zumeist wird beim Menschen die Splenektomie vor oder zugleich mit der Nierentransplantation durchgeführt. Tierexperimentelle Studien über die Kinetik der cellulären Immunantwort weisen aber darauf hin, daß es in den ersten Tagen nach intravenöser Immunisierung zu einer Rekrutierung sensibilisierter Lymphocyten in der Milz kommt (3), und es ist denkbar, daß die Splenektomie gerade in diesem Zeitraum wirkungsvoll sein könnte. So beobachteten SOUTHER und Mitarb. (5), daß nach Herztransplantation bei Ratten die Splenektomie nur zwischen 3. und 5. Tag nach der Transplantation zu einer signifikanten Verlängerung der Überlebenszeit führte, nicht jedoch zu einem früheren oder späteren Zeitpunkt. Wegen der großen Bedeutung dieser Fragestellung für die Verfahrensweise beim Menschen wurden die Versuche am Modell der Nierentransplantation bei der Ratte reproduziert und der Einfluß der zu verschiedenen Zeitpunkten nach Transplantation durchgeführten Splenektomie auf die Überlebenszeit der Tiere bestimmt.

Methodik

Versuchstiere waren die beiden isogenen Rattenstämme DA und Lewis, die sich auf dem AgB-Locus unterscheiden. Männliche DA-Ratten mit einem Gewicht zwischen 200 und 300 g dienten als Spendertiere, männliche Lewis-Ratten mit einem Gewicht zwischen 250 und 400 g waren die Empfängertiere. Die Nierentransplantation wurde mit geringen Modifikationen entsprechend den Angaben von LEE (4) durchgeführt. Nur jene Tiere wurden für den Versuch bewertet, bei denen gesichert war, daß sie an der Abstoßungsreaktion verstorben waren. Dafür wurden als Kriterien der makroskopische Aspekt des Transplantates, die tägliche Messung der Urinausscheidung und der Harnstoffwerte im Serum herangezogen. Drei Versuchsgruppen

---

* Mit Unterstützung des Landesamtes für Forschung Nordrhein-Westfalen.

wurden gebildet, die aus je 12 erfolgreich operierten Tieren bestanden. In der ersten Gruppe wurde die Überlebenszeit bilateral nephrektomierter Ratten ohne Splenektomie bestimmt, in der zweiten Gruppe die Überlebenszeit mit Splenektomie zum Zeitpunkt der Transplantation und in der dritten Gruppe die Überlebenszeit mit Splenektomie am 5. Tag nach Transplantation.

Ergebnisse

Eine zusammenfassende Darstellung der Ergebnisse gibt Abb. 1 wieder. Die mittlere Überlebenszeit 12 bilateral nephrektomierter Lewis-Ratten nach Transplantation von DA-Nieren betrug bei Errechnung des medianen Mittelwertes 8,0 Tage, wobei die Überlebenszeit zwischen 6 und 16 Tagen schwankte. Zwei Drittel der Tiere waren nach 8 Tagen gestorben. Ein Tier überlebte 13 und ein Tier 16 Tage. Wurden die Tiere zum Transplantationszeitpunkt splenektomiert, so verlängerte sich die Überlebenszeit in dieser Gruppe insgesamt. Sie betrug bei Errechnung des medianen Mittelwertes 10,0 Tage. Innerhalb dieser Zeit waren zwei Drittel der Tiere gestorben, während ein Tier 18 und ein Tier 31 Tage überlebte. Der Unterschied in der Überlebenszeit war nicht signifikant beim Ver-

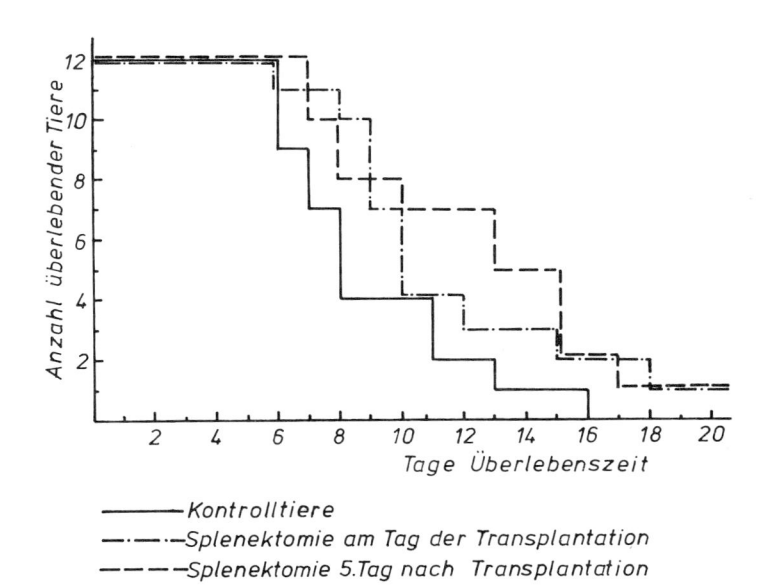

Abb. 1. Nierentransplantation zwischen den Rattenstämmen DA und Lewis. Überlebenszeit binephrektomierter Tiere ohne Splenektomie und mit Splenektomie am Tag der Transplantation sowie am 5. Tag nach der Transplantation. Bei Splenektomie am Tag der Transplantation war die Überlebenszeit nicht signifikant verlängert (p<0,1), bei Splenektomie am 5. Tag nach der Transplantation war sie signifikant verlängert (p<0,05)

gleich mit der Kontrollgruppe (p<0,1). Die Überlebenszeit 12 bilateral nephrektomierter Lewis-Ratten war signifikant länger als bei Kontrolltieren (p<0,05), wenn die Splenektomie am 5. Tag nach Transplantation durchgeführt wurde. Der mediane Mittelwert der Überlebenszeit betrug 13 Tage. Nach 8 Tagen waren erst ein Drittel der Tiere gestorben, jedoch 7 Tiere lebten 13 Tage und mehr, 2 davon 17 und 85 Tage.

Der Bestimmung der Überlebenszeit der Tiere als einem die Transplantatfunktion messenden Parameter wurden die Bestimmung der täglichen Urinausscheidung und der Harnstoffwerte im Serum hinzugefügt. Je nach dem Verlauf der Abstoßungsreaktion korrelieren die Harnstoffwerte als Ausdruck der Funktionsfähigkeit des Transplantates mit der Überlebenszeit der Tiere.

Diskussion

Die hier vorgelegten Ergebnisse zeigen, daß bei der Frage nach der Wirksamkeit der Splenektomie als unterstützender Maßnahme bei der immunsuppressiven Therapie Gesichtspunkte zu berücksichtigen sind, die bisher in der Humanmedizin nicht erwogen wurden. Tierexperimentelle Studien unter kontrollierten Bedingungen lassen zwei Parameter für die Wirksamkeit als wesentlich erscheinen. Dies ist einmal der Grad der Histoincompatibilität zwischen Spender und Empfänger und zum anderen der zeitliche Zusammenhang zwischen Splenektomie und Transplantation. Auf die Bedeutung der Histocompatibilität als beeinflussendem Parameter weisen in der Humanmedizin die Ergebnisse von GLEASON und MURRAY hin (2), tierexperimentell die Untersuchungen von FABRE und BATCHELOR (1). Kontrollierte Studien über die Bedeutung des Zeitpunktes, insbesondere die Splenektomie kurze Zeit nach der Transplantation, liegen in der Humanmedizin nicht vor. Tierexperimentell erwies sich die Splenektomie zu einer bestimmten Zeit nach der Transplantation anhand der vorgelegten und der Ergebnisse aus der Literatur (5) als wirkungsvolle immunsuppressive Massnahme.

Zusammenfassung

Nach Nierentransplantation zwischen den Rattenstämmen DA und Lewis wird die Überlebenszeit nach Splenektomie am Tage der Transplantation oder am 5. Tag nach der Transplantation bestimmt. Die Splenektomie am 5. Tag nach der Transplantation führt zu einer signifikanten Verlängerung der Überlebenszeit (p<0,05), während die Splenektomie am Tage der Transplantation nur zu einer geringen und nicht signifikanten Verlängerung der Überlebenszeit führt (p<0,1).

Summary

Survival time of Lewis-rats with transplanted DA-kidney grafts following splenectomy at different times after transplantation was evaluated. Splenectomy five days after renal transplantation produced a significant prolongation of survival time (p<0,05) whereas splenectomy at the day of transplantation did not extend survival time significantly (p<0,1).

Literatur

1. FABRE, J.W., BATCHELOR, J.R.: Transplantation 20, 219 (1975)
2. GLEASON, R.E., MURRAY, J.E.: Transplantation 5, 343 (1967)
3. LARNER, B.J.: Transplantation 16, 134 (1973)
4. LEE, S.: Surgery 61, 771 (1967)
5. SOUTHER, S.G., MORRIS, R.E., VISTNES, L.M.: Transplantation 17, 317 (1974)

Dr. med. G. Dostal, Abteilung für Allgemeine Chirurgie des Universitätsklinikums Essen, Hufelandstraße 55, D-4300 Essen

54. Die Veränderung der allogenen Immunantwort des Schweines durch ein allogenes Lebertransplantat

H. Bockhorn, A. Arnoux[1], M. Vaiman[1] und R. Pichlmayr

Klinik für Abdominal- und Transplantationschirurgie (Leiter: Prof. Dr. R. Pichlmayr) der Medizinischen Hochschule Hannover und [1] Laboratoire de Radiobiologie Appliquée, Jouy-en-Josas, Frankreich

In früheren Untersuchungen wurde vermutet, daß die Schweineleber ein "immunologisch begünstigtes" Organ sei, da typische Abstossungsreaktionen fehlten. Seitdem durch eine Histocompatibilitätstestung (SL-A-Testung) genetisch besser definierte Tiergruppen zur Verfügung stehen, ist eine Abhängigkeit der Überlebenszeit vom SL-A-Muster zu erkennen (5). Allerdings war es bisher nicht gelungen, den einzelnen SL-A-Gruppen ein bestimmtes morphologisches und immunologisches Reaktionsmuster zuzuordnen, so daß angenommen werden mußte, daß nach einer Lebertransplantation eine andere Immunantwort abläuft als vergleichsweise nach einer Nierentransplantation.

Aufgabe der vorliegenden Arbeit war es, diese veränderte Immunantwort durch den postoperativen Verlauf der Lymphocytenreaktivität lebertransplantierter und SL-A-getesteter Tiere zu untersuchen. Entsprechend der Überlebenszeit wurden die Tiere in Gruppen mit kurzer Überlebenszeit (bis 3 Wochen) und langer Überlebenszeit (über 3 Wochen) eingeteilt und die Immunreaktion dieser Tiere verglichen.

Methodik

70 lebertransplantierte Schweine (vorwiegend der Large-White-Rasse) wurden entsprechend der SL-A-Testung und der Überlebenszeit ausgewertet. Bei 14 dieser Tiere wurde eine immunologische Verlaufskontrolle mit der gemischten Lymphocytenkultur (MLC) durchgeführt. Die Aktivität cytotoxischer Lymphocyten im peripheren Blut wurde durch die cell-mediated-immunity (CMI), die Bildung cytotoxischer Effectorzellen in der MLC durch die cell-mediated-lympholysis (CML) untersucht. Zielzellen der cytotoxischen Lymphocyten waren ^{51}Cr-markierte Fibroblasten oder PHA-stimulierte Lymphocyten. Weiterhin wurde der Einfluß des Empfängerserums auf die MCL und die CML und die cytotoxische Wirkung dieses Serums auf Spender-B-Zellen - isoliert über E-Rosetten - getestet. Um eine Wirkung freigesetzter Leberantigene auf die immunologische Reaktivität nachzuweisen, wurden der MLC lysosomale Leberzellfraktionen, die nach den Angaben von MANSON (4) isoliert wurden, in einer Höhe von 20-100 µg zugesetzt.

Ergebnisse

Wie in Tabelle 1 zu erkennen ist, besteht eine Korrelation von Überlebenszeit und SL-A-Testung. Die mittlere Überlebenszeit der in 2 Haplotypen incompatiblen Tiere ist signifikant geringer als die der SL-A-identischen Tiere. Entsprechend der Überlebenszeit lassen sich 2 immunologische Reaktionsformen unterscheiden:

1. Tiere mit einer kurzen Überlebenszeit bis zu 3 Wochen zeigen am 8. Tag einen kurzen Anstieg der Lymphocytenreaktivität in der MLC und es treten Zeichen einer schweren Abstoßungskrise auf. Danach kommt es zu einer Suppression der MLC und CML als Ausdruck einer unspezifischen immunologischen Hyporeaktivität und zu einem ausgeprägten septischen Krankheitsbild. Eine solche unspezifische Hyporeaktivität kann in vitro in der MLC auch durch die lysosomalen Leberzellfraktionen erzeugt werden.
2. Bei Tieren mit einer langen Überlebenszeit über 3 Wochen lassen sich im Rahmen einer Abstoßungsreaktion in der CMI cytotoxische Lymphocyten zwischen 8.- 11. Tag nachweisen (Abb. 1). Die MLC und CML zeigen nach dem 10. Tag eine völlige Regeneration ihrer Reaktivität (Abb. 1). Im weiteren Verlauf kommt es zur Produktion eines blockierenden Antikörpers, der eine spezifische Hemmung der Lymphocytenreaktivität des Empfängers in der MLC und CML bewirkt (Abb. 2), wenn Spenderlymphocyten als Stimulatorzellen verwendet werden. Eine cytotoxische Aktivität dieses Empfängerserums ist nur gegen Spender-B-Lymphocyten nachzuweisen.

Tabelle 1. Ergebnisse der orthotopen Schweinelebertransplantation und dem Histocompatibilitätsmuster der SL-A. Mittlere Überlebenszeit $^{+}p<0,04$. Bei der Berechnung wird eine max. Überlebenszeit von 180 Tagen verwendet

Grad der Histocompatib.	Anzahl der Tiere	ÜBERLEBENSZEIT		
		Mittel (Tage)	>3 Wochen (Tiere)	>1 Jahr (Tiere)
SL-A identisch	23	63,5^{+}	11	3
SL-A incompat. 1 Haplotyp	26	54,1	11	2
SL-A incompat. 2 Haplotypen	21	30,5^{+}	6	2

Diskussion

Im Gegensatz zu früheren Untersuchungen zeigen die vorliegenden Ergebnisse, daß das Lebertransplantat des Schweines einer typischen Abstoßungsreaktion unterliegt, deren Reaktionsstärke vom Grad der SL-A-Testung abhängig ist. Allerdings ist die Abstoßung weniger ausgeprägt als bei Nierentransplantationen. Dieses Phänomen könnte durch die antigene Differenz von Leber- und Nieren-

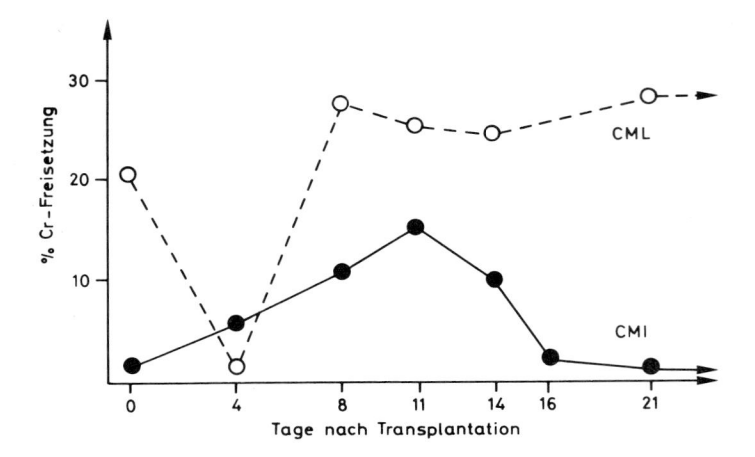

Abb. 1. Cell-mediated-immunity (CMI) und cell-mediated-lympholysis (CML) eines lebertransplantierten Tieres mit Abstoßungsreaktion und langer Überlebenszeit (>3 Wochen). In der CML ist in der Abstoßungsphase (6.-14. Tag) die cytotoxische Aktivität peripherer Lymphocyten gegen ^{51}Cr-markierten Spenderzellen zu erkennen. Die CML zeigt den Verlauf cytotoxischer Zellen in der gemischten Lymphocytenkultur des Empfängertieres und die Regeneration dieser Zellfunktion

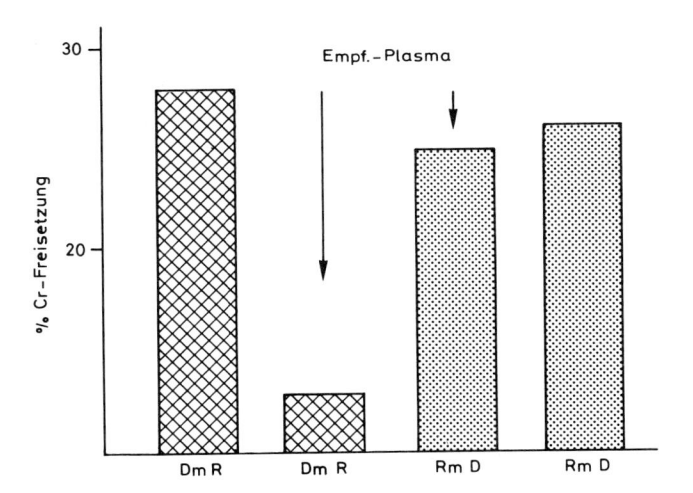

Abb. 2. Einfluß des Empfängerserums auf die cytotoxische Zellfunktion. D = Spender-, R = Empfänger-Lymphocyten, M = Mitomycinbehandelte Zellen. Es ist eine deutliche Suppression der Empfängerzellaktivität (DmR) zu erkennen, während die Spenderzellaktivität (RmD) unverändert bleibt

gewebe erklärt werden (3). Hinzu kommt, daß die Schweineleber - ähnlich der Humanleber - weniger empfindlich gegen das out-flow-Syndrom ist als z.B. die Hundeleber, und daher weniger destruierende Veränderungen gefunden werden.

SL-A-incompatible Tiere können aber eine Abstoßungsreaktion überwinden und ein Lebertransplantat tolerieren. Diese Toleranz geht mit einer völligen Regeneration der cellulären Immunreaktionen einher. Diese Befunde werden auch bei anderen Tierspecies beschrieben (1). Ob die Toleranz eines Lebertransplantates allerdings auf die antigenen Besonderheiten der Leberzelle zurückgeführt werden kann (3), ist nach den vorliegenden Untersuchungsergebnissen weniger wahrscheinlich. Unter den vielfältigen Faktoren, die bei Tieren mit langer Überlebenszeit eine Transplantatabstoßung verhindern (1), scheinen die blockierenden Antikörper eine wesentliche Rolle zu spielen. Diese Antikörper können Antigen-Antikörper-Komplexe oder sog. Anti-Ia-Antikörper sein. Die spezifische Hemmung der MLC des Empfängers sowie die cytotoxische Wirkung des Empfängerserums gegen Spender-B-Lymphocyten sprechen für einen Anti-Ia-Antikörper, der durch die Passenger-Leukocyten (2) (Ia-antigenreiche Makrophagen und B-Zellen) in der Leber gebildet wird. Dieser Antikörper scheint vor allem die cytotoxische Effectorzellfunktion der Empfängerlymphocyten zu blockieren und dadurch eine Abstoßung des Transplantates zu verhindern.

Zusammenfassung

Lebertransplantate von Schweinen unterliegen einer typischen Abstoßungsreaktion, deren Reaktionsstärke vom Grad der SL-A-Testung abhängig ist. Dennoch können SL-A-incompatible Tiere ein Lebertransplantat tolerieren. Tiere mit einer kurzen Überlebenszeit zeigen eine immunologische Hyporeaktivität. Bei Tieren mit einer langen Überlebenszeit kommt es zur Regeneration der cellulären Immunreaktionen sowie zur Produktion eines Antikörpers, der die Funktion eines Antigen-Antikörperkomplexes oder eines Anti-Ia-Antikörpers zu besitzen scheint.

Summary

Pig liver allografts showed a typical rejection crisis. The degree of rejection depended on the SLA-typing. Despite SLA-incompatibility pig liver allografts can be tolerated. Short-term survivors showed an immunological hyporeactivity. Long-term survivors reconstituted their cellular immune-reactions and developed an antibody which appeared to function as an antigen-antibody-complex or an anti-Ia-antibody.

Literatur

1. BROOKS, C.G., BRENT, L., KILSHAW, P.J., NEW, R.R.C., PINTO, M.: Transplantation 19, 134 (1975)
2. DAVIES, D.A.L., ALKINS, B.J.: Nature 247, 294 (1974)

3. DAVIES, S.H., TAYLOR, J.E., DANIEL, M.R., WAKERLY, C.: J. exp. Med. 143, 987 (1975)
4. MANSON, L.A., SALM, J.: Transplantation 6, 667 (1968)
5. VAIMAN, M., et al.: Transplantation (im Druck)

Dr. H. Bockhorn, Klinik für Abdominal- und Transplantations-chirurgie der Medizinischen Hochschule Hannover, Hufelandstraße 55, D-3000 Hannover

55. Ursachen und Risiko einer Unterbrechung der systemischen immunsuppressiven Therapie nach Nierentransplantation

E. Wagner, G. Offner, K. Wonigeit, Ch. Brölsch, A. J. Coburg und R. Pichlmayr

Klinik für Abdominal- und Transplantationschirurgie (Leiter: Prof. Dr. R. Pichlmayr) und Abteilung für Pädiatrische Nephrologie der Kinderklinik, Medizinische Hochschule Hannover

Infektionskrankheiten als unmittelbare Folgen der systemischen immunsuppressiven Therapie sind die häufigste und gefährlichste Komplikation nach Nierentransplantation. SALVATIERRA und Mitarb. (1) haben kürzlich über erfolgversprechende Ergebnisse der sog. "low-dose-Therapie" mit einer deutlichen Abnahme septischer Komplikationen berichtet. Da für eine optimierte, individuelle Immunsuppression nach Transplantation derzeit die Voraussetzungen fehlen, sehen wir in der einmaligen oder mehrfachen Therapieunterbrechung eine Alternative zur indifferenten Reduzierung der immunsuppressiven Therapie. In der Annahme, daß bei Beachtung erster Symptome medikamentöser Intoxikation und latenter Infekte durch Unterbrechung der Immunsuppression septische Komplikationen erheblich vermindert werden können, galt unser Interesse der Frage, wie häufig mit einer nachfolgenden Abstoßungsreaktion gerechnet werden muß und ob bestimmte Faktoren dieses Risiko maßgeblich beeinflussen.

Methodik

In einer retrospektiven Studie an 22 von 150 nierentransplantierten Patienten, deren immunsuppressive Behandlung mit Prednisolon und Azathioprin in 25 Fällen unterbrochen wurde, wurde der Einfluß folgender Faktoren auf die Wahrscheinlichkeit einer Abstossungsreaktion untersucht:

1. Indikation zur Therapieunterbrechung
2. Anzahl der vorausgegangenen Abstoßungsreaktionen
3. Histocompatibilität
4. Dauer der Therapieunterbrechung
5. Zeitpunkt nach Transplantation

In allen untersuchten Fällen (Tabelle 1) wurde die Behandlung mit Azathioprin, in 9 Fällen die Prednisolontherapie gleichzeitig vollständig unterbrochen und durch eine Hydrocortisonsubstitution von 30 mg/24 Std ersetzt. Zwei Patienten erhielten zusätzlich eine lokale Röntgenbestrahlung. Ein progredienter Abfall der peripheren Blutleukocyten bis unter 4000 Zellen pro mm^3 wurde

Tabelle 1. Unterbrechung der immunsuppressiven Therapie nach Nierentransplantation

Behandlung	Ges. Anzahl	Abstoßungsreaktion
a. Kein Azathioprin Prednisolontherapie unverändert oder reduziert	16	5
b. Kein Azathioprin Hydrocortisonsubstitution	7	2
c. Kein Azathioprin Hydrocortisonsubstitution lokale Röntgenbestrahlung	2	0

mit einer vollständigen Unterbrechung der Azathioprintherapie unter Erhaltung oder schrittweiser Reduzierung der Prednisolondosierung behandelt.

Ergebnisse

Die Indikationen zur Unterbrechung der immunsuppressiven Therapie sind aus Tabelle 2 ersichtlich. Das höchste Risiko für die Transplantatfunktion verursachten Therapieunterbrechungen wegen akuter bakterieller Infekte. In 2 Fällen war die Wiederaufnahme der Therapie bzw. eine Abstoßungsbehandlung zu diesem Zeitpunkt möglich und erfolgreich. Therapieunterbrechungen wegen Leukopenie hatten in keinem Fall zum Transplantatverlust geführt. Die Anzahl vorangegangener Abstoßungsbehandlungen als möglicher Ausdruck der "Labilität" des Transplantat-Wirtverhältnisses ließ in dem unter-

Tabelle 2. Unterbrechung der immunsuppressiven Therapie nach Nierentransplantation

Indikation	Ges. Anzahl	Abstoßungsreaktion
1. Verdacht auf Virusinfektion a. Langdauernde sept. Temperaturen b. Leukopenie c. Serologische Bestätigung	9	1
2. Leukopenie	8	0
3. Bakterielle Infektion	5	2/2
4. Pankreatitis a. Virus? b. Glucocorticoide?	2	1
5. Systemische Mykose	1	1 †

suchten Patientenkollektiv keinen Einfluß auf das Abstoßungsrisiko nach Therapieunterbrechung erkennen. Die durchschnittliche Häufigkeit der Abstoßungsepisoden vor Unterbrechung der immunsuppressiven Therapie lag bei 1,4 $\pm$ 1,3 (n = 7) bzw. 1,22 $\pm$ 0,7 (n = 18). An 21 Patienten, deren Histocompatibilität vor der Transplantation bestimmt worden war, wurde das Verhältnis zwischen der serologisch definierten Übereinstimmung und der Häufigkeit einer Abstoßungsreaktion nach Therapieunterbrechung untersucht (Abb. 1). Es konnte kein Zusammenhang zwischen Histocompatibilität, Dauer der Therapieunterbrechung und dem Risiko einer Abstoßungsreaktion festgestellt werden. 2 Patienten, wegen hoher Dringlichkeit mit incompatiblen Transplantaten versehen, entwickelten trotz langer Behandlungspause keine Abstoßungsreaktion. In 2 Fällen mit vollständiger Compatibilität erwies sich die einsetzende Transplantatabstoßung nach Wiederaufnahme der Therapie als reversibel. Die Dauer der Therapieunterbrechung betrug durchschnittlich 16,4 $\pm$ 10,6 Tage (n = 25). Es wurden die Beziehungen zwischen der Unterbrechungsdauer, des Zeitpunktes nach Transplantation und des Abstoßungsrisikos untersucht (Abb. 2). Die nach klinischen Erfordernissen bemessene Unterbrechungsdauer ließ keine Korrelation zum Abstoßungsrisiko erkennen. Die abrupte Unterbrechung der immunsuppressiven Therapie führte entweder unmittelbar zu einer akuten Abstoßungsreaktion oder wurde mit geringem Risiko toleriert. Therapieunterbrechungen innerhalb des ersten Behand-

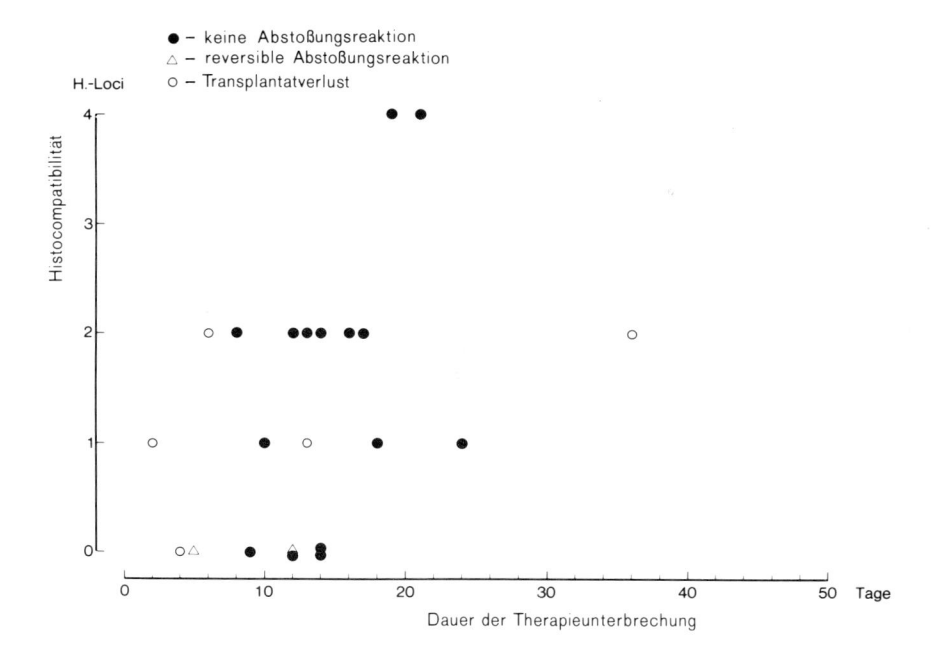

Abb. 1. Einfluß der Histocompatibilität und der Dauer der Therapieunterbrechung auf das Risiko einer reversiblen Abstoßungsreaktion (Δ) oder eines Transplantatverlustes (o)

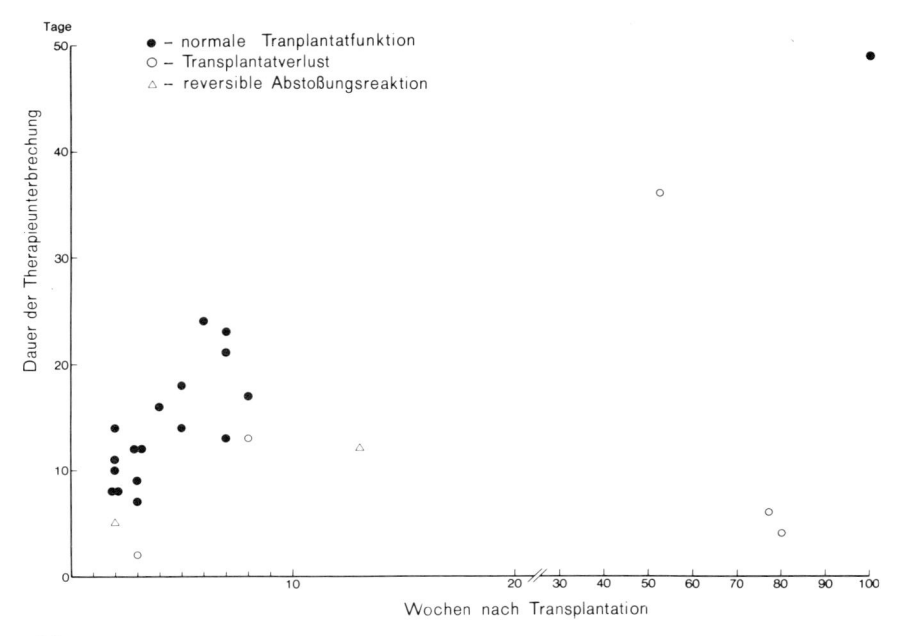

Abb. 2

lungsabschnittes, d.h. ca. 3 Monate nach Transplantation, verursachten unabhängig von der Unterbrechungsdauer im Vergleich zu späteren Zeitpunkten das geringste Abstoßungsrisiko.

Diskussion

In der vorliegenden Untersuchung wurde festgestellt, daß Therapieunterbrechungen innerhalb 3 Monaten nach Transplantation (20 Fälle) selten (2 Fälle) zum Transplantatverlust führten. Dieser Behandlungsabschnitt ist allgemein durch eine hochdosierte immunsuppressive Therapie, häufige Abstoßungsreaktionen und die höchste Letalität als Folge medikamentöser Intoxikationen gekennzeichnet. Entsprechend waren in diesem Zeitabschnitt Leukopenien und/oder Veränderungen der immunologischen Reaktivität mit Virusinfekten, als Vorstufen septischer Komplikationen, wie SIMMONS und Mitarb. zeigten (2), überwiegender Anlaß zur Therapieunterbrechung. Als Ursache für das zu diesem Zeitpunkt vergleichsweise geringe Abstoßungsrisiko kann eine toxische, immunologische Anergie angenommen werden.

Zusammenfassung

25 Therapieunterbrechungen an 22 Transplantatempfängern führten in 7 Fällen zur Abstoßungsreaktion mit 5 Transplantatverlusten. 1 Patient erlag nach Verlust der Nierenfunktion einer systemischen Mykose. Zwischen Anzahl vorangegangener Abstoßungsbehandlungen, Histocompatibilität und Abstoßungsrisiko konnte kein Zusammenhang festgestellt werden. Akute Abstoßungsreaktionen traten

meist unmittelbar nach Therapieunterbrechung auf. Mit längerer Unterbrechungsdauer war kein erhöhtes Abstoßungsrisiko verbunden. Der erste Behandlungsabschnitt, d.h. ca. 3 Monate nach Transplantation, war nach Therapieunterbrechung mit dem geringsten Abstoßungsrisiko belastet. Die Unterbrechung der immunsuppressiven Therapie ist, unter Berücksichtigung unserer Erfahrungen in .25 Fällen, geeignet, mit geringem Risiko den Folgen einer medikamentösen Intoxikation vorzubeugen, sowie die Letalität nach Infektionen zu verringern.

Summary

The immunosuppressive therapy of 22 transplant recipients was temporarily suspended 25 times resulting in rejection reactions in 7 cases with the eventual loss of five transplants. One patient succumbed to fungal infection following the loss of kidney function. No connection between the risk of rejection and the previous number of rejection treatments or the histocompatibility could be established. Acute rejection reactions mostly occurred immediately after the interruption of therapy. There was no increased risk associated with a longer break in treatment. Interruption of therapy during the first period of immunosuppressive treatment, that is approximately 3 months after transplantation, was associated with the lowest risk of rejection. As a result of our experience in 25 cases it appears that the temporary suspension of immunosuppressive therapy is associated with little risk and avoids a drug intoxication as well as reduces the mortality due to infection.

Literatur

1. SALVATIERRA, O., et al.: Improved patient survival in renal transplantation. Surgery 79, 166 (1976)
2. SIMMONS, R.L., et al.: Prevention of death after renal transplantation: I. Recognizable patterns leading to death in long-term survivors. Amer. J. Surg. 119, 535 (1970)

Dr. E. Wagner, Klinik für Abdominal- und Transplantationschirurgie, Medizinische Hochschule Hannover, Karl-Wiechert-Allee 9, D-3000 Hannover

56. Ist permanentes Überleben der Nierenallotransplantatempfänger bei schwach histoincompatiblen Kombinationen durch Enhancement bedingt?

M. Kanda, P. Oehr, S. K. Choi, W. I. Kim und T. S. Lie

Abteilung für Transplantation an der chirurgischen Universitätsklinik Bonn (Direktor: Prof. Dr. Dr. h.c. A. Gütgemann)

In der letzten Zeit meint man, es handele sich um immunologisches Enhancement, wenn ein Empfänger verlängert überlebt, sei es durch Immunsuppression, sei es durch Alloantiserumbehandlung oder durch Vorbehandlung mit spenderspezifischem Antigen. Bei "major" histocompatiblen Kombinationen mit "minor" Histocompatibilität ist man unterschiedlicher Meinung. HILDEMANN und WHITE (1) meinen, daß die Empfänger bei der schwach histoincompatiblen Kombination durch immunologisches Enhancement verlängert überlebten. MAHABIR und GUTTMAN (2) verneinen dies. Daher haben wir in dieser Arbeit versucht zu klären, durch welchen Mechanismus Allotransplantatempfänger (LEW-Ratten) nach Fisher (Fi)- und (Fi x LEW)F_1-Nierenverpflanzung verlängert überlebten.

Material und Methode

Als Empfänger wurden LEW, als Spender Fi- und (Fi x LEW)F_1-Ratten verwendet. Die Experimente wurden in 2 Gruppen durchgeführt: Gruppe 1: 50 LEW bekamen Fi-Nieren. Gleichzeitig erfolgte die bilaterale Nephrektomie des Empfängers. In der Woche 1, 2, 3, 4, 6 nach der Transplantation wurden je 6, 6, 4, 5, 5 Empfänger getötet und mit deren Milzzellen GvH durchgeführt. Als Zellempfänger benutzten wir dabei (Fi x LEW)F_1. Mit Lymphknotenzellen (LNC) führten wir den Allorosettenformationstest (RFT; dafür wurden unbehandelte Fi-Erythrocyten verwendet) und Mikrocytotoxizitätstest (CMI), mit den Sera Untersuchung des Lymphocytotoxin durch. Bei den restlichen 24 Empfängern überlebten nur 3 (12,7%) mehr als 120 Tage. Diesen Ratten wurde anfangs wöchentlich, später monatlich einmal Blut entnommen zur Feststellung des blockierenden Serumfaktors (dazu wurde RFI und CMI verwendet). Bei diesen 3 Ratten erfolgte die Transplantation von Spenderstammhaut, 14 Tage später nochmals, 14 Tage danach unspezifische Haut von BN. Vor und nach der Hauttransplantation wurde regelmäßig Serum entnommen für die Feststellung des Lymphocytotoxins sowie des blockierenden Serumfaktors. 6 Wochen nach der ersten Hauttransplantation wurden die Tiere getötet. Mit den Milzzellen des Empfängers führten wir GvHR, mit den LNC den RFT (mit unbehandelten Fi-Erythrocyten) und CMI durch.

Gruppe 2: Bei 18 LEW wurden (Fi x LEW)F_1-Nieren verpflanzt. Gleichzeitig erfolgte die bilaterale Nephrektomie des Empfängers. 6 Empfänger starben zwischen 25 und 64 Tagen, die restlichen überlebten mehr als 120 Tage. Bei diesen 12 Tieren wurde anfangs wöchentlich, später monatlich einmal Blut entnommen. Serum von 6 Tieren wurde verwendet für die Bestimmung des Lymphocytotoxins sowie Harnstoff-N. Die Sera der restlichen 6 Tiere dienten zur Feststellung des blockierenden Serumfaktors (mit RFI- und CMI-Test). 6 Tiere wurden am 120. Tag getötet. Mit den Lymphocyten wurden RFT und CMI und GvH mit Milzzellen durchgeführt. Bei den restlichen 6 Tieren erfolgte 3mal die Hauttransplantation wie bei Gruppe 1. Diese Tiere wurden 6 Wochen nach der 1. Hauttransplantation getötet und mit LNC und Serum die gleichen Tests wie bei Gruppe 1 vorgenommen. Der Test zur Feststellung des Lymphocytotoxins erfolgte nach MITTAL und Mitarb. (1968), RFT bzw. RFI, wie wir früher beschrieben haben (3) und der CMI-Test im wesentlichen nach der Methode von HELLSTRÖM (1971), GvH nach ELKINS (1964). Der RFT-Index wurde bereits von uns beschrieben (3).

Ergebnisse

Cellulärer Immunstatus. Die Rosettenformation der Empfängerlymphocyten war schon in der ersten Woche nach der Transplantation stark erhöht (Tabelle 1). Die Fähigkeit zur Rosettenbildung dieser Zellen war in der Gruppe 1 und 2 bis zur Tötung geblieben. CMI: Gruppe 1 war in den ersten 6 Wochen positiv, nach mehr als 22 Wochen negativ (Tabelle 1). In Gruppe 2 (Tabelle 1) waren sie bis zur 16. Woche bei allen Tieren negativ, nach Hautübertragung (in der 22. Woche) bei 4 von 6 Tests negativ. GvH: Die Gruppe 1 (Tabelle 1) zeigte GvHR in den ersten beiden Wochen bis zu Grad 3 und nahm in den folgenden Wochen ab. Nach der Hauttransplantation war der GvH-Grad nicht wesentlich erhöht. Gruppe 2 (Tabelle 1) zeigte bei Langüberlebenden in der 16. Woche keine Reaktion. Nach Hauttransplantation wurde sie in der 22. Woche fast negativ. Zur Kontrolle wurde bei 5 unbehandelten LEW-Ratten 3mal Haut wie bei den langüberlebenden Empfängern transplantiert. Die Milzzellen dieser Hautempfänger zeigten fast alle einen GvH-Grad von 3 (15 Tests).

Humoraler Immunstatus. Ein blockierender Serumfaktor konnte weder mit CMI noch mit RFI nachgewiesen werden. Die Bildung der Rosetten zwischen normalen LEW-LNC und Fi-RBC war durch Nierenempfängerserum in der Gruppe 1 schon 1 Woche nach der Transplantation stimuliert. Ab der 4. Woche war die Stimulation nicht mehr nachweisbar. In der Gruppe 2 war sie nur zwischen der 3. und 4. Woche stimuliert. Lymphocytotoxin: Der Titer war in der Gruppe 1 bis zur 6. Woche hoch (Tabelle 2), in der 22. Woche jedoch sehr niedrig (Tabelle 2). In Gruppe 2 stieg der Titer in der 2. Woche und danach blieb er bis zur 6. Woche konstant. Vor und nach der Hauttransplantation war er fast nicht mehr feststellbar.

Hauttransplantation. Fi-Haut wurde von unbehandelten LEW-Ratten in 9,7 $\pm$ 0,8 Tagen abgestoßen (n = 10). In der Gruppe 1 überlebte das erste Hauttransplantat sehr stark verlängert (24,3 $\pm$ 2,5 Tage). Das 2. Hauttransplantat überlebte ebenfalls verlängert, aber kürzer als das erste (14,0 $\pm$ 6,0 Tage). Die unspezifische

Tabelle 1. Celluläre Immunität

			Zahl d. Tiere	Testzahl f. jeden GvHR-Grad				CMI	RFT-Index
				0	1	2	3		
Zeitpunkt der Untersuchung (Wochen)	Gruppe 1	1	6	5	9	3	1	+	1,74 ± 0,47
		2	6	6	8	2	1	+	1,85 ± 0,26
		3	4	7	5	0	0	+	1,45 ± 0,16
		4	5	10	3	0	0	+	1,65 ± 0,38
		6	5	14	1	0	0	+	1,42 ± 0,11
		22[a]	3	2	7	0	0	-	2,02 ± 0,22
	Gruppe 2	16	6	17	1	0	0	-	1,44 ± 0,10
		22[a]	6	16	2	0	0	-~+	1,64 ± 0,29
normale Kontrolle [b]			5	15	0	0	0		
Kontrolle [c]			5	0	0	1	14		

[a] nach Hauttransplantation.
[b] GvHR durch Milzzellen nicht behandelter LEW-Ratten.
[c] GvHR durch Milzzellen aus nur 3malig hauttransplantierten LEW-Ratten.

Tabelle 2. Humorale Immunität

		Gruppe 1		Gruppe 2	
		RFT-Index	Lymphocytotoxin: Mittelwert von $\log_2$ (Titer)	RFT-Index	Lymphocytotoxin: Mittelwert von $\log_2$ (Titer)
Zeitpunkt der Serumabnahme vom Empfänger (Wochen)	1	1,48 ± 0,13	6,2	1,00 ± 0,13	1,7
	2	1,43 ± 0,22	5,4	1,17 ± 0,17	3,8
	3	1,27 ± 0,09	4,3	1,34 ± 0,23	3,7
	4	1,00 ± 0,08	6,0	1,19 ± 0,21	3,5
	6	1,24 ± 0,31	5,0	1,02 ± 0,14	3,0
	16	0,88 ± 0,16	/	1,00 ± 0,13	1,7
	22[a]	1,04 ± 0,04	2,3	0,96 ± 0,05	0,5

[a] nach Hauttransplantation.

BN-Haut wurde regelrecht abgestoßen. In Gruppe 2 überlebten das
1. und 2. Hauttransplantat beide gleich stark verlängert. Das
unspezifische Hauttransplantat wurde regelrecht abgestoßen.

Diskussion

Im Vergleich zum Ergebnis von WHITE und Mitarb. (1) wurden bei
unseren Experimenten Fi-Nieren von LEW-Empfängern schon nach 10
Tagen abgestoßen und nur 3 von 24 Empfängern überlebten mehr als
120 Tage. Dies weist darauf hin, daß minor-Histocompatibilitäts-
Antigene allein schon die Fähigkeit besitzen, Nieren abzustoßen.
Dagegen überlebten (Fi x LEW)F_1-Nieren in LEW-Empfängern fast
permanent (12 von 18). Die celluläre Immunität der Fi-Nierenem-
pfänger war bis zur 6. Woche vorhanden, jedoch bei GvH-Test mit
der Zeit abgeschwächt und bei Tieren, die mehr als 3 Monate überlebten, fast nicht mehr vorhanden. Durch Stimulation mit spenderspezifischem Antigen (in Form von Hauttransplantaten) ist die
celluläre Immunreaktion der Empfängerzellen kaum nachweisbar, obwohl Kontrolltiere durch gleiche Hauttransplantate eine sehr
starke celluläre Immunreaktion aufweisen. Also ist bei langüberlebenden Nierenempfängern dieser Kombination die celluläre Immunreaktion abgeschwächt. Der Lymphocytotoxintiter war bei langüberlebenden Nierenempfängern sehr niedrig. Gleichzeitig konnten wir
weder mit dem CMI- noch RFI-Test einen blockierenden Serumfaktor
nachweisen. Es könnte möglich sein, daß der blockierende Serumfaktor in sehr niedriger Konzentration da wäre, aber durch unsere
Technik nicht nachweisbar ist. Unseres Erachtens ist für die verlängerte Überlebensdauer bei dieser Kombination die abgeschwächte
celluläre Immunantwort hauptsächlich verantwortlich. Demnach kann
immunologisches Enhancement kaum eine Rolle für eine permanente
Überlebensdauer der Nierenempfänger spielen.

Zusammenfassung

Um den Immunstatus der langüberlebenden Nierenempfänger bei minor
histoincompatiblen Kombinationen zu prüfen, wurde LEW-Ratten Fi-
bzw. (Fi x LEW)F_1-Nieren verpflanzt. Gleichzeitig erfolgte die
bilaterale Nephrektomie des Empfängers. Um die celluläre Immunantwort zu prüfen, wurden die lokale GvH-Reaktion, der Mikrocytotoxizitätstest sowie Allorosetten-Formationstest mit Empfängerzellen durchgeführt. Um humorale Antikörper festzustellen, erfolgte die Bestimmung des Lymphocytotoxins im Empfängerserum. Zur
Feststellung eines blockierenden Serumfaktors wurde der Hellström-
test sowie Allorosettenformation-Inhibitionstest durchgeführt.

Die celluläre Immunantwort des Nierenempfängers war trotz der
Stimulation durch spenderspezifisches Antigen abgeschwächt. Ein
blockierender Serumfaktor war nicht vorhanden. Dieses Ergebnis
weist darauf hin, daß verlängertes Überleben des Nierenempfängers
bei schwach histocompatibler Kombination durch Suppression der
cellulären Immunantwort hervorgerufen wird.

Summary

To study the immunological status of indefinitely surviving recipients of histocompatible (minor histoincompatible) allografts we transplanted Fi or (Fi x LEW)F_1-kidneys to LEW-rats. At the same time bilateral nephrectomy was performed. To examine the cellular immune response we carried out local GvHR, microcytotoxicity assay and allorosette-formation test with recipient cells. We also studied lymphocytotoxins in the serum of recipients. To detect a blocking serum factor we used allorosette-formation inhibition test and microcytotoxicity assay. A blocking serum factor could not be found.

In spite of stimulation with donor specific skin graft the cellular immune response of prolonged surviving recipients was inhibited. Our results suggest that prolonged survival of minor histoincompatible renal allograft recipients was caused by suppression of cellular immune response.

Literatur

1. WHITE, E., et al.: Transplantation 8, 602 (1969)
2. MAHABIR, R.N., et al.: Transplantation 8, 369 (1969)
3. LIE, T.S., et al.: Res. exp. Med. 167, 171 (1976)

Dr. M. Kanda, Abteilung für Transplantationsforschung an der Chirurgischen Universitäts-Klinik, D-5300 Bonn-Venusberg

57. Nachweis eines spezifischen Defektes in der Effectorzellbildung nach Nieren- und Leberallotransplantation beim Menschen*

K. Wonigkeit und R. Pichlmayr

Klinik für Abdominal- und Transplantationschirurgie (Leiter: Prof. Dr. R. Pichlmayr) Medizinische Hochschule Hannover

Einleitung

Die Bildung cytotoxischer T-Lymphocyten spielt eine zentrale Rolle bei der Auslösung cellulärer Abstoßungsreaktionen. Die Fähigkeit, solche Zellen zu bilden, kann jetzt mit der gemischten Lymphocytenkultur und einem nachfolgenden Cytotoxizitätstest in vitro gemessen werden (1). Wir haben dieses Verfahren benutzt, um die postoperativen Veränderungen der spezifischen T-Zellreaktivität von Patienten nach allogener Nieren- und Lebertransplantation zu messen.

Material und Methoden

5 Patienten mit Leichennierentransplantaten und 1 Patientin mit orthotoper Lebertransplantation wurden über einen Zeitraum von 4-18 Monaten untersucht. In diesem Zeitraum hatten alle Patienten unter der üblichen immunsuppressiven Therapie einen unkomplizierten Verlauf und eine gute Transplantatfunktion. Die Fähigkeit, in der gemischten Lymphocytenkultur eine proliferative Reaktion zu entwickeln und cytotoxische Effectorzellen zu bilden, wurde sowohl vor als auch 2-4mal nach der Transplantation gemessen. Die für diese Untersuchungen erforderlichen lebenden Spenderzellen (Lymphocyten und Fibroblasten) wurden zum Zeitpunkt der Organgewinnung von den Transplantatspendern isoliert und bis zur Verwendung im Test durch Einfrieren in flüssigem Stickstoff konserviert. Die gemischten Lymphocytenkulturen wurden mit Empfängerblutlymphocyten und Mitomycin-gehemmten Milzzellen des Spenders oder einer Drittperson durchgeführt. Zwischen dem 4. und 7. Tag nach Kulturansatz wurde die proliferative Reaktion durch Einbau von ^{3}H-Thymidin, die cytotoxische Funktion durch einen ^{51}Cr-Release-Assay bestimmt. Zielzellen im cytotoxischen Test waren entweder Lymphoblasten in einem 6-Stunden-Assay oder Fibroblasten in einem 20-Stunden-Assay. Die proliferative Reaktivität wird als Stimulationsindex (S.I.), die cytotoxische Reaktivität der in der gemischten Lymphocytenkultur gebildeten Effectorzellen als % spezifischer ^{51}CR-Release (% S.R.) angegeben.

---

* Diese Untersuchungen wurden mit Unterstützung der Deutschen Forschungsgemeinschaft durchgeführt.

Tabelle 1. Übersicht über die Zahl der HL-A-Incompatibilitäten, die Veränderungen der spezifischen 2-Zellreaktionen, die bisherige Beobachtungsdauer und das klinische Ergebnis bei den untersuchten Patienten

Patient	Transplantiertes Organ	HLA-Incompatibilität (Zahl)	T-Zellreaktivität vor Transplantation		T-Zellreaktivität nach Transplantation		Beobachtungszeit (Monate)	klinisches Ergebnis
			proliferativ	cytotoxisch	proliferativ	cytotoxisch		
J.M.	Niere	2	+	+	–	–	4	gut
G.M.	Niere	2	+	+	+	–	18	sehr gut
V.J.	Niere	2	+	+	+	–	18	sehr gut
B.P.	Niere	1	+	+/–	+	+/–	6	sehr gut
R.K.	Niere	2	+	+	+	+	6	gut
I.D.	Leber	3	+	+	+	–	10	sehr gut

Ergebnisse

Tabelle 1 gibt eine Übersicht über die untersuchten Patienten, die Ergebnisse der HLA-Testung und die Änderungen der T-Zellreaktivität im postoperativen Verlauf. Vor der Transplantation war bei allen Patienten sowohl eine starke proliferaitve Reaktion gegen Spenderantigene als auch die Fähigkeit nachzuweisen, in der gemischten Lymphocytenkultur cytotoxische Effectorzellen zu bilden. Nach der Transplantation kam es bei einem nierentransplantierten Patienten (J.M.) zu einer unspezifischen Auslöschung beider Reaktionen, bei einem weiteren (R.K.) waren beide Reaktionen erhalten. Bei den drei übrigen nierentransplantierten Patienten und der Leberempfängerin kam es zu einer sehr starken Herabsetzung oder einem Verlust der Fähigkeit, cytotoxische Effectorzellen zu bilden, bei erhaltener proliferativer Reaktivität.

Während der Verlust sowohl der proliferativen als auch der cytotoxischen Reaktivität bei Patient J.M. unspezifisch war und sowohl die Reaktivität gegen den Spender als auch gegen die Drittperson betraf, war der Defekt in der Bildung cytotoxischer Effectorzellen bei den drei weiteren Nierenpatienten und der Leberpatientin spezifisch. Dies ist für Patient G.M. in der Tabelle 2 und für die Leberempfängerin I.D. in Tabelle 3 gezeigt. Die Stimulation durch Milzzellen einer Drittperson führte bei diesen Patienten zu normaler Effectorzellbildung gegen die entsprechenden Zielzellen.

Tabelle 2. Ergebnisse der Verlaufsuntersuchung der spezifischen T-Zellreaktivität bei dem nierentransplantierten Patienten G.M. Abkürzungen: S.I. = Stimulationsindex als Maß der proliferativen Reaktivität; % S.R. = Spezifischer ^{51}Cr-Release als Maß für die cytotoxische Kapazität der in der gemischten Lymphocytenkultur gebildeten Effectorzellen

Zeitpunkt nach Transplantation	Proliferatives u. cytotoxisches Spenderantigen		Reaktivität gegen Drittantigen	
	S.I.	% S.R.	S.I.	% S.R.
Tag 0[a]	67	35 ± 11	--	--
Tag 98[b]	10	3 ± 1	--	--
Tag 128[b]	60	15 ± 8	15	31 ± 4

[a] Zielzellen im Cytotoxizitätstest: Lymphoblasten.
[b] Zielzellen im Cytotoxizitätstest: Fibroblasten.

Diskussion

Mit dem hier verwendeten Testsystem kann die Fähigkeit, gegen stark incompatible allogene Zielzellen cytotoxische Effectorzellen zu bilden, in vitro gemessen werden. Eine Herabsetzung oder der Verlust dieser Fähigkeit im Verlauf nach einer Organtransplantation zeigt einen tiefgreifenden Defekt in der T-Zellreaktivität des Transplantatempfängers an.

Tabelle 3. Ergebnisse der Verlaufsuntersuchung der spezifischen T-Zellreaktivität bei Patientin I.D. nach orthotoper Leberallotransplantation. Vor der Transplantation war die Patientin in der Lage, sowohl eine proliferative als auch eine sehr starke cytotoxische Reaktion gegen Spenderantigen zu entwickeln. Nach der Transplantation kam es zu einer sehr starken Herabsetzung der Fähigkeit, cytotoxische Effectorzellen gegen Spenderantigene zu bilden. Die Effectorzellbildung gegen Drittantigene war erhalten. In sämtlichen Cytotoxizitätstesten wurden ^{51}Cr-markierte Nierenzellen als Zielzellen verwendet. Abkürzungen: S.I. = Stimulationsindex; % S.R. = Spezifischer ^{51}Cr-Release

Zeitpunkt nach Transplantation	Proliferatives u. cytotoxisches Spenderantigen		Reaktivität gegen Drittantigen	
	S.I.	% S.R.	S.I.	% S.R.
Tag 0	42	91 ± 4	--	--
Tag 53	25	2 ± 1	8	46 ± 6
Tag 224	7	13 ± 2	11	89 ± 23

Der hier beschriebene Defekt betrifft nur die Entwicklung cytotoxischer Effectorzellen, nicht jedoch die proliferative Reaktion gegen die Spenderantigene. Dieser Befund stellt eine weitere Bestätigung dafür dar, daß Proliferation und Differenzierung der cytotoxischen Funktion bei der Entwicklung von Allo-Immunreaktionen nicht notwendigerweise miteinander verbunden sind. EIJSVOOGEL und Mitarb. haben für den Menschen und BACH und Mitarb. für die Maus zeigen können, daß die Vorläufer der cytotoxischen Effectorzellen von den proliferierenden Zellen verschieden sind, zu ihrer Differenzierung in Effectorzellen jedoch von der Kooperation der proliferierenden Zellen abhängig sind (2, 3). Als Erklärung für den beobachteten Effekt kommt danach entweder eine selektive Hemmung der cytotoxischen Vorläuferzellen oder eine Störung der Kooperation in Betracht.

Die Effectorzellbildung gegen Drittantigene war bei den drei Patienten, die einen selektiven Ausfall nur der cytotoxischen Funktion aufwiesen, nicht behindert. Daraus ist zu schließen, daß dieser Defekt nicht durch die immunsuppressive Therapie allein hervorgerufen wird. Es ist vielmehr anzunehmen, daß er das Resultat des Zusammenwirkens von spezifischer antigener Stimulation durch die Antigene des Transplantats und gleichzeitiger unspezifischer Immunsuppression ist.

Die Bedeutung des beschriebenen Defektes in der in vitro-Reaktivität der T-Lymphocyten für den klinischen Verlauf ist aufgrund der bisherigen Befunde noch nicht sicher beurteilbar. Bei den hier untersuchten Patienten handelt es sich um ausgewählte Patienten mit guten klinischen Ergebnissen. Ähnliche Befunde wurden kürzlich auch von THOMAS und Mitarb. bei einer Gruppe von Patienten erhoben, die vor mehr als 10 Jahren HLA-incompatible Nierentransplantate von Lebendspendern erhalten hatten (4). Diese Patienten stellen ebenfalls eine Auswahl von Patienten mit besonders guten klinischen Ergebnissen dar. Es erscheint deshalb gerechtfertigt, den spezifischen Defekt in der Effectorzellbildung als Ausdruck für die Entwicklung einer spezifischen Adaptation des Immunsystems an das Transplantat und damit als ein prognostisch gutes Zeichen zu deuten.

Zusammenfassung

Bei 5 Empfängern von Leichennierentransplantaten und einer Patientin mit einer orthotopen Lebertransplantation wurde die spezifische T-Zellreaktivität vor und im Verlauf nach Transplantation mit der gemischten Lymphocytenkultur und einem indirekten Cytotoxizitätstest untersucht. Dabei konnte bei 3 Nierenempfängern und der Leberpatientin die Entwicklung eines spezifischen Defektes in der Fähigkeit, cytotoxische Effectorzellen in vitro zu bilden, beobachtet werden. Die proliferative Reaktivität im MLC war bei diesen Patienten nicht verändert.

Summary

In 5 recipients of cadaver kidney allografts and 1 patient with an orthotopic liver transplant specific in vitro reactivity of blood lymphocytes against donor antigens was monitored by means of the unilateral MLC assay and an indirect cytotoxicity assay (using MLC activated recipient lymphocytes as effector cells in a ^{51}Cr release assay). The liver patient and 3 of the kidney graft recipients developed a specific defect in the capability to generate cytotoxic effector cells in vitro. Proliferative reactivity against donor lymphocytes was retained in these patients.

Literatur

1. LIGHTBODY, J., et al.: G. Batt. Virol. <u>64</u>, 243 (1971)
2. EIJSVOOGEL, V., et al.: Transplant. Proc. <u>5</u>, 415 (1973)
3. BACH, F.H., et al.: Sience <u>180</u>, 403 (1973)
4. THOMAS, J., et al.: Transplant. Proc. 1977 (im Druck)

Dr. K. Wonigkeit, Klinik für Abdominal- und Transplantationschirurgie, Medizinische Hochschule Hannover, Karl-Wiechert-Allee 9, D-3000 Hannover

58. Organtoleranz und inkompletter Knochenmarkchimärismus beim Hund

J. von Scheel, H.-J. Kolb, C. Chaussy, I. Rieder, K. H. Duswald und K. Pielsticker

Institut für Chirurgische Forschung (Leiter: Prof. Dr. Dr. h.c. W. Brendel); Institut für Hämatologie, GSF (Leiter: Prof. Dr. S. Thierfelder); Urologische Klinik (Leiter: Prof. Dr. E. Schmiedt); Chirurgische Klinik (Leiter: Prof. Dr. G. Heberer); Pathologisches Institut (Leiter: Prof. M. Eder) Universität München

Die Knochenmarktransplantation ist die bisher einzige Methode, mit deren Hilfe es auch beim größeren Labortier (Hund) gelang, Organtoleranz zu erzielen. RAPAPORT konnte in groß angelegten Serien zeigen, daß die Toleranz nicht organspezifisch ist, sondern sich auf alle Gewebe bezieht, zum Beispiel Niere, Haut, Herz, Leber, Pankreas, Duodenum und Lunge ([1]). Er verwendete jedoch zur Konditionierung seiner Chimären ausschließlich die Ganzkörperbestrahlung (tbi), bei der es in der Regel zum kompletten Chimärismus kommt, das heißt, die Hämopoese wird vollständig vom Spenderknochenmark übernommen. Nach Vorbehandlung mit Cyclophosphamid (Cy) kommt es dagegen in der Regel zur Ausbildung eines gemischten Chimärismus, wobei der Anteil an spendertypischen Zellen sehr unterschiedlich sein kann. Ziel der vorliegenden Studie war es zu untersuchen, ob auch nach Cy-Vorbehandlung Organtoleranz entsteht und ob sie abhängig ist von dem Grad des etablierten Chimärismus.

Methodik

Knochenmarkempfänger waren 17 Beagles aus verschiedenen Hundezuchten. Zur Konditionierung erhielten sie 40 mg/kg KG Cyclophosphamid (Endoxan Asta) i.v. an drei aufeinander folgenden Tagen. Am Tag zuvor erhielten sie eine Transfusion von 60 ml Blut vom prospektiven Knochenmarkspender. Am 4. Tag wurden im Mittel 7×10^8 Knochenmarkzellen i.v. infundiert, die durch Punktion beider Oberschenkel, Oberarmknochen und beider Cristae iliacae gewonnen wurden. Spender waren 15 DL-A-identische und MLC-negative Wurfgeschwister entgegengesetzten Geschlechts. Im folgenden wurde über einen Zeitraum von 1-2 Jahren das Angehen des Knochenmarks verfolgt. Die dazu erforderlichen cytogenetischen Untersuchungen wurden in indirekten Knochenmarkkulturen und in Phytohämagglutinin-stimulierten Kulturen peripherer Lymphocyten am Tag 20, 50, 100, nach einem Jahr und in einigen Fällen nach 2 Jahren durchgeführt. Nur Mitosen, bei denen ein vollständiger Chromosomensatz nachweisbar war, wurden gewertet. Nach Möglichkeit wurden 20 Mitosen jeden Ansatzes ausgezählt. 8-20 Monate nach Knochenmarktransplantation wurden alle Hunde mit Ausnahme von 6 Spendern beidseitig nephrektomiert, und jeweils eine Niere wurde vom Knochenmarkspender auf den entsprechenden Knochenmarkempfänger transplantiert und umgekehrt. Die Nieren wurden mit 200 ml einer auf 4°C gekühlten Ringerlösung mit 2000 IU Heparin-Zusatz perfundiert und an die Iliacal-Gefäße des entsprechenden Empfängers angeschlossen. Die Gesamtischämiezeit lag zwischen 30 und 50 min. Der Anschluß des Ureters an die Blase erfolgte durch eine Neoureterocystostomie. Die Nierenfunktion wurde durch regelmäßige Kreatininbestimmung überwacht. Nach dem Tod eines Tieres wurde das Transplantat histologisch untersucht. Die Empfänger wurden nicht immunsupprimiert.

Tabelle 1. Ergebnisse der Nierentransplantation vom Knochenmarkempfänger auf den entsprechenden Spender

Hund Nr.	Überlebenszeit Tage	Todesursache
7380	0	technischer Fehler
N 38	3	arterielle Thrombose
P 614	11	Abstoßung
5273	21	Abstoßung
7373	22	(Abstoßung)[a]
N 57	28	Abstoßung
9391	41	Abstoßung
N 5	88	Abstoßung
D 29	153	Abstoßung

[a] Urämie ohne histologische Abstoßungszeichen.

Ergebnisse

Tabelle 1 zeigt die Ergebnisse der Nierentransplantation vom Knochenmarkempfänger auf den entsprechenden Spender. 2 Hunde (7380 und N 38) müssen von der Auswertung ausgeschlossen werden, da sie nicht Abstoßungs-bedingt starben. 1 Hund (7373) starb an Urämie am 22. Tag nach Transplantation ohne eindeutige histologische Abstoßungszeichen. Bei 6 Empfängern kam es jedoch nach 11-153 Tagen zur Abstoßung. Der Median lag bei 28 Tagen.

Von den 17 Chimären sind zur Zeit (17.12.76) 8 am Leben mit einer Überlebenszeit von 53 bis 809 Tagen (Tabelle 2). 3 weitere Hunde müssen von der Auswertung ausgeschlossen werden wegen Transplantatnekrose, venöser Thrombose bzw. Infektion. 4 Chimären starben infolge Abstoßung des Nierentransplantates am Tag 11, 15, 16 und 29. 1 Hund starb 73 Tage nach Nierentransplantation an einer Ureterstenose und einer sich daraus entwickelnden Urämie und Pneumo-

Tabelle 2. Nierentransplantation vom Knochenmarkspender auf den entsprechenden Empfänger

Spender Nr.	Empfänger Nr.	Chimärismus z. Zeitpunkt d. Nierentranspl. Überlebenszeit (Tage)		Todesursache
P 614	P 615	2	-	Transplantatnekrose
5273	5276	3	-	venöse Thrombose
N 38	N 40	3	-	Infektion
7373	7377	11	-	Abstoßung
n. t.	N 65	15	-	Abstoßung
7380	7384	16	-	Abstoßung
n. t.	L 22	29	-	Abstoßung
n. t.	L 38	> 53	-	lebt
n. t.	N 66	73	+	Ureterstenose, Pneumonie
n. t.	L 328	> 196	+	lebt
n. t.	N 79	> 207	+	lebt
N 38	N 43	> 234	+	lebt
7380	7383	> 404	-	lebt
N 57	N 56	> 447	-	lebt
D 29	D 26	345	+	Ileus nach Geburt
9391	9392	> 529	+	lebt
N 5	N 10	> 809	+	lebt

n. t. = nicht transplantiert.

nie. Ein anderer Hund starb 345 Tage nach Nierentransplantation an einem Ileus nach Geburt. In den Transplantaten beider letztgenannten Hunde waren keine Abstoßungszeichen nachweisbar. Die mediane Überlebenszeit der nierentransplantierten Chimären liegt gegenwärtig bei 201,5 Tagen.

Die Cytogenetik zeigte bei den meisten Hunden einen gemischten Chimärismus. Bei 7 Hunden war der Chimärismus nur geringgradig ausgeprägt. Zum Zeitpunkt der Nierentransplantation waren weder im Knochenmark noch in peripheren Lymphocyten spendertypische Zellen nachweisbar (reversal). Bei 4 von diesen Hunden kam es zwischen dem 11. und 29. postoperativen Tag zur Abstoßung des Transplantates. 3 Hunde jedoch (L 38, 7383 und N 56) akzeptierten das Nierentransplantat vom Knochenmarkspender trotz reversal und leben jetzt 53 bzw. 404 bzw. 447 Tage nach Nierentransplantation. Bei den übrigen 7 Hunden bestand ein persistierender Chimärismus von 30 bis 100% spendertypischer Hämopoese, auch ein bzw. 2 Jahre nach Knochenmarktransplantation. Diese Tiere akzeptierten ausnahmslos ihr Nierentransplantat, keine Niere wurde trotz nachgewiesenem Chimärismus abgestoßen.

Diskussion

Die Ergebnisse der Nierentransplantation vom Knochenmarkempfänger auf den entsprechenden Spender stimmten mit denen anderer Autoren (2, 3) darin überein, daß Identität mit SD-Antigenen zu einer erheblichen Verlängerung der Überlebenszeit von Organtransplantaten führt. Dennoch ist auch bei optimaler Gewebetypisierung die Abstoßung solcher Transplantate ohne Immunsuppression unvermeidbar. Die maximale Überlebenszeit betrug 153 Tage. Die Chimären dagegen leben inzwischen bis zu knapp 3 Jahren. Cy-vorbehandelte Chimären entwickeln also Organtoleranz wie Strahlenchimären. Daß es sich dabei um Toleranz und nicht etwa um Immundefizienz handelt, geht daraus hervor, daß wir nur Langzeitchimären für die Nierentransplantation verwendeten, das heißt, nicht eher als 200 Tage nach Knochenmarktransplantation. Zu diesem Zeitpunkt ist nach OCHS und Mitarb. (4) der humorale und celluläre Immunstatus bei Chimären normal. Dies konnte insofern durch unsere Untersuchungen bestätigt werden, als wir bei den Chimären, deren Spender selbst nicht transplantiert wurden, Hauttransplantationen durchführen konnten, bei denen Haut vom Knochenmarkspender akzeptiert wurde, wogegen Haut von unverwandten Spendern innerhalb der normalen Zeit abgestoßen wurde. Erstaunlicherweise waren nicht nur Chimären mit hohem Grade an spendertypischer Hämopoese tolerant, sondern auch 3 Hunde (L 38, 7383, N 56) mit komplettem reversal ihres Chimärismus, wobei allerdings ein geringgradiger Chimärismus von weniger als 5% bei diesen Hunden nicht ausgeschlossen werden kann. Eine mögliche Erklärung für dieses Phänomen ist, daß es zwei verschiedene Wege der Rückbildung eines Cy-induzierten Chimärismus gibt. Der eine wäre eine immunologische Reaktion, das heißt Abstoßung des transplantierten Knochenmarks, der andere wäre ein mehr gradueller, nicht immunologischer Ersatz des transplantierten Marks durch die empfängereigene Hämopoese. Bei letzterem würde ein vorübergehender Chimärismus von wenigen Monaten Dauer ausreichen, um Toleranz gegen Organe des Knochenmarkspenders zu erzeugen.

Zusammenfassung

Cyclophosphamid-vorbehandelte Knochenmarkchimären entwickeln Transplantationstoleranz gegenüber Organen des Knochenmarkspenders wie strahleninduzierte Chimären, wenn der Chimärismus persistiert (n = 7). Bei 4 von 7 Hunden, bei denen nur vorübergehend spendertypische Zellen im Knochenmark oder peripheren Blut nachweisbar waren, kam es zwischen 11 und 29 Tagen zur Abstoßung. 3 Hunde jedoch akzeptierten ihr Nierentransplantat trotz reversal. Die Persistenz des Chimärismus ist also nicht unabdingbare Voraussetzung für die Entwicklung und Unterhaltung von Organtoleranz. Daraus ergibt sich, daß die Rückbildung spendertypischer Hämopoese bei Cy-Chimären möglicherweise auf zwei verschiedenen Mechanismen beruht, das heißt entweder immunologischer Abstossung oder nicht immunologischem, allmählichem Ersatz des transplantierten Knochenmarks durch des Empfängers eigene Hämopoese.

Summary

Cyclophosphamide-induced chimeras develop organ tolerance as do radiation chimeras, as long as hemopoietic cells of donor origin are detectable, independent of the degree of chimerism (n = 7). 4 of 7 dogs with reversion of chimerism rejected their kidney grafts within 11 to 29 days. Three of them, however, retained their kidney grafts permanently indicating that a transient chimerism of a few months duration may be sufficient for induction of tolerance to marrow donor organs in Cy-chimeras. The results suggest that the reversion of chimerism in Cy-chimeras may be due to different mechanisms either immunological rejection or a non-immunological substitution of the grafted marrow by the host's own hemopoiesis.

Literatur

1. RAPAPORT, F.T., LAWRENCE, H.S., BACHVAROFF, R.J., et al.: Transplant. Proc. 8, 249 (1976)
2. RAPAPORT, F.T., HANAOKA, T., SHIMADA, T., et al.: J. exp. Med. 131, 831 (1970)
3. WESTBROEK, D.L., SILBERBUSCH, J., VRIESENDORP, H.M., et al.: Transplantation 14, 582 (1972)
4. OCHS, H.D., STORB, R., THOMAS, E.D., et al.: J. Immunol. 113, 1039 (1974)

Dr. J. von Scheel, Institut für Chirurgische Forschung an der Chirurgischen Universitätsklinik München, Nußbaumstraße 20, D-8000 München 2

59. Fibrinolytische Aktivität in hyperakut abgestoßenen Lungenallotransplantaten

P. Möschl, G. Lubec, A. Keiler, G. Salem, W. Kreuzer und J. Navratil

Aus der II. Chirurgischen Universitätsklinik Wien (Vorstand: Prof. Dr. J. Navratil) und der Universitätskinderklinik Wien (Vorstand: Prof. Dr. H. Asperger)

Die durch Immunreaktion aktivierten, biologisch wirksamen Mediatorsysteme prägen das Bild einer hyperakuten Organtransplantatabstoßung. Neben Komplement als primären Immunmediator sind die multiplen Interaktionen dieses Enzymsystems mit dem Kallikrein-Kinin-, Gerinnungs- und Fibrinolysesystem als bedeutend für die Pathophysiologie dieser Immunreaktion erkannt. Der unterschiedliche Gehalt an Mediatoren in den einzelnen Organtransplantaten müßte daher einen organspezifischen Charakter der hyperakuten Abstoßung wesentlich mitentscheiden.

Diese Überlegung führte zur vorliegenden experimentellen Studie, welche sich mit der Änderung der fibrinolytischen Aktivität in hyperakut abgestoßenen Lungenallotransplantaten befaßt.

Methodik

Gruppe A. 7 Bastardhunde wurden durch 4-7 Vollhauttransplantate in 14-tägigen Zeitabständen sensibilisiert. Anschließend wurde entsprechend dem lymphocytotoxischen Antikörpertiter (NIH) eine dem jeweiligen Hautspender entnommene linke Lunge orthotop übertragen. Der Bronchus des Transplantates wurde intubiert und die Lunge unter standardisierten Bedingungen ventiliert. 15 Minuten nach Anastomoseneröffnung sowie nach Abfall des pO_2 in den Lungenvenen des Transplantates auf den zentralvenösen Wert wurden Gewebsproben aus dem Transplantat zur Bestimmung der fibrinolytischen Aktivität entnommen.

Gruppe B. An 5 Hunden wurde unter gleichen Versuchsbedingungen wie in Gruppe A eine Lungenreimplantation vorgenommen. Die Gewebsentnahmen erfolgten 15 und 180 Minuten nach Rezirkulationsbeginn.

Gruppe C. Biopsien aus 5 normalen Hundelungen dienten als Kontrollgruppe.

Aus den Biopsien wurden Gewebsstanzen ($\emptyset$ = 3 mm) entnommen, 3 mal je 1 Minute in gepufferter Hanks-Lösung mit einem Merthiolatzusatz 1:10.000 gewaschen und auf standardisierte Fibrinplatten plaziert (2). Kontrollversuche erfolgten an plasminogenaktivierten Fibrinplatten (2). Zur Signifikanzanalyse der Ergebnisse wurden die Quadrate der mittleren Durchmesser der Lysehöfe herangezogen.

Ergebnisse

Alle Lungen der Gruppe A boten das histomorphologisch verifizierte Bild der hyperakuten Abstoßung, die abgestoßenen Lungen wurden nach 3 bis 12 Stunden Zirkulationsdauer entfernt.

Innerhalb von 15 Minuten nach Anastomoseneröffnung kam es zu einer deutlichen Erhöhung der fibrinolytischen Aktivität in allen Lungentransplantaten der Gruppe A (Abb. 1, 2). Dieser Anstieg war gegenüber der Aktivität in den reimplantierten Lungen der Gruppe B (t = 8,42; p<0,001) und in den normalen Hundelungen der Gruppe C (t = 9,78; p<0,001) hoch signifikant. Die mit den plasminogenfreien Fibrinplatten erfaßte Fibrinolyse (Plasmin, unspezifische Proteolyse) ergab gleichfalls (Abb. 2) eine sig-

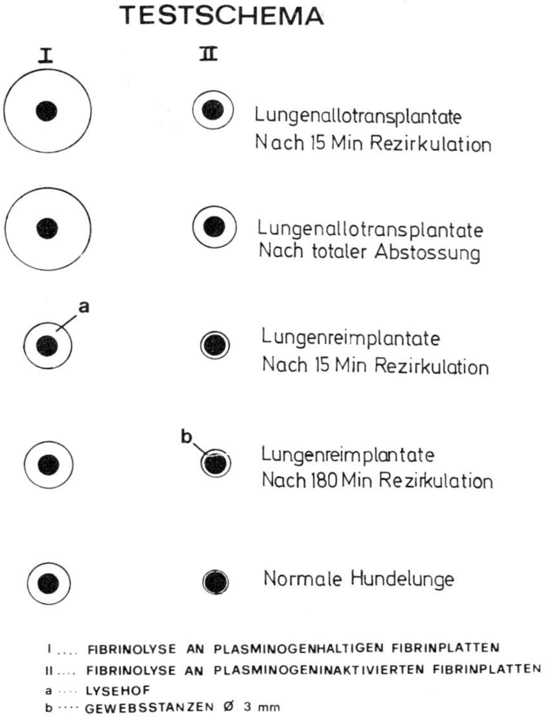

TESTSCHEMA

I   II

○   ●   Lungenallotransplantate
         Nach 15 Min Rezirkulation

○   ●   Lungenallotransplantate
         Nach totaler Abstossung

○ᵃ ●   Lungenreimplantate
         Nach 15 Min Rezirkulation

○   ●ᵇ Lungenreimplantate
         Nach 180 Min Rezirkulation

○   ●   Normale Hundelunge

I .... FIBRINOLYSE AN PLASMINOGENHALTIGEN FIBRINPLATTEN
II .... FIBRINOLYSE AN PLASMINOGENINAKTIVIERTEN FIBRINPLATTEN
a .... LYSEHOF
b .... GEWEBSSTANZEN Ø 3 mm

Abb. 1. Schematische Darstellung der Testanordnung und der mittleren Lysehöfe

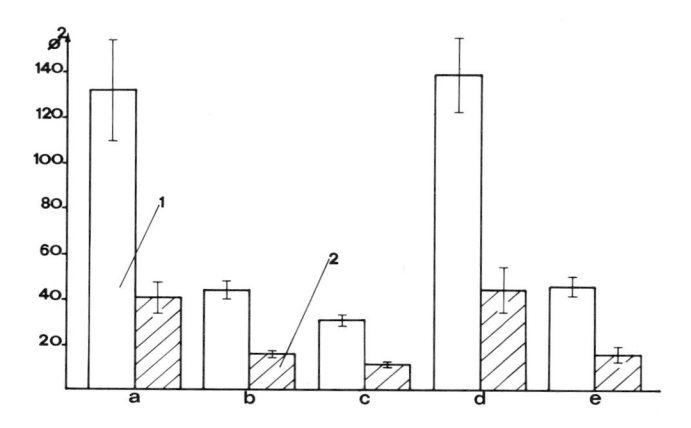

*Abb. 2. Mittelwerte und Standardabweichungen der quadrierten
mittleren Durchmesser von Lysehöfen in plasminogenenthaltenden (1)
und plasminogenfreien (2) Fibrinplatten. Gewebsstanzen (Ø = 3 mm)
aus:
(a). Lungenallotransplantaten nach 15 Minuten Rezirkulation
(n = 7); (b). Lungenreimplantaten nach 15 Minuten Rezirkulation
(n = 5); (c). normalen Hundelungen (n = 5); (d). Lungenallotransplantaten nach völliger Abstoßung (n = 7); (e) Lungenreimplantaten nach 180 Minuten Rezirkulation (n = 5)*

nifikant erhöhte Enzymaktivität (vgl. Gruppe B: t = 7,97,
p<0,001; vgl. Gruppe C: t = 9,54, p<0,001). Im folgenden Abstos-
sungsverlauf in Gruppe A sowie 3 Stunden nach Replantation in
Gruppe B kam es zu keinen weiteren signifikanten Aktivitätsände-
rungen.

Diskussion

Die im Rahmen einer hyperakuten Transplantatabstoßung auftretende
Fibrinolyse ist aufgrund der bekannten multiplen Interaktionen
mit anderen Immunmediatoren nicht allein als Folge von Gerinnungs-
mechanismen anzusehen. Eine im Transplantat erhöhte Fibrinolyse
kann einerseits durch die im Blutstrom zugeführten und durch
Immunmechanismen im Transplantat aktivierten Enzymsysteme, andererseits aber sekundär zum Immungeschehen durch vermehrte Aktivierung der besonders in der Lunge reichlich vorhandenen Plasminogenaktivatoren erklärt werden.

Bisherige Berichte über Veränderungen der fibrinolytischen Aktivität in der Lunge beziehen sich zum Großteil auf das Syndrom
der Schocklunge. Untersuchungen von BLÜMEL und Mitarb. (5) in
Bezug auf dieses Geschehen ergaben keine Veränderungen der fibrinolytischen Aktivität. Im protrahierten Schockverlauf konnte von
BLEYEL und Mitarb. (1) eine signifikante Aktivitätsminderung
festgestellt werden.

Demgegenüber scheint es von besonderem Interesse, daß während der
Lungenschädigung in der hyperakuten Abstoßung eine signifikante

Erhöhung der fibrinolytischen Aktivität eintritt, welche bis zu einer Abstoßungsdauer von 12 Stunden nachzuweisen ist.

Der fibrinolytischen Wirkung aller proteolytischen Enzyme mit breitem Wirkungsspektrum, die im besonderen aus PMN-Leukocyten stammen und deren Wirkung im Transplantat am Beispiel der Kollagenasen nachgewiesen werden konnte (3), kommt im Rahmen der hyperakuten Abstoßung eine wesentliche Bedeutung zu. Diese allein kann jedoch nicht ausreichend die Erhöhung der spezifischen fibrinolytischen Aktivität erklären. Ebenso muß der Reimplantationseffekt (zum Beispiel Ischämie) als einzige Ursache aufgrund der Ergebnisse an Reimplantaten ausgeschlossen werden.

Obwohl unsere quantitativen Untersuchungen noch keine Spekulation über den Mechanismus und den Ort der erhöhten fibrinolytischen Aktivität erlauben, scheint es wesentlich, darauf hinzuweisen, daß der endothelständige Plasminogenaktivator im Gegensatz zu den peripheren Gefäßen in der Lunge in Arteriolen lokalisiert ist (4) und damit einen Schutz der Endstrombahn darstellt. Aufgrund der in unseren Versuchen festzustellenden signifikanten Erhöhung der fibrinolytischen Aktivität kann jedenfalls ein Plasminogenaktivatorverbrauch im Rahmen der hyperakuten Lungentransplantatabstoßung pathophysiologisch nicht bedeutsam sein, sondern könnte im Gegensatz dazu weitgehend erhaltenen Blutfluß bei Funktionsverlust der abgestoßenen Lungen erklären.

Zusammenfassung

In hyperakut abgestoßenen Lungenallotransplantaten ist eine signifikant erhöhte fibrinolytische Aktivität festzustellen, die den in diesem Reaktionsablauf nur gering beeinträchtigten Blutfluß erklären könnte.

Summary

In hyperacute rejected lung allografts a significantly elevated fibrinolytic activity can be demonstrated which could explain why blood flow is only slightly impaired during this process.

Literatur

1. BÜSING, C.M., BLEYL, U., JAEGER, J.W.: Das Verhalten des fibrinolytischen Potentials der Lungenstrombahn im Schock. Verh. dtsche. Ges. Path. 59, 466 (1975)
2. LASSEN, M.: Heat denaturation of plasminogen in the fibrin plate method. Acta physiol. scand. 27, 371 (1952)
3. LUBEC, C., MÖSCHL, P., KEILER, A., SZALAY, S.: Mediators of immunological inflammation I: Collagenase activity in hyperacute lung allografts rejection. In Vorbereitung

4. RISBERG, B., PETERSON, H.I., ZETTERGREN, L.: Fibrinolysis of the Lung: An Experimental Study on the Location of Plasminogen Activator in the Rat lung. Microvasc. Res. $\underline{9}$, 222 (1975)
5. SCHLAG, G., BLÜMEL, G., REGELE, H.: Perkutane Nadelbiopsie der Lunge bei Versuchstieren und bei schwerverletzten Patienten. In: Neue Aspekte der Trasylol-Therapie, Bd. 6, S. 269. Stuttgart-New York: Schattauer 1973

Dr. P. Möschl, II. Chirurgische Universitätsklinik, Spitalgasse 23, A-1090 Wien

60. Fortschritte in der Isoliertechnik Langerhansscher Inseln zur Transplantation

K. D. Rumpf

Aus der Klinik für Abdominal- und Transplantationschirurgie
(Leiter: Prof. Dr. R. Pichlmayr) Medizinische Hochschule Hannover

Die schwerwiegenden, bis jetzt noch ungelösten Probleme bei juvenilen Diabetikern haben verschiedentlich zu Versuchen geführt, die Zuckerkrankheit durch eine Transplantation Langerhansscher Inseln zu behandeln. Entsprechende Bemühungen fanden bisher ihre Grenzen erstens in der Reinheit und zweitens in der Gesamtzahl isolierter Inseln.

Durch die Abkehr von der manuellen Dissektions-Technik zu Pauschal-Trennmethoden (3) gelang es in den letzten Jahren, diabetischen Ratten, Hamstern und Affen bis zu je 1000 Inseln zu verpflanzen. So konnte eine Normalisierung des Glucosestoffwechsels auf längere Zeit erreicht werden (4, 5). Die Gesamtzahl der dabei übertragenen Inseln erscheint allerdings sehr niedrig zu sein, wenn man sich die "Normalausstattung" eines gesunden Tieres vor Augen hält.

Über die Reinheit der bisher verwendeten Inselpräparate, d.h. über den Grad ihrer Vermischung mit endokrinem Gewebe, liegen objektive Daten nicht vor. Sie wären aber von Bedeutung, wenn man bedenkt, daß Fortschritte in der Isoliertechnik durch sie überhaupt erst erkennbar und vergleichbar werden und daß man autolytische Prozesse als Ursachen für Teil- oder Mißerfolge so besser beurteilen kann.

Wir haben die folgenden Versuche mit dem Ziel durchgeführt, durch Ausarbeitung und Fortentwicklung eines Sieb-Kammer-Systems und einer Ficoll-Gradient-Trennmethode sowohl die Reinheit als auch die Gesamtzahl isolierter Langerhansscher Inseln zu verbessern. Es soll die resultierende Funktionsantwort durch allgemein-medizinische Parameter und durch Provokationstests beim transplantierten Empfänger überprüft werden.

Material und Methoden

Die Versuche wurden im genetisch isologen System an männlichen Lewis-Ratten durchgeführt. Wir haben zunächst das Pankreasorgan bei je 12 ausgewachsenen Spendertieren unter sterilen Bedingungen entfernt. Das gesammelte Gewebe wurde zu ca. 1 mm^3 großen Partikeln zerkleinert und in spezielle Siebkammern verbracht. Diese

Systeme waren in sich geschlossen. Sie enthielten Edelstahlsiebe, in denen das Pankraes-Gewebe mit Kollagenase-Lösungen abnehmender Konzentrationen inkubiert werden konnte (Abb. 1).

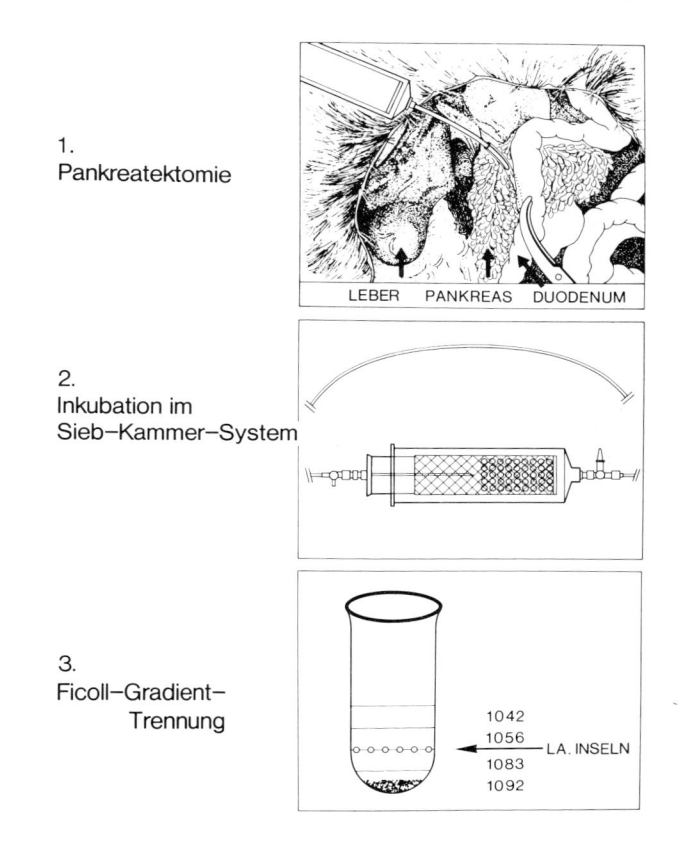

Abb. 1. Technik der Isolierung vitaler Langerhansscher Inseln aus Ratten-Pankreas

1. Pankreatektomie

2. Inkubation im Sieb-Kammer-System

3. Ficoll-Gradient-Trennung

Freigesetzte Inseln wurden sofort nach Spülung aus dem aggressiven Inkubationsmedium entfernt. Nach einigen Aufarbeitungsschritten erfolgte die Abtrennung Langerhansscher Inseln von gleichgroßen Drüsenpartikeln in einer absteigenden Ficoll-Gradient-Zentrifugation.

Über die Reinheit der so gewonnenen konzentrierten Inselsuspension gab der Insulin/Amylase- und der Insulin/Protein-Quotient Auskunft. Beide sind jeweils vor und nach einer Zerstörung der Zellmembranen mit Ultraschall bestimmt worden.

Die biologische Testung erfolgte an Streptozotocin-diabetischen Ratten. Diesen wurde die Gesamtmenge isolierter Inseln über die Pfortader in die Leber eingegeben. Ihr Körpergewicht, Blutzucker- und Insulingehalt i.S., sowie ein i.v.-Glucosebelastungstest mit Berechnung des Glucose-Assimilations-Koeffizienten (GAK) ließen Rückschlüsse auf die Inselfunktion auch noch zu einem späteren Zeitpunkt zu.

Ergebnisse

Zur Erhöhung der gesamten Inselmenge wurden folgende Modifikationen an der genannten Isoliertechnik vorgenommen:

1. Das Inkubationssystem hatte eine Größenordnung, die es erlaubte, sämtliches Pankraesgewebe von 12 Spendertieren aufzunehmen und gleichzeitig zu verarbeiten.
2. Bei 5 Kollagenase-Inkubationsschritten wurden allein die Gewebsextrakte weiterverarbeitet, deren Inselausbeute ausreichend hoch lag. Entsprechende Kontrollen der Nativpräparate im Stereomikroskop ermöglichten eine Beurteilung der Insel-Häufigkeit.
3. Als optimale Dichtewerte für die Ficoll-Gradient-Herstellung konnten empirisch ermittelt werden: 1045/1056/1072 und 1092. Sämtliche Inseln sammelten sich in der Intermediärschicht zwischen den beiden mittleren Lösungen, wo sie abpipettiert werden konnten.

Durch Anwendung dieser Technik gelang es schließlich, pro Versuch 4000-6000 vitale Langerhanssche Inseln freizusetzen und für Transplantationen weiterzuverwenden. Ihr biochemischer Reinheitsgrad wurde in vitro zu folgenden Werten bestimmt: Tabelle 1

Tabelle 1. Insulin/α-Amylase und Insulin/Protein-Quotient isolierter Langerhansscher Inseln nach Ultraschall-Zerstörung in vitro

La. Inseln/ Ansatz	Insulin/Amylase (E/U)	Insulin/Protein (E/g)
500	$56,4 \pm 8,9 \times 10^{-6}$ ($\bar{x} \pm$ SEM)	$0,75 \pm 0,09$ ($\bar{x} \pm$ SEM)
1500	$182,3 \pm 15,3 \times 10^{-6}$ (")	$1,91 \pm 0,30$ (")
2500	$246,7 \pm 37,5 \times 10^{-6}$ (")	$2,98 \pm 0,35$ (")
3400	$369,3 \pm 41,8 \times 10^{-6}$ (")	$4,21 \pm 0,62$ (")

Die hohe Gesamtausbeute an Inseln macht es möglich, unterschiedlich große Mengen auf ein Tier zu übertragen. Dabei zeigte sich, daß es erforderlich ist, mehr als 2100 Inseln zu transplantieren, um zu einer sicheren Funktionsantwort beim Empfänger zu kommen (Abb. 2).

Unter diesen Bedingungen konnte eine Normalisierung von Körpergewicht und Blutzucker und das Wiedererscheinen von meßbarem Insulin im Serum des Empfängers registriert werden. Die i.v.-Glucose-Belastung führte zu einer hyperglykämischen Reaktion, die der normaler Tiere entsprach. Der Glucoseassimilations-Koeffizient konnte nach der Gabe von ca. 2500 Inseln zu K = 2,9 (n.: K>1,2) bestimmt werden (Abb. 3).

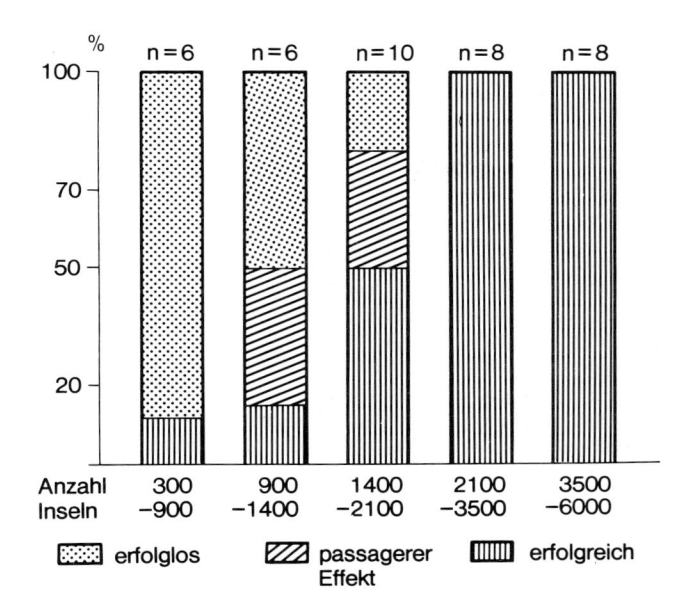

Abb. 2. Transplantationserfolg isolierter Langerhansscher Inseln in isologer Rattenleber in Abhängigkeit von der Inselmenge

Diskussion

Eine erfolgreiche Insel- Transplantation setzt die Präparation Langerhansscher Inseln voraus, die auch am Implantationsort von exokrinen Gewebsresten nicht geschädigt werden. Deren Anteil scheint, gemessen an seiner Amylase-Aktivität, bei der dargestellten Präparationstechnik sehr gering zu sein.

Die Verwendung der geschlossenen Siebkammer-Technik ermöglicht es, freigesetzte Inseln vom schädigenden Kollagenase-Agens sofort zu entfernen. Es geschieht durch Spülung mit Hanks'scher Lösung, so daß gleichzeitig eine extreme Verdünnung des proteolytischen Enzyms und damit seine Inaktivierung erreicht wird.

Früher war gezeigt worden, daß auch die Übertragung von weniger als 1000 Langerhansscher Inseln einen Insulinmangel-Diabetes reversibel gestalten konnte (1, 2). Bei der Ausstattung einer gesunden Ratte mit ca. 200 000-300 000 und eines Menschen mit ca. 1-1,5 x 10^6 Langerhansschen Inseln ist dies, auch in Anbetracht der bekannt hohen Funktionsreserve des Organs, kaum verständlich. In den dargelegten eigenen Versuchen konnte die Erkenntnis gewonnen werden, daß mit einem sicheren Transplantationserfolg bei der Ratte erst bei mehr als 2100 Inseln zu rechnen ist. Es wird eine Technik angegeben, mit der Inseln dieser Größenordnung gewonnen werden können, denn Fortschritte auf dem Gebiet der Inseltransplantation scheinen besonders an die Weiterentwicklung leistungsfähiger Isoliermethoden gebunden zu sein.

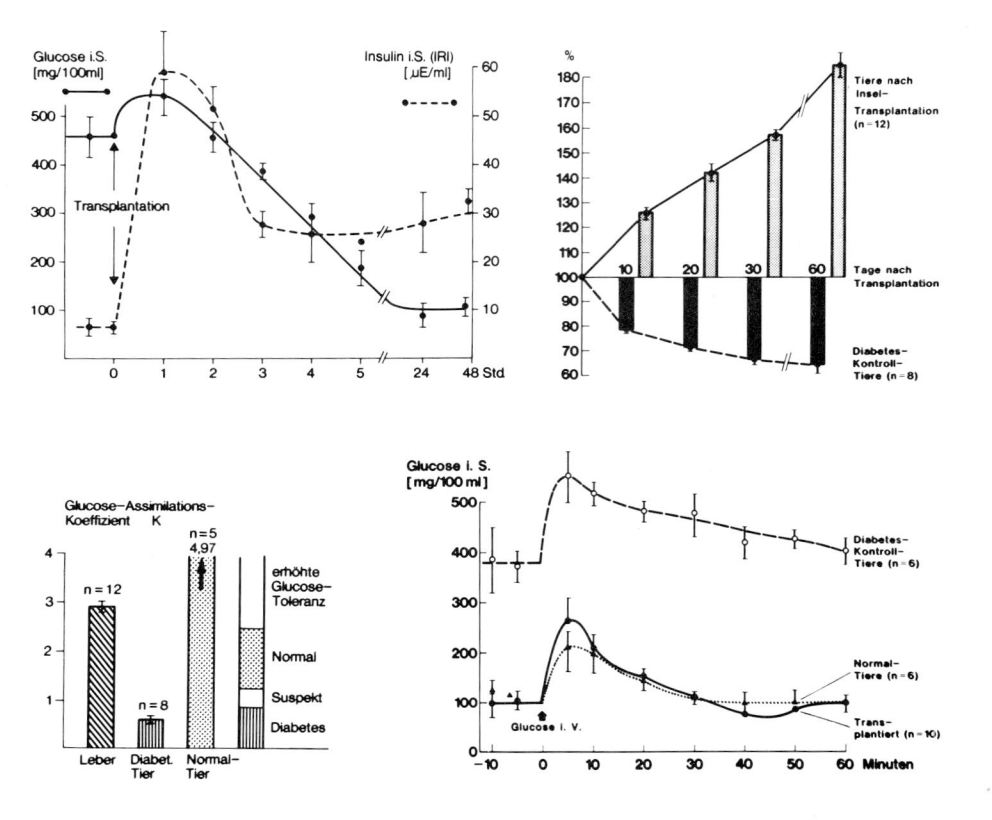

Abb. 3. Körpergewicht, Blutzucker, Insulin i.S. (IRI), GTT und GAK beim isologen Empfängertier nach Transplantation von 2100 isolierten Langerhansschen Inseln in die Rattenleber

Zusammenfassung

Es wird eine verbesserte Technik angegeben, mit der pro Ansatz bis zu 6000 vitale Langerhanssche Inseln aus Ratten-Pankreata isoliert werden können. Bei diesen wird in vitro der Insulin-Amylase und der Insulin/Protein-Quotient bestimmt. Die biologische Testung erfolgt durch isologe Transplantationsversuche: Körpergewicht, Blutzucker, Insulin i.S. der Empfängertiere sowie deren Glucose-Toleranz und die Größe der Glucose-Assimilation geben Hinweise auf die Vitalität der Inseln nach Durchlaufen der Isoliertechnik.

Summary

An improved technique is described which yields up to 6,000 isolated islets of Langerhans from the pancreas of rats.

The quotients for insulin/amylase and insulin/protein were estimated in vitro. For in vivo testing isologous transplantations of islets were performed. Several parameters such as total bodyweight, blood sugar levels, insulin i.s., glucose-tolerance and glucose-assimilation tests demonstrated that the islets still retained their normal function despite the isolation procedure.

Literatur

1. BALLINGER, W.F., LACY, P.E.: Transplantation of intact pancreatic islets in rats. Surgery 72, 2, 175 (1972)
2. RUMPF, K.D., SCHWEITZER, G., PICHLMAYR, R., TRAUTSCHOLD, I.: Die Transplantation vitaler Langerhans'scher Inseln bei diabetischen Empfängertieren. Langenbecks Arch. Chir., Suppl. Chir. Forum 1975, 103
3. SCHARP, D.W., KEMP, C.B., KNIGHT, M.J., BALLINGER, W.F., LACY, P.E.: The use of Ficoll in the preparation of viable islets of Langerhans from the rat pancreas. Transplantation 16, 6, 686 (1973)
4. SCHARP, D.W., MURPHY, J.J., NEWTON, W.F., BALLINGER, W.F., LACY, P.E.: Transplantation of Langerhans islets in diabetic monkeys. Surgery 77, 100 (1975)
5. SUTHERLAND, D.E., STEFFES, M.W., NAJARIAN, J.S.: Isolation of human and porchine islets of Langerhans and islets transplantation in pigs. J. surg. Res. 16, 102 (1974)

Dr. K.D. Rumpf, Klinik für Abdominal- und Transplantationschirurgie, Medizinische Hochschule Hannover, Karl-Wiechert-Allee 9, D-3000 Hannover

Chirurgisches Forum 1978
(München, 3.-6. Mai 1978)

Vortragsanmeldungen

Die Sitzungen des FORUM sind ein fester Bestandteil im Gesamtkongreßprogramm. Sie bestehen aus 8-Minuten-Vorträgen mit ausreichender Diskussionszeit über Ergebnisse aus der experimentellen und klinischen Forschung. Zur Beteiligung sind bevorzugt der chirurgische Nachwuchs, aber auch junge Forscher aus anderen medizinischen Fachgebieten zur Pflege interdisziplinarer Kontakte aufgefordert. Verhandlungssprachen sind Deutsch und Englisch.

Als *Leitthemen* der einzelnen Sitzungen sind vorgesehen: Schock, Herz, Gefäßsystem, Lunge, Magen und Darm, Leber – Galle – Pankreas, Nieren, Transplantation, endokrine Organe, Trauma, prä- und postoperative Behandlung, Wundheilung und -behandlung.

Die Auswahl der Sitzungstitel für das endgültige Programm richtet sich nach dem zahlenmäßigen Überwiegen der eingereichten Beiträge zu den verschiedenen Themenkreisen auf der Basis der Qualitätsbewertung (siehe 5).

Bedingungen

1. Für die Anmeldung ist eine Kurzfassung in sechsfacher Ausfertigung bis spätestens
   30. September 1977 an den FORUM-Ausschuß der Deutschen Gesellschaft für Chirurgie

   Sekretariat „Chirurgisches FORUM"
   Chirurgische Universitätsklinik
   6900 Heidelberg

   einzusenden. Bereits veröffentlichte Arbeiten dürfen nicht eingesandt werden!

Kurzfassung

2. Die Kurzfassung soll in klarer Gliederung ausschließlich objektive Fakten über die Zahl der Untersuchungen oder Experimente, die angewandten Methoden und endgültige Ergebnisse enthalten. Ausführliche Einleitungen, historische Daten und Literaturübersichten sind zu vermeiden. Nur Mitteilungen von wesentlichem Informationswert ermöglichen eine sachliche Beurteilung durch die Mitglieder des wissenschaftlichen Beirats.

3. Auf einem *vorgeschalteten eigenen Blatt* sind die Namen der Autoren (beginnend mit dem Vortragenden) mit akademischem Grad sowie Anschrift von Klinik oder Institut und der *Arbeitstitel* einzutragen.

4. Da sich die Deutsche Gesellschaft für Chirurgie einer „*Empfehlung über die Begrenzung der Autorenzahlen*" angeschlossen hat (siehe Mitteilungen Heft 4/1975, Seite 140), können außer dem Vortragenden nur 3 Coautoren genannt werden. Lediglich bei interdisziplinären Arbeiten sind insgesamt 6 Autorennamen möglich.

5. Dem Text der Kurzfassung wird nur der Arbeitstitel ohne Autorennamen vorangestellt, damit eine anonyme Weiterbearbeitung gesichert ist (siehe 7.) Der Umfang darf 1 1/2 Seiten DIN A 4, 1 1/2 Zeilenabstand, (4 cm Rand) nicht überschreiten. Die Einsendung hat per Einschreiben zu erfolgen. Sammelbestellungen ist eine Liste der Einzelbeiträge beizufügen.

6. Jeder Beitrag soll von dem Autor durch einen Vermerk für eines der oben angegebenen Leitthemen vorgeschlagen werden.

7. Vor der Sitzung des FORUM-Ausschusses werden die Beiträge anonym (ohne Nennung der Autoren und der Herkunft) zur Beurteilung an die Mitglieder des wissenschaftlichen Beirats versandt. (Bestimmungen für den FORUM-Ausschuß siehe Mitteilungen Heft 3/1973, Seite 70).
8. Die Autoren der angenommenen Beiträge werden bis Mitte November 1977 verständigt.

Manuskript

9. Das *Manuskript* ist in doppelter Ausfertigung mit klarer Gliederung (Zielsetzung, Methodik, Ergebnisse) und einer Zusammenfassung auf Deutsch und Englisch einzureichen.
10. Die *endgültige Fassung* wird in einem eigenen zitierfähigen FORUM-Band als Supplement von Langenbecks Archiv vor dem nächsten Kongreß gedruckt vorliegen.

    Wenn *keine* Bilder oder Tabellen eingereicht werden, darf das Manuskript einschließlich deutscher und englischer Zusammenfassung und Literaturangaben 5 Schreibmaschinenseiten haben (bei 4 cm Rand und 1 1/2-zeiligem Abstand.)

    Bei Verkürzung des Schreibmaschinentextes auf 3 Seiten (4 cm Rand, 1 1/2-zeilig) ist die *Wiedergabe von 2 schwarzweiß Abbildungen* (schematische Strichabbildungen) und *2 Tabellen* möglich. Es werden Positivabzüge in Endgröße erbeten. Halbtonbilder, Fotos und Röntgenbilder werden nicht angenommen. Für jede Abbildung oder Tabelle ist eine kurze prägnante Legende auf besonderem Blatt erforderlich.
    Die *Bibliographie* soll 5 Zitate nicht überschreiten.
11. Die redaktionellen Vorschriften sind sorgfältig zu beachten. Gelegentlich trotzdem erforderlich werdende redaktionelle Änderungen im Rahmen der gegebenen Vorschriften behält sich die Schriftleitung vor.
12. Manuskripte, die bis zum 10. Januar 1978 nicht eingegangen sind, können im FORUM-Band nicht berücksichtigt werden und schließen eine Aufnahme im endgültigen Kongreßprogramm aus.
13. Lieferung von Sonderdrucken nur bei vorheriger Bestellung und gegen Berechnung.
14. Grundsätzlich ist die Anmeldung mehrerer verschiedener Beiträge möglich. Die Auswahl durch den wissenschaftlichen Beirat orientiert sich grundsätzlich dahingehend, daß der *Erstautor* im endgültigen Programm *nur einmal* aufscheinen kann.
15. Die Anmeldung eines Beitrages zum FORUM schließt die Anmeldung eines Vortrages mit dem gleichen Grundthema für eine andere Kongreßsitzung aus.

Wissenschaftlicher Beirat im FORUM-Ausschuß
der Deutschen Gesellschaft für Chirurgie

F. LINDER, Heidelberg

Für das FORUM-Sekretariat

H. D. RÖHER, Heidelberg
U. MITTMANN, Heidelberg

Springer Chirurgie
Eine Auswahl

Allgemeine und spezielle chirurgische Operationslehre
(10 Bände)
Begründet von M. Kirschner
Fortgeführt und herausgegeben von
R. Zenker, G. Heberer, G. Hegemann

Band 6, Teil 2:
Die Eingriffe am Herzen und an den herznahen Gefäßen
Herausgeber: H. G. Borst, W. Klinner, A. Senning. In Vorbereitung

Band 7, Teil 1:
Die Eingriffe in der Bauchhöhle
Herausgeber: R. Zenker, R. Berchtold, H. Hamelmann Bearbeitet von S. v. Bary et al.
3., völlig neubearbeitete Auflage. 573 Abbildungen, davon 99 farbig, 12 Tabellen. XXVI, 923 Seiten. 1975
Gebunden DM 720,–; US $316.80
Subskriptionspreis: Gebunden
DM 576,–; US $ 253.50
ISBN 3-540-07380-9

L. Leger, M. Nagel
Chirurgische Diagnostik
Krankheitslehre und Untersuchungstechnik
Einführung von L. F. Hollender
Vorwort von F. Kümmerle
Übersetzung des aus der französischen Ausgabe verwendeten Textes: U. Nagel.
2. korrigierte Auflage. 726 Abbildungen
XXII, 386 Seiten. 1975
DM 58,–; US $25.60
ISBN 3-540-06459-1

Indikation zur Operation
Herausgeber: G. Heberer, G. Hegemann
232 Abbildungen, 155 Tabellen. XVI, 505 Seiten. 1974
Gebunden DM 198,–; US $87.20
ISBN 3-540-06551-2

K. Hell, M. Allgöwer
Die Colonresektion
50 zum Teil farbige Abbildungen, 43 Tabellen VII, 143 Seiten. 1976
Gebunden DM 68,–; US $30.00
ISBN 3-540-07777-4

Handbuch der Thoraxchirurgie –
Ergänzungswerk
Herzchirurgie
In 2 Bänden
Herausgeber: E. Derra, W. Bircks
Mit Beiträgen zahlreicher Fachwissenschaftler. 570 Abbildungen.
LIII, 1288 Seiten. 1976
Gebunden DM 1180,–; US $519.20
In 2 Bänden, die nur zusammen abgegeben werden
ISBN 3-540-07312-4

Comprehensive Manuals of Surgical Specialties. Editor: R. H. Egdahl
A. J. Edis, L. A. Ayala, R. H. Egdahl
Manual of Endocrine Surgery
266 figures, mostly in color,
242 color plates XIII, 274 pages. 1975
Cloth DM 94,–; US $41.40
ISBN 3-540-07064-8

F. Stelzner
Die anorectalen Fisteln
2., völlig neubearbeitete Auflage. 180 zum Teil farbige Abbildungen. VIII, 267 Seiten. 1976
Gebunden DM 178,–; US $78.40
ISBN 3-540-07755-3

Postoperative Komplikationen
Prophylaxe und Therapie
Herausgeber: R. Pichlmayr
166 Abbildungen, 128 Tabellen. XII, 407 Seiten. 1976
Gebunden DM 88,–; US $38.80
ISBN 3-540-07700-6

H. R. Mittelbach
Die verletzte Hand
Ein Vademecum für Praxis und Klinik
3., überarbeitete Auflage. 210 Abbildungen in 339 Einzeldarstellungen. XII, 273 Seiten. 1977
DM 28,–; US $12.40
ISBN 3-540-07969-6

L. Demling, M. Classen, P. Frühmorgen
Atlas der Enteroskopie
Endoskopie des Dünndarms und des Dickdarms, retrograde Cholangio-Pancreaticographie. Unter Mitarbeit von H. Koch, H. Bauerle
289 zum Teil farbige Abbildungen. VIII, 252 Seiten. 1974
Gebunden DM 228,—; US $100.40
ISBN 3-540-06555-5
Englische Ausgabe lieferbar

Endoskopie und Biopsie in der Gastroenterologie
Technik und Indikation
Herausgeber: P. Frühmorgen, M. Classen
Mit einem Geleitwort von L. Demling
100 Abbildungen. XII, 223 Seiten. 1974
(Kliniktaschenbücher)
DM 19,80; US $8.80
ISBN 3-540-06762-0

P. Otto, K. Ewe
Atlas der Rectoskopie und Coloskopie
31 Schwarzweißabbildungen, 115 farbige Abbildungen auf 21 Tafeln, 1 Tabelle.
IX, 96 Seiten. 1976
Gebunden DM 98,—; US $43.20
ISBN 3-540-07489-9

W. Blauth, F. Schneider-Sickert
Handfehlbildungen
Atlas ihrer operativen Behandlung
426 überwiegend farbige Abbildungen.
XIII, 394 Seiten. 1976
Gebunden DM 364,—; US $160.20
ISBN 3-540-07780-4

Advances in Artificial Hip- and Knee-Joint Technology
Editors: M. Schaldach, D. Hohmann.
In collaboration with R. Thull, F. Hein
525 figures. XII, 525 pages. 1976
Cloth DM 78,—; US $34.40
(Engineering in Medicine, Volume 2)
ISBN 3-540-07728-6

**Springer-Verlag
Berlin Heidelberg New York**

R. Liechti
Die Arthrodese des Hüftgelenkes und ihre Problematik
Mit einem Geleitwort von M. E. Müller, B. G. Weber
266 Abbildungen. XVIII, 270 Seiten. 1974
Gebunden DM 128,—; US $56.40
ISBN 3-540-06636-5
Vertriebsrechte für Japan: Igaku Shoin Ltd. Tokio

Manual der Osteosynthese
AO-Technik
Von M. E. Müller, M. Allgöwer, R. Schneider, H. Willenegger
In Zusammenarbeit mit W. Bandi, A. Boitzy, R. Ganz, U. Heim, S. Perren, W. W. Rittmann, T. Rüedi, B. G. Weber, S. Weller
2. Auflage. 345 Abbildungen in Einzeldarstellungen. Etwa 430 Seiten. 1977
Gebunden DM 236,—; US $103.90
ISBN 3-540-08016-3
In Vorbereitung

W. W. Rittmann, S. M. Perren
Corticale Knochenheilung nach Osteosynthese und Infektion
Biomechanik und Biologie
Unter Mitarbeit von M. Allgöwer, F. H. Kayser, J. Brennwald
65 zum Teil farbige Abbildungen in 154 Einzeldarstellungen. VII, 76 Seiten. 1974
Gebunden DM 68,—; US $30.00
ISBN 3-540-06884-8
Englische Ausgabe lieferbar

U. Heim, K. M. Pfeiffer
Periphere Osteosynthesen
unter Verwendung des Kleinfragment-Instrumentariums der AO. In Zusammenarbeit mit H. Ch. Meuli
157 Abbildungen in 414 Einzeldarstellungen.
XI, 314 Seiten. 1972
Gebunden DM 146,—; US $64.30
ISBN 3-540-05995-4
Englische Ausgabe lieferbar

Preisänderungen vorbehalten.